エビデンスに基づく

CT用
造影剤の
投与と安全対策

編集　粟井和夫
広島大学大学院医系科学研究科放射線診断学研究室教授

MEDICAL VIEW

本書では，厳密な指示・副作用・投薬スケジュール等について記載されていますが，これらは変更される可能性があります。本書で言及されている薬品については，製品に添付されている製造者による情報を十分にご参照ください。

Evidence-based contrast administration and safety measures for CT examinations
(ISBN 978-4-7583-2120-4 C3047)

Editor：AWAI Kazuo

2024.9.10 1st ed

©MEDICAL VIEW, 2024
Printed and Bound in Japan

Medical View Co., Ltd.
2-30 Ichigayahonmuracho, Shinjyukuku, Tokyo, 162-0845, Japan
E-mail ed @ medicalview.co.jp

序　文

　現代医療において，CTは診療において欠くことのできない診断モダリティとなっている。現在，日本では年間3,160万件のCT検査が実施されており，造影CTの検査数は全検査の1/4以上の年間800万件程度と推定されている。

　1990年代までは，造影CT検査においては画一的なプロトコールで造影剤が投与されることが多かったが，最近では，検査の目的，患者の体格や心機能，使用するCT装置のスペックに合わせて造影プロトコールをカスタマイズすることが一般的になっている。このため，放射線診断医や診療放射線技師には造影剤の体内での薬物動態やCT装置の特性などの深い理解が求められるようになった。一方で，CTに使用される非イオン性ヨード造影剤では，アレルギー様反応，急性腎障害などの副作用を生じる可能性があり，CT検査に従事するすべての医療スタッフは，副作用およびその対策について熟知することが求められている。

　近年のCTの技術的発展に伴い，CT用の非イオン性ヨード造影剤の体内での薬物動態，投与法，副作用およびその対策などについて膨大な数の論文が出版されている。本書では，特に1990年代後半から現在までの約30年にわたり蓄積されたこれらの知見について整理し，基本的事項から最新の知見までを，CT検査に従事する医療スタッフにわかりやすく提供することを目的とした。

　本書の主な読者としては，放射線診断医，一般の医師，診療放射線技師，CT検査に携わる看護師等を想定している。看護師の方には，まずはI章の「造影剤投与の目的」およびⅦ章の「CTにおける造影剤投与の実際」を読んでいただき，必要に応じて他の章もお読みいただければと思う。本書の臨床編Ⅳ「疾患・病態別の標準造影プロトコール」では，従来のsingle-energy CTのプロトコールを主に記載し，必要に応じて低電圧撮像やdual-energy CTにおいての留意点を追加して記載した。造影プロトコールについては，本書を参考にして各施設でご検討いただけたら幸いである。

　本書の各原稿の執筆は，それぞれの領域において経験が深いエキスパートの方々にお願いした。執筆期間が短かったにもかかわらず力のこもった原稿をご提供いただいた執筆者各位に厚く御礼を申し上げる。また，本書の企画にあたり，詳細な助言をいただいた私の研究室の中村優子准教授に深謝する。

　本書で学んだ方々が，日常診療において安全で診断能の高い造影CT検査を実施できることを祈念している。

2024年7月

粟井和夫

目　次

基礎編

I　CTにおける造影

CTにおける造影剤投与の目的 ································· 粟井和夫　2

造影剤開発の歴史 ································· 百島祐貴　8

日本で使用されているCT用造影剤 ································· 松村　学, ほか　17

ジェネリック造影剤 ································· 粟井和夫　28

II　CT用造影剤の基礎

水溶性ヨード造影剤の物理化学的性質 ································· 松村　学, ほか　30

水溶性ヨード造影剤の生態組織への影響 ································· 松村　学, ほか　36

造影剤のDNAに対する影響 ································· 福本　航　49

物理からみたヨード造影剤の造影効果 ································· 船間芳憲　55

臨床編

III　CT用造影剤の体内動態

臓器レベルおよび細胞レベルの造影剤の分布と排泄 ································· 粟井和夫, ほか　64

造影効果に対する造影プロトコール, 患者特性, 撮像プロトコールの影響

································· 檜垣　徹, ほか　71

少量の造影剤を短時間で注入する際の造影剤の体内動態 ································· 中浦　猛　83

造影剤の体内動態のシミュレーション ································· 粟井和夫, ほか　86

IV　疾患・病態別の標準造影プロトコール

頭部CT angiographyにおける標準造影プロトコール ································· 茅野伸吾, ほか　92

頭部CT灌流画像（CT perfusion imaging：CTP）における標準造影プロトコール

································· 篠原祐樹　100

転移性脳腫瘍の検索における標準造影プロトコール ································· 粟井和夫　110

心臓CTにおける標準造影プロトコール ································· 吉田和樹, ほか　112

心大動脈（心臓以外）における標準造影プロトコール ································· 折居　誠, ほか　122

肺動脈造影CTにおける標準造影プロトコール ································· 立神史稔　132

胸部（心臓・大血管以外）における標準造影プロトコール ································· 梁川雅弘　139

肝造影CTにおける標準造影プロトコール ································· 中村優子　150

膵・胆道の造影CTにおける標準造影プロトコール ································· 福倉良彦　158

消化管造影CTにおける標準造影プロトコール ································· 林　奈留美, ほか　166

泌尿器領域の造影CTにおける標準造影プロトコール ································· 中本　篤　174

小児の造影CTにおける標準造影プロトコール ································· 谷　千尋　183

Ⅴ CT用造影剤の副作用とその対策

急性副作用 ……………………………………………………………… 対馬義人　192

遅発性副作用 …………………………………………………………… 児島克英，ほか　208

造影剤関連急性腎障害 ………………………………………………… 尾田済太郎　213

造影剤脳症 ……………………………………………………………… 粟井和夫　221

造影剤の血管外漏出 …………………………………………………… 大田英揮，ほか　224

Ⅵ CT用造影剤を投与時に注意が必要な病態

糖尿病（メトホルミン服用者）………………………………………… 仲座方辰，ほか　231

気管支喘息 ……………………………………………………………… 尾田済太郎　238

急性膵炎 ………………………………………………………………… 尾田済太郎　240

小児 ……………………………………………………………………… 野澤久美子　242

授乳婦 …………………………………………………………………… 野澤久美子　246

妊娠あるいは妊娠の可能性がある女性 ……………………………… 野澤久美子　247

βブロッカー服用患者 ………………………………………………… 齊藤英正，ほか　249

重症甲状腺機能亢進 …………………………………………………… 白井清香，ほか　250

重症筋無力症 …………………………………………………………… 藤綱隆太朗，ほか　252

多発性骨髄腫 …………………………………………………………… 松本大河，ほか　254

カテコラミン産生腫瘍（褐色細胞腫，傍神経節腫）………………… 林　暢彦，ほか　255

Ⅶ CTにおける造影剤投与の実際

CTにおける造影剤投与の実際 ……………………………………… 尾田済太郎　256

Ⅷ CT用造影剤の今後

photon counting detector CTにおける造影剤投与と新たな造影剤開発の可能性

………………………………………………………………………… 粟井和夫，ほか　267

造影剤投与における人工知能の応用 ………………………………… 中浦　猛　275

造影剤の安全管理システム（CEエビデンスシステム）…………… 西丸英治　278

ヨード造影剤を取り巻く課題 ― 産業におけるヨードの不足問題・造影剤の薬価・

　大容量ボトル造影剤（＋multidose injector）の開発 …………… 杉原　博，ほか　286

索　引 …………………………………………………………………………………… 290

執筆者一覧

編集

粟 井 和 夫　　広島大学大学院医系科学研究科放射線診断学研究室教授

執筆者（掲載順）

粟 井 和 夫　　広島大学大学院医系科学研究科放射線診断学研究室教授

百 島 祐 貴　　慶應義塾大学病院予防医療センター特任講師

松 村　　学　　GEヘルスケアファーマ株式会社メディカルアフェアーズ

杉 原　　博　　GEヘルスケアファーマ株式会社顧問／株式会社根本杏林堂顧問

福 本　　航　　広島大学病院放射線診断科診療講師

船 間 芳 憲　　熊本大学大学院生命科学研究部・医用画像解析学講座教授

檜 垣　　徹　　広島大学大学院大学院先進理工系科学研究科准教授

中 浦　　猛　　熊本大学大学院生命科学研究部放射線診断学講座准教授

茅 野 伸 吾　　東北大学病院診療技術部放射線部門副診療放射線技師長

森 下 陽 平　　東北大学病院放射線診断科助教

篠 原 祐 樹　　地方独立行政法人秋田県立病院機構秋田県立循環器・脳脊髄センター放射線科診療部医師・研究所脳血管研究センター放射線医学研究部主任研究員

吉 田 和 樹　　愛媛大学大学院医学系研究科放射線医学助教

田 邊 裕 貴　　愛媛大学大学院医学系研究科放射線医学助教

折 居　　誠　　岩手医科大学医学部放射線医学講座

吉 岡 邦 浩　　岩手医科大学医学部放射線医学講座主任教授

立 神 史 稔　　広島大学病院放射線診断科診療准教授

梁 川 雅 弘　　大阪大学大学院医学系研究科放射線統合医学講座放射線医学教室准教授

中 村 優 子　　広島大学大学院医系科学研究科放射線診断学研究室准教授

福 倉 良 彦　　川崎医科大学機能代謝画像診断学教室教授

林　　奈留美　　熊本大学病院画像診断・治療科診療助手

伊牟田真功　　熊本大学病院画像診断・治療科助教

中 本　　篤　　大阪大学大学院医学系研究科次世代画像診断学共同研究講座特任准教授

谷　　千 尋　　広島大学病院放射線部（放射線診断科）診療准教授

対 馬 義 人　　群馬大学大学院医学系研究科放射線診断核医学教授

児 島 克 英　　岡山大学病院放射線科

平 木 隆 夫　　岡山大学学術研究院医歯薬学域放射線医学教授

尾田済太郎　　熊本大学病院画像診断・治療科准教授

大 田 英 揮　　東北大学病院（医科診療部門）メディカルITセンター教授

邢　　婧 怡　　東北大学大学院医学系研究科放射線診断学分野

仲 座 方 辰　　日本医科大学付属病院放射線科

上 田 達 夫　　日本医科大学付属病院放射線科講師

林　　宏 光　　日本医科大学付属病院放射線科教授

野澤久美子　　神奈川県立こども医療センター放射線科部長

齊 藤 英 正　　日本医科大学付属病院放射線科講師

白 井 清 香　　日本医科大学付属病院放射線科

藤綱隆太朗　　日本医科大学付属病院放射線科

松 本 大 河　　日本医科大学付属病院放射線科

林　　暢 彦　　日本医科大学付属病院放射線科

西 丸 英 治　　富士フイルム株式会社モダリティソリューション部

基礎編

基礎編 — I　CTにおける造影

CTにおける造影剤投与の目的

粟井和夫

Key Point

①造影剤の投与の第1の目的は，臓器や組織間のコントラストを付加することにより正常構造や病変の識別を容易にすることである。

②造影剤の投与の第2の目的は，病変の血行動態を分析することにより鑑別診断や治療方針の決定，病変活動性の判定などを行うことである。

　CTにおいて，経静脈的にヨード造影剤を投与する目的は大きく分けて2つある。1つは，臓器や組織間のコントラストを付加することにより正常構造や病変の識別を容易にすることであり，これが造影剤投与の目的としては最も大きい。2番目の目的としては病変の血行動態を分析することにより，鑑別診断や治療方針の決定，病変活動性の判定などを行うことである。これはIV章で述べられているように（p.92），ダイナミックCT検査として肝臓・膵臓・腎臓などの腫瘍性病変などの診断に日常的に使われている。病変部の血行動態をさらに詳細かつ定量的に分析するCT灌流画像は，急性期脳梗塞の治療方針の決定などに使用される専門性の高い検査である。

臓器や組織間のコントラストの付加

　人体の組織は，骨や肺を除き，臓器・血管・神経・筋肉などの組織のCT値*は40～70HUと近い範囲に分布している。このことは非造影CTではこれらの組織はかなり近いX線吸収度（濃度）にみえるということを意味しており，各組織のX線吸収度（濃度）のみによって隣接する正常組織や病変を区別することは，場合によっては困難である。

　III章に述べられているように（p.64），人体に造影剤を投与すると造影剤は組織に血流量に応じて分布する。この結果，造影剤量が多く分布する組織では組織は強く濃染し（強く白く），あまり分布しない組織では弱く濃染する（弱く白くみえる，図1）。非造影CTではコントラストが周囲組織とつかないため検出が難しい腫瘍が，造影CTで明瞭に検出できることがしばしばある（図1）。

　血管内の詳細な情報は，造影を行うことにより初めて明らかになることが多い。例えば，大動脈解離，血管内の血栓などは，造影剤を投与しなければ一般に診断は困難である（図2，3）。

*CT値：CT画像は，多数の微小な正方形の画素（ピクセル）から構成され（1つの画素サイズは0.15～0.50mm程度），この画素に白黒の濃淡値が与えられ画像が作られる。この濃淡値は物質のX線吸収度と対応しておりCT値とよばれる。CT値は，CTの発明者のHounsfieldにちなむHounsfield Unit（HU）で表す。水のCT値は0HU，空気のCT値は−1000HUである。

CTにおける造影剤投与の目的

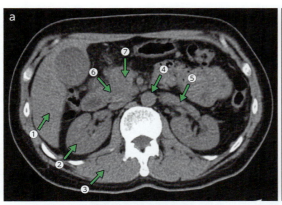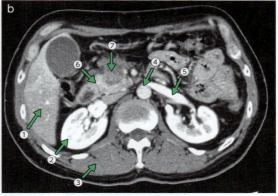

図1 腹部CT（膵腫瘍）

非造影CT（a）では、①肝臓、②腎臓、③脊柱起立筋、④腹部大動脈、⑤左腎静脈、⑥膵臓はかなり近い濃度に描出されている。⑦は膵腫瘍であるが、非造影CTでは、正常膵臓と膵腫瘍の区別は困難である。

造影剤投与後のCT（b）では、各臓器・組織への造影剤の分布する程度が異なることから、造影剤による濃染の程度が異なっている（①〜⑦）。造影CT（膵実質相）では、正常膵臓と膵腫瘍を明瞭に区別できるようになっている。

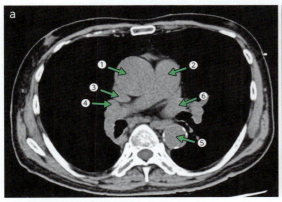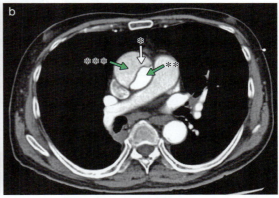

図2 胸部CT（大動脈解離）

非造影CT（a）では、①上行大動脈、②肺動脈幹、③上大静脈、④右上肺静脈、⑤下行大動脈、⑥左上肺静脈が、解剖学的位置関係より同定可能である。上行大動脈①は直径が拡大しているが、非造影CTでは上行大動脈内の情報はわからない。

造影CT（b）では、上行大動脈内に線状の陰影（内膜フラップ、＊→）が認められ、これにより大動脈は2つの腔（真腔＊＊→、偽腔＊＊＊→）に分けられており、大動脈解離と診断がされた。

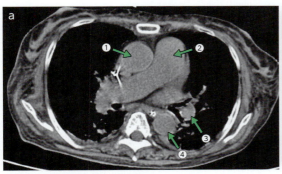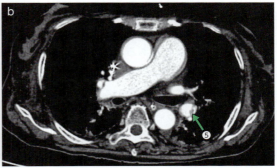

図3 胸部CT（肺塞栓症例）

非造影CT（a）では、上行大動脈①、肺動脈幹②、左肺動脈③、下行大動脈④が解剖学的位置関係より同定可能である。肺動脈幹、左肺動脈内には異常は指摘できない。

造影CT（b）では、左肺動脈内に造影されない小さな領域（小さな黒い領域）がみられ、肺動脈内の血栓と診断可能である。

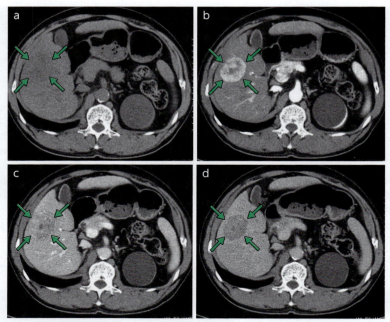

図4 肝臓のダイナミックCT（肝細胞癌）
非造影CT (a) では，肝臓内の腫瘍は不明瞭である。造影CT動脈相 (b) では，肝細胞癌が白く濃染してみえる。造影CT門脈相 (c) では腫瘍は不明瞭化し，造影CT平衡相 (d) では腫瘍は正常肝臓と比較して低吸収に（黒く）描出されている。本症例の経時的濃染パターンは，典型的な肝細胞癌の像である。

血流情報を加味した疾患の質的診断

●ダイナミックCT (dynamic CT)

　肝臓，膵臓，腎臓の腫瘍性病変が疑われる場合，しばしばダイナミックCTを行い，病変の血行動態を分析して腫瘍の質的診断を行う[1-6]。ダイナミックCTとは，非造影CTを撮像した後に，造影剤を急速に静注し（注入速度3〜5mL/秒），ターゲットする臓器を繰り返し撮像し，病変の濃染が経時的にどのように変化するかを視覚的に観察する方法である。例えば，肝臓の場合は，非造影CT撮像後に動脈相（造影剤注入開始後35秒前後），門脈相（同60秒前後），平衡相（同180秒前後）の3相を撮像することが一般的である。ダイナミックCTで推測可能な診断情報としては，腫瘍の病理組織，病変の活動性，治療効果などがある。動脈相での濃染は組織や腫瘍内の血管の増生の程度に，平衡相での濃染は細胞の密度に関連する[7]。

　例えば，C型あるいはB型肝炎の患者において肝腫瘍が疑われてダイナミックCTが行われた場合，非造影CTでわずかに低吸収に（周囲の正常肝臓よりわずかに黒く）みえ，動脈相で高吸収（周囲の正常肝臓よりも白くみえる）となり，平衡相で低吸収にというパターンをみた場合，病理組診断が実施されていなくても肝細胞癌と診断することができる（図4）[8]。他の腫瘍でも，疾患によりしばしば特異的な濃染のパターンを示し診断が可能なことがある（図5）。

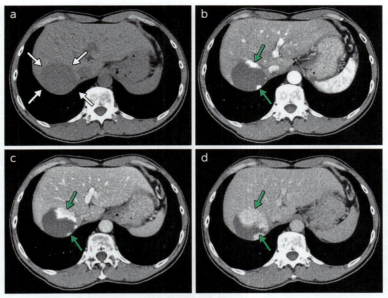

図5　肝臓のダイナミックCT（肝海綿状血管腫）
非造影CT（a）では，肝臓内の腫瘤が低吸収に（黒く）描出されている（白→）。造影CT動脈相（b）では，腫瘤の一部に大動脈と同程度に染まる領域が出現し（緑→），造影CT門脈相（c），平衡相（d）と時間が経つにつれ，腫瘤内の濃染する領域が拡大している。これは，典型的な海綿状血管腫の濃染パターンである。

● **CT灌流画像（CT perfusion imaging）**（CT灌流画像の詳細については，Ⅳ章の頭部（CT perfusion）＜p.92＞を参照のこと）

　造影剤急速静注した後に，同じ断面を複数回，連続して撮像し，各臓器や病変の吸収度の経時的変化を数学的に解析して臓器血流のマップを作成する方法である。前述のダイナミックCTは各相の画像を主に視覚的評価するのに対して，CT灌流画像では臓器や病変の循環状態を定量的に評価することができる[9,10]。一般的には，CT灌流画像としては，造影剤の平均通過時間画像（mean transit time：MTT），血液量像（blood volume：BV），血流量画像（blood flow：BF）などが作成される（図6）。

　現在，CT灌流画像は，肝臓や膵臓の腫瘍でも，腫瘍の血流評価のためにCT灌流画像の検査が行われることがあるが[11-13]，あまり普及していない。

　CT灌流画像検査では，同一断面を連続して撮像する必要がある。このため，放射線被ばく量は多くなる傾向があるため，被ばくに留意した撮像プロトコールを工夫することが必要である。

基礎編—Ⅰ．CTにおける造影

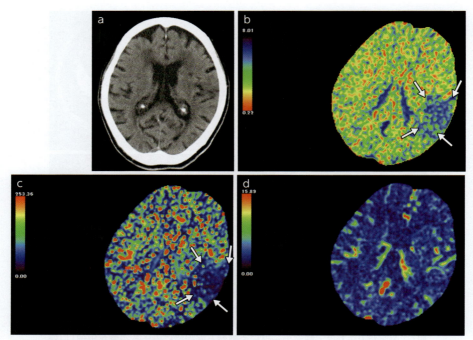

図6 頭部CT灌流画像（矢印部は急性期脳梗塞が疑われる）
a：非造影CT
b：平均通過時間画像
c：脳血流画像
d：脳血液量画像

参考文献

1) Baron RL. Understanding and optimizing use of contrast material for CT of the liver. AJR Am J Roentgenol 1994；163（2）：323-331.
2) Foley WD. Dynamic hepatic CT. Radiology 1989；170（3 Pt 1）：617-622.
3) Foley WD. Dynamic hepatic CT scanning. AJR Am J Roentgenol 1989；152（2）：272-274.
4) Lu DS, Reber HA, Krasny RM, et al. Local staging of pancreatic cancer：criteria for unresectability of major vessels as revealed by pancreatic-phase, thin-section helical CT. AJR Am J Roentgenol 1997；168（6）：1439-1443. doi：10.2214/ajr.168.6.9168704
5) Lu DS, Vedantham S, Krasny RM, et al. Two-phase helical CT for pancreatic tumors：pancreatic versus hepatic phase enhancement of tumor, pancreas, and vascular structures. Radiology 1996；199（3）：697-701. doi：10.1148/radiology.199.3.8637990
6) Lang EK. Angio-computed tomography and dynamic computed tomography in staging of renal cell carcinoma. Radiology 1984；151（1）：149-155. doi：10.1148/radiology.151.1.6701305
7) 荒木　力. 腹部CT診断120ステップ. 中外医学社，2002：5-8.
8) 日本肝臓学会. 肝癌診療ガイドライン2021年版. 金原出版株式会社，2021.
9) Mayer TE, Hamann GF, Baranczyk J, et al. Dynamic CT perfusion imaging of acute stroke. AJNR Am J Neuroradiol 2000；21（8）：1441-1449.
10) Klotz E, Konig M. Perfusion measurements of the brain：using dynamic CT for the quantitative assessment of cerebral ischemia in acute stroke. Eur J Radiol 1999；30（3）：170-184. doi：10.1016/s0720-048x（99）00009-1
11) Nakamura Y, Higaki T, Honda Y, Tet al. Advanced CT techniques for assessing hepatocellular carcinoma. Radiol Med 2021；126：925-935. doi：10.1007/s11547-021-01366-4
12) Nakamura Y, Kawaoka T, Higaki T, Fet al. Hepatocellular carcinoma treated with sorafenib：Arterial tumor perfusion in dynamic contrast-enhanced CT as early imaging biomarkers for survival. Eur J Radiol 2018；98：41-49. doi：10.1016/j.ejrad.2017.10.017
13) Perik TH, van Genugten EAJ, Aarntzen E, et al. Quantitative CT perfusion imaging in patients with pancreatic cancer：a systematic review. Abdom Radiol（NY）2022；47：3101-3117. doi：10.1007/s00261-021-03190-w

基礎編 — I CTにおける造影

造影剤開発の歴史

百島祐貴

ヨード造影剤と排泄性尿路造影

1895年にRöntgenがX線を発見すると，その技術は医学界に熱狂的に迎えられ，世界中でさまざまな部位，疾患のX線診断が試みられた。当初，体内の様子を簡単にみることができるようになり，もはや医者などいらなくなるとまでいわれたが，X線で観察できるものは骨，肺などごく一部の解剖学的構造に限られ，軟部組織，血管などはまったくみえないこともすぐに明らかになった。X線吸収の程度が物質の特性，密度に依存することはRöntgenの初報にすでに記載されており[1]。そこでX線吸収係数の大きい物質を造影剤として使用し，体腔，臓器を描出する試みが始まった。数カ月も経たないうちに，酢酸鉛による動物の消化管造影，硫化水銀によるヒト屍体の撮像が報告されているが[2]，もちろんこれは生体には使えないものであった。

初の臨床造影検査は，1897年にドイツのRumpelが報告した次硝酸ビスマスによる食道造影と思われ[3]，消化管造影はその後1904年のRiederの報告により本格的な診断法が確立され[4]，さらに1910年には硫酸バリウムが登場して現在に至るが[5]，消化管造影剤については本項ではこれ以上触れないことにする。

造影剤の開発の歴史は，尿路造影の開発の歴史でもある。1903年に，ドイツのWittekが膀胱の空気造影に成功[6]，1904年にはWulffが次硝酸ビスマスによる膀胱造影で膀胱憩室を描出した[7]。1905年に，ドイツの外科医Fritz VoelckerとAlexander von Lichtenbergが，銀コロイド溶液（Kollargol）による膀胱造影[8]，翌1906年には逆行性腎盂造影を発表した[9]。これは上部尿路造影を可能としたもので当時としては画期的なことであったが，銀コロイドは，腎毒性があり合併症も少なくなかった。

1923年，アメリカのEarl D. Osborneは，ヨウ化ナトリウムによる排泄性腎盂造影を報告した（図1）[10]。ヨウ化ナトリウムは当時梅毒の治療薬として用いられていた。Osborneは皮膚科医で，梅毒患者にヨウ化ナトリウムを静注後，たまたま撮像したX線像に尿路が描出されていたことに気付いたものであるが，続報はない。同年ドイツのBerberichは，10〜20％臭化ストロンチウム5〜10mLを下肢血管に注入して，大腿〜膝下動脈の撮像に成功した（図2）[11]。当時，臭化ストロンチウムはくる病，低カルシウム血症の治療薬として使用されており，その安全性が確認されていた。翌1924年には，アメリカのBrooksが前年にOsborneが使用したヨウ化ナトリウムによる下肢動脈造影を報告している[12]。これらの報告は，いずれも正常構造の描出にとどまり，疾患の診断における有用性にはまだ言及がない。1927年には，ポルトガルのEgas Monizがヨウ化ナトリウムによる脳血管造影に成功している[13]。このように，最初期の血管内投与造影剤は，無機ヨード製剤であるヨウ化ナトリウムが主であったが，その造影効果は弱く，熱感などの副作用も強いことから，より実用的かつ安全な経静脈性造影剤が求められていた。

造影剤開発の歴史

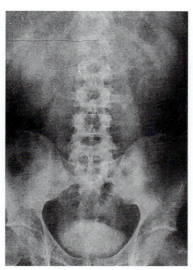

図1 1923年，ヨウ化ナトリウムによる世界初の排泄性尿路造影
膀胱の描出はよいが，腎の造影は淡く，尿管はみえていない[10]。

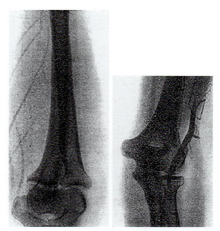

図2 1923年，臭化ストロンチウムによる世界初の下肢血管造影[11]

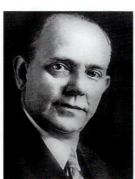 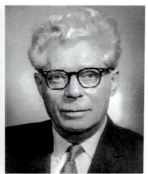

図3 有機ヨード造影剤を開発したAlexander von Lichtenberg（1880〜1949）（左）とMoses Swick（1900〜85）（右）[15]

● 有機ヨード造影剤

　現在につながる有機ヨード造影剤を初めて開発したのは，先に逆行性腎盂造影を発明したドイツのAlexander von Lichtenberg（1880〜1949）と，その下に留学していた米国のMoses Swick（1900〜85）である（図3）。Swickはコロンビア大学医学部を卒業後，ハンブルク大学で抗菌薬の研究を行っていた。共同研究者で化学者のArthur Binz（1868〜1943）は抗菌薬を開発するにあたり，ベンゼン環のCの1つをNで置換したピリジン，これに二重結合のOを導入したピリドンを経て，これにヒ素，ヨードなどさまざまな残基を加えた化合物を合成していった。Swickはその抗菌薬としての効果を試験していたが，その過程でヨードを含む化合物の中に尿路造影効果を示すものがあることに気付いた。Swickはこれをさらに追及すべく，当時世界最大規模の泌尿器科を擁するベルリンのSt. Hedwig病院

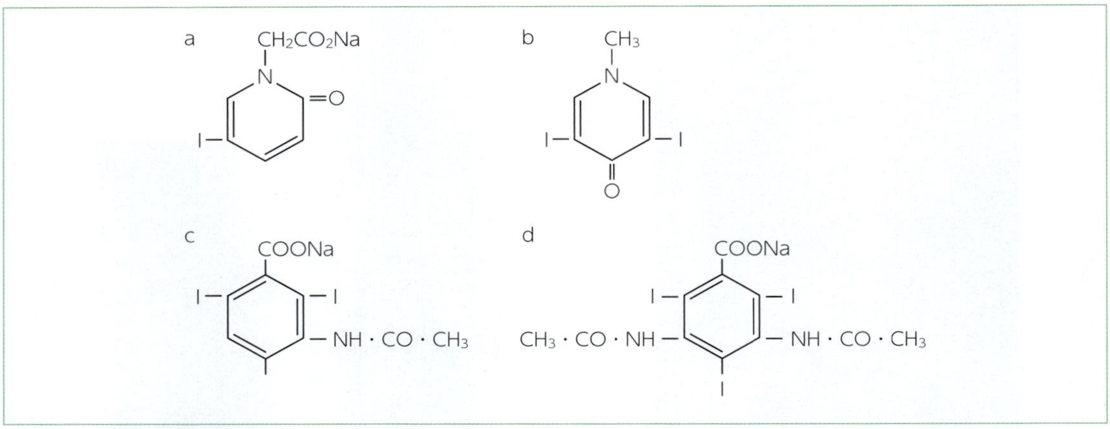

基礎編—Ⅰ. CTにおける造影

図4　有機ヨード造影剤
a：ウロセレクタン。ピリドン核にヨード1分子をもつ。世界初の有機ヨード造影剤。
b：ウロセレクタン B。ウロセレクタンの改良版。ヨード2分子を有する。
c：ウロコン。ベンゼン核にヨード3分子を有し，その後のヨード造影剤の基本となった。
d：コンレイ。ウロコンの改良版。非イオン性造影剤の登場まで30年以上にわたって臨床に供された。

の泌尿器科医Lichtenbergの下で造影剤の研究を継続した。こうして開発されたのがウロセレクタンである（図4）。これはピリドン骨格にカルボン酸基と1分子のヨードをもつもので，1929年の初報論文には，現在からみても遜色ない明瞭な尿路像が掲載されている（図5）[14] *。

　ウロセレクタンはヨード1分子を含むが，その後より造影効果に優れ，毒性も低いヨード2分子を含むウロセレクタン B，ダイオドラストが登場し，その後20年以上にわたって血管内投与造影剤の基本となった。3分子化にあたっては，安全性の確立したピリドン骨格を捨てる必要がありハードルが高かったが，1952年，マリンクロット社の化学者Vernon H. Wallingfordが3ヨード分子造影剤ウロコンを開発し[15]，その後さらに改良版ウログラフィン[16]，コンレイ[17]が登場し，その後30年以上にわたって臨床に活躍した（図4）。

*ウロセレクタンの開発は，単に尿路造影を飛躍的に進歩させたにとどまらず，その後の造影剤の歴史を塗り替える画期的なもので，ノーベル賞候補にも挙がったほどである。実際にこれを研究，開発したのはSwickであったが，当時のドイツ医学界の慣例ではこの業績は上司のLichtenbergに帰され，ドイツのみならずSwickの母国アメリカですらその功績はLichtenbergの陰に隠れて認められなかった。Swickの業績が正当に評価されたのはウロセレクタン発明後35年を経た1965年のことで，米国泌尿器科学会はSwickに泌尿器科学に顕著な貢献をした研究者に贈られるヴァレンタイン賞（Ferdinand C Valentine Medal）を授与するとともに謝罪し，その功績を改めて認定した[18]。Swickはアメリカに帰国後，ニューヨークのMount Sinai Hospitalで研究を続け，マリンクロット社と協力して新しい造影剤の開発に取り組み，ベンゼン環にヨード基を加えた馬尿酸（hippuran）を開発した。馬尿酸は造影効果が弱く，ベンゼン骨格の2ヨード分子化による毒性増加を克服することができず，X線造影剤としては実用化に至らなかったが，その後パラアミノ馬尿酸（para-amino hippuric acid：PAH）として腎血流量試験薬として広く使われた。またこの時の開発経験が後に同社の3ヨード分子造影剤ウロコン開発に大きく貢献した[21]。

低浸透圧造影剤

　ウロセレクタン以降，さまざまな水溶性有機ヨード造影剤が開発され，尿路造影，血管造影などに広く用いられたが，いずれも注入時に強い熱感，血管痛があった。スウェーデンの放射線科医

造影剤開発の歴史

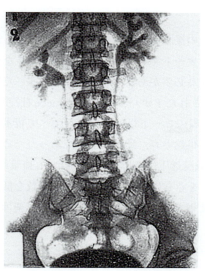

図5 ウロセレクタンによる排泄性尿路造影
現在からみても尿路の描出は充分満足な画質である[14]。

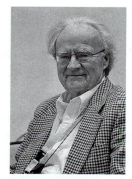

図6 低浸透圧性造影剤メトリザマイドを開発したTorsten Almén（1931〜2016）
[Photo by Mattias Kristiansson (CC EY-SA 4.0)]

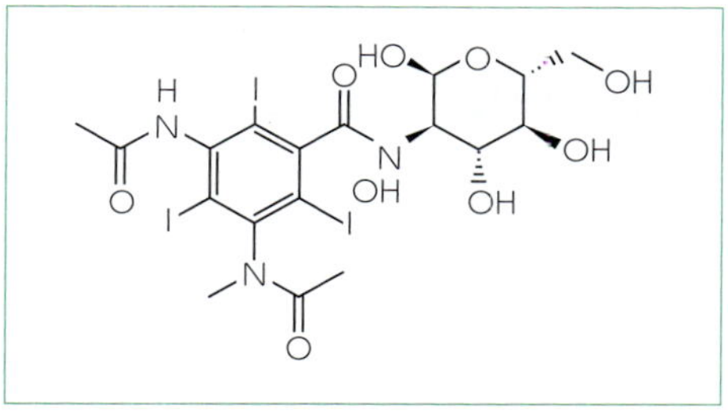

図7 低浸透圧性造影剤メトリザマイド
ヨード3分子をもつ非イオン性造影剤。

Torsten Almén（1931〜2016）（図6）は，血管痛の原因が従来考えられていたような化学毒性によるものではなく，高浸透圧に起因すると考え，低浸透圧性造影剤の開発を志した**。Almén は臨床医であったが，化学，薬理学を学びなおして基礎理論をうち立てた。浸透圧は造影剤の粒子数に比例することから，X線濃度に直接関連するヨード原子数を維持しつつ浸透圧を低減する方法には2つある。1つは二量体（ダイマー）を作ることにより1分子中のヨード量を2倍にして粒子数を減らす方法，もう1つは溶液中で陽イオン，陰イオンに解離しない非イオン性物質とすることである。Almén は1969年にこれを動物実験の結果とともに論文に著したが，放射線関連の雑誌にはすべて掲載を拒否され，知名度の低い基礎系の雑誌に掲載された[19]。

**Almén は，舌癌の患者に抗癌剤を投与するために舌動脈造影を行った際，患者が激痛を訴えたことをきっかけに，疼痛の問題を解決しようと決意したという。そして「造影剤を注入するたびに患者は痛みを訴えたが，カテーテルを洗うために生理的食塩水を注入するときは痛みがなかった。同時に，子供の時スウェーデン西岸の海で泳いだときは目が痛かったが，故郷イースタドのバルト海の汽水で泳いだときは痛くなかったことを思い出した。痛みの原因は造影剤の高張性に違いないと考えた」と述べている[20]。

Almén はこの理論に基づく新しい非イオン性造影剤の開発をいくつかの製薬会社にもちかけたが軒並み門前払いされた。しかし，ノルウェーの小さな製薬会社 Nyegaard 社だけが興味を示し，1969年にメトリザマイドが誕生した（図7）。これは1974年に商品名 Amipaque® として発売され，同社はこの成功によりノルウェー最大の製薬会社 Nycomed へと成長した。放射線科医が自ら開発した造影剤

11

基礎編—I. CTにおける造影

は，現在に至るまでこのメトリザマイドだけである

　メトリザマイドは当初ミエログラフィー用であったが，その後脳血管撮像，四肢血管撮像にも適応が拡大された．しかし，安定性の問題から水溶液の状態ではオートクレーブによる滅菌ができなかったため，粉末製剤として供給されたものを用時直前に溶解する必要があり，取扱いに難があった．また従来品にくらべて10倍以上高価であった．1977年に開発されたイオパミドール（Bracco社），1978年に開発されたイオヘキソール（Nyegaard社）は，ベンゼン環のヨード以外の側鎖をすべて親水性水酸基側鎖で置換したもので，用時溶解が不要な水溶液として供給され，比較的廉価であったため，本格的な低浸透圧性造影剤として急速に普及した．これらの低浸透圧性造影剤は，それでも血漿の2〜4倍の浸透圧があったが，その後開発された非イオン性分子をさらにダイマーとして粒子数を低減したイオトロラン（Bayer社）は，等浸透圧を実現した．現在使用されている水溶性ヨード造影剤は事実上すべて非イオン性製剤である[21]。

リピオドール®，トロトラスト

　以上，現在CTに利用されている水溶性ヨード製剤開発の歴史の概要を述べたが，補足として油性ヨード造影剤リピオドール®，およびトリウム製剤の歴史について触れる。

●リピオドール®

　リピオドール®（Lipiodol）はヨードを含む油性物質で，1901年にフランスの薬物学者/薬剤師のLaurent Lafay（1874〜1901）とMarcel Guerbet（1861〜1901）が甲状腺疾患，リウマチ疾患，感染症などの治療薬として開発した．投与後のX線像で濃い陰影を作ることは比較的早くから知られていたが，これを積極的にX線造影剤に応用したのは神経内科医のJean-Athanase Sicard（1872〜1929）とJacques Forestier（1890〜1978）である。

　Sicardはリピオドール®の硬膜外注射による座骨神経痛，腰痛症の治療を行っていたが，あるときSicardの指示で治療に当っていたForestierが誤って深く穿刺して脊髄くも膜下腔に注入してしまい，X線透視でみると体位に応じてくも膜下腔を移動する油滴を観察した．髄膜炎を危惧したものの，予想に反して何の副作用もなかったことから，以後造影剤としての利用を試みた。

　1922年からまず硬膜外腔造影剤として[22]，その後脊髄造影（ミエログラフィー），関節，瘻孔，気管支造影など全身に適用を拡大して報告し（図8）[23]，高度のX線不透過性と副作用の少なさから万能の造影剤として称揚された．しかし，油滴となって分布が不均一であること，および排泄されずに体内に長く残存することから必ずしも使いやすいとはいえず，まもなくウロセレクタンを初めとする有機水溶性ヨード製剤が登場したため，子宮卵管造影などごく一部を除きほとんどの領域で出番を失った。

　水溶性造影剤にその座を奪われたかにみえたリピオドール®のその後の歴史はやや特殊である．まず，1960年代になってリンパ管造影剤としての価値が認識されリバイバルを果たした．リンパ管造影に初めて成功したのは，イギリスのJohn B. Kinmonth（1916〜82）らで，事前に皮下に色素を注射してリンパ管を肉眼で容易に同定できるようにすることで，リンパ管造影を比較的容易に行なえることを示した[24]．Kinmonthが使用した造影剤は水溶性ヨード製剤であったため，注入後ただちに撮像

12

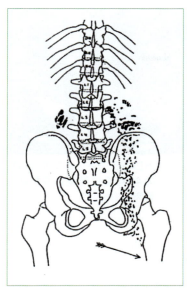

図8 リピオドール®による腸腰筋膿瘍造影のスケッチ[22]

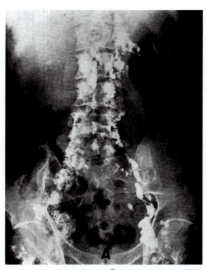

図9 リピオドール®によるリンパ管造影[25]

しないと造影剤が拡散して画質が急速に劣化する問題があった。そこで1961年、アメリカのSidney Wallace (1929～2013) は、油性造影剤リピオドール®を使用することによりこの問題を克服し、実用的なリンパ管造影法を確立した (図9)[25]。この方法はその後長く行われ、特に悪性リンパ腫の病期診断には必須とされ1990年代までは施行されていたが、CT、MRIなどの画像診断法が発達した現在、リンパ管造影が行われる機会はほぼ消失した。

リピオドール®の次なる転機は肝細胞癌の治療、診断への応用である。リピオドール®が正常肝に長く残存することは以前から知られていたが、1979年、熊本大学外科の中熊、今野らは、抗癌剤の選択的肝動脈投与に際して抗癌剤の効果を増強する方法としてリピオドール®の混注を試みたところ、1週間後の腹部X線写真撮像時に腫瘍に一致してリピオドール®が集積していることを発見し、剖検例の病理所見を含めて報告した[26]。さらに1982年には、CTでもこれを確認して診断的有用性を明らかにした[27]。1980年代には肝細胞癌の血管内治療後のCT造影剤として、治療効果判定、経過観察に有用であることが示され、改めて重用されるようになった。

治療薬としてスタートし、万能造影剤としての用途が見出されてまもなく、水溶性造影剤にその地位を奪われながらも、新たな適応の下に1世紀を超えて使用されている長命な造影剤は、消化管の硫酸バリウムと並んで稀有な存在である。

●トロトラスト

水溶性ヨード製剤ウロセレクタンの開発とほぼ同時期、1928年にドイツの化学者Blühbaumらが新しい造影剤二酸化トリウム (ThO_2) コロイド溶液の有用性を報告した[28]。この初報には気管支造影、膀胱造影などが供覧されているが、その後肝脾造影、脳血管造影、消化管造影への応用が相次いで報告され、いずれもその有用性、安全性を高く評価するものであった。

基礎編─I．CTにおける造影

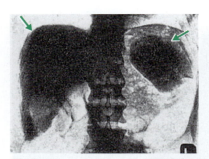

図10 トロトラストによる肝脾造影（hepatolienography）
肝臓，脾臓など細網内皮系に集積する（→）[29]。

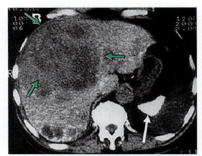

図11 トロトラストによる血管造影の49年後に発見された肝血管肉腫（→）[37]

　製剤としては，ドイツのHeyden社からウンブラトール（Umbrathol），トロトラスト（Thorotrast）という商品名で販売された．両者はいずれも25％二酸化トリウムコロイド溶液で，ウンブラトールは消化管造影用で粘膜面の描出に最適化されており，トロトラストは血管内投与，泌尿器造影用で血液，尿による凝集を低減した製剤であったが，基本的な性状は共通しており互換性があった．

　トロトラストは，ヨードに比べて造影能がきわめて良好で，ヨードで問題となる静脈内投与における熱感，刺激性がほとんどないことから急速に普及した．トロトラストの大きな特徴は，血管内投与すると細網内皮系に取り込まれて肝，脾，リンパ節，骨髄に沈着し，そのままほとんど排出されないことで，生物学的半減期は約400年と推定される．このため，静注24時間以後に腹部X線像を撮像すると肝，脾が高濃度に描出され，これは肝脾造影法（hepatolienography）とよばれた（図10）[29]．このほか，脳血管造影にも広く使われた．

　その優れた造影能と低刺激性から，発売直後より医師にも患者にも歓迎されたトロトラストであったが，トロトラストは放射線物質であった．天然に存在するトリウムは放射性同位体Th-232のみで，半減期約140億年でα壊変してTh-228となる．当時，ラジウムを含む夜光塗料作業者に顎骨壊死や骨肉腫が多発する，いわゆるラジウムガールズ事件がすでに知られており，これもα線による障害であったことから，トロトラストの安全性には懸念があった．すでに1932年の時点で，米国医師会（American Medical Association：AMA）はこれを指摘し，経静脈投与は認められないとしている[30]．しかしその一方で，複数の論文が数年間にわたる多数症例のフォローアップの結果，安全であると報告しており[31,32]，世界中で広く臨床に供されることになった．後から考えれば，この時点で放射線障害が認められなかったのは，単に腫瘍の潜伏期に比べて観察期間が短すぎたためであった．

　トロトラストの障害が初めて報告されたのは，使用開始から約20年後の1947年のことである．肝梅毒腫診断目的のトロトラストによる血管造影後，12年を経て発症した肝内皮細胞肉腫の剖検例をMacMahornらが報告し，その因果関係を指摘した[33]．その後も肝腫瘍，再生不良性貧血，白血病などの報告が相次ぎ，各国とも1950年代後半には次第に使用されなくなったが，1964年までに世界各国で10万人以上がトロトラストを投与された．

　トロトラストは70％が肝に集積し，誘発性腫瘍も肝に最も多い．特に胆管細胞癌，血管肉腫が特徴的であるが（図11），肝細胞癌も発生する．トロトラストはKuppfer細胞に取り込まれて門脈域で主に集積する．ここから放出されるα線の飛程は短いが，沈着巣から範囲10μ近傍の被ばく量は

100Gy/年にもなり[34]，門脈域周囲の細胞が特に障害されて胆管細胞癌，血管肉腫が多くなるものと考えられる。この他にも，胆嚢，肝外胆管，そのほか全身の悪性腫瘍の増加が知られている。

その後の追跡結果は各国で報告されている。例えばドイツの報告では1969～91年のフォロー期間中，トロトラストを投与された899例中410例に肝腫瘍が発生し，これに対して他の造影剤による検査を受けた対照群662例からの肝腫瘍は2例であった[35]。腫瘍発生までの潜伏期は16～45年とされ，関連腫瘍の発生は現在もなお報告されている[36]。

まとめ

以上，CTに使用されるヨード造影剤を中心に，造影剤の歴史を概観した。造影剤にはX線吸収係数が大きく，かつ生体に安全であることが求められる。歴史的にみると，X線吸収係数が大きい元素は，ほとんどすべて造影剤への応用が試みられているが，大多数は何らかの毒性により臨床に用いることができず，結局のところ過去100年以上にわたってヨードとバリウムだけが使用され続けているという点は興味深い。

参考文献

1) Röntgen WC. Über eine neue Art von Strahlen (Vorläufige Mittheilung). Sitzungsberichte der Physikalisch-Medizinischen Gesellschafts zu Würzburg 1895；132-41.

2) Röntgen WC. Über eine neue Art von Strahlen (Vorläufige Mittheilung). Sitzungsberichte der Physikalisch-Medizinischen Gesellschafts zu Würzburg 1895；132-41.

3) Rumpel Th. Die klinische Diagnose der spindelförmigen Speiseröhrenerweiterung：ein Vortrag mit Demonstrationen. Münch Med Wochenschr 1897；44：420-1.

4) Rieder H. Radiogische Untersuchungen des Magens und Darmes beim lenbeden Menschen. Münch Med Wochenschr 1904；51：1548-51.

5) Bachem C, Günther. H. Bariumsulfat als schattenbildendes Kontrastmittel bei Röntgenuntersuchunge. Zeitschr für Röntgenkunde 1910；12：369-76.

6) Wittek A. Zur Technik der Röntgenphotographie (Lendenwirbel, Blasensteine). Fortsch Röntgenstr 1903-1904；7：26-7.

7) Wulff P. Verwendbarkeit der X-Strahlen für die Diagnosse der Blasendifformitäten. Fortsch Röntgenstr 1904；8：193-4.

8) Voelcker F, von Lichtenberg A. Die Gestalt der meschlichen Harnblase im Röntgengilde. Munich Med Wochenschr 1905；52：1576-8.

9) Voelcker F, von Lichtenberg A. Pyelographie (Roentgenographie des Nierenbeckens nach Kollargolfüllung). Much Med Wochenschr 1906；53：105-6.

10) Osborne ED, Sutherland CG, Rowntree LG, et al. Roentgenography of urinary tract during excretion of sodium iodid. JAMA 1923；80：368-79.

11) Berberich J, Hirsch S. Die röntgenologische Darstellung der Arterien und Venen am lebenden Menschen. Klin Wochenschr 2 1923；49：2226-8.

12) Brooks B. Intra-arterial injection of sodium iodid-Preliminary report. JAMA 1924；82：1016-9.

13) Moniz E. L'encéphalographie artérielle, son importance dans la localisation des tumeurs cérébrales, par Egas Moniz (de Lisbonne). Masson 1927；2：72-90.

14) Swick M. Darstellung der Niere und Harnwege im Röntgenbild durch Intravenöse Einbringung eines Neuen Kontraststoffes, des Uroselectan. Klinische Wochenschrift 1929；8：2087-9.

15) Wallingford VH, Decker HG, Kruty M. X-ray Contrast Media. I. Iodinated Acylaminobenzoic Acids. J Am Chem Soc 1952；74：4365-8.

16) Moore T, Mayer R. Hypapaque：an improved medium for excretory urography；preliminary report of 210 cases. South Med J 1955；48：135-41.

基礎編—Ⅰ．CTにおける造影

17) Hoey GB, Rands RD, DeLaMater G, et al. Synthesis of derivatives of isophthalamic acid as x-ray contrast agents. J Med Chem 1963；6：24-6.
18) Loughlin KR, Hawtrey CE. Moses Swick, the father of intravenous urography. Urology 2003；62：385-9.
19) Almén T. Contrast Agent Design-Some Aspects on the Synthesis of Water Soluble Contrast Agents of Low Osmolality. J Theoret Biol 1969；24：216-26.
20) Nyman U, Ekberg O, Aspelin P. Torsten Almén（1931-2016）：the father of non-ionic iodine contrast media. Acta Radiol 2016；57：1072-8.
21) Thomsen HS, Muller RN, Mattrey RF. Trends in Contrast Media. Springer 1999；Chapter 1（1-20）.
22) Sicard JA, Forestier J. Méthode radiographique d'exploration de la cavité épidurale par le lipiodol. Rev Neurol 1921；47：1264-6.
23) Sicard JA, Forestier. Exploration radiologique par l'huile iodée（Lipiodol）. J. Presse 1923：493-6.
24) Kinmonth JB, Taylor GW, Harper RK. Lymphangiography-a technique for its clinical use in the lower limb. Brit Med J. 1955：940-2.
25) Wallace S, Jackson L, Schaffer B, et al. Lymphangiograms-their diagnostic and therapeutic potential. Radiology 1961；76：179-99.
26) 中熊健一朗，田代征記，上村邦紀，ほか．進行肝癌に対する肝動脈結紮術効果増強の試み—特に結紮は内油性制癌剤注入について．日獨医報 1979；24：675-82.
27) 今野俊光，前田 浩，緒方賢治，ほか．原発性肝癌の新治療法－油性リンパ管造影剤リピオドールと親油性高分子制癌剤スマンクスの肝動脈内投与とその臨床成績．癌と化学療法 1982；9：2005-15.
28) Blühbaum Th, Frik K, Kalkbrenner H. Eine neue Anwendungsart der Kolloide in der Röntgendiagnostik-1.Mitteilung. Fortschr Röntgenstr 1928；37：18-29.
29) Radt P. Eine neue Methode zur röntgenologischen Sichtbarmachung von Leber und Milz durch Injektion eines Kontrastmittels（Hepato-Lienographie）. Med Klin 1930；26：1888-91.
30) AMA Council on Pharmacy and Chemistry. Council on Pharmacy and Chemistry-Thorotrast. Am Med Assoc1932；99：2183-5.
31) Rigler LG, Koucky RF, Abraham AL. The Effects of Thorium Dioxide Sol（Thorotrast）on Human Liver. Radiology 1935；25：521-32.
32) Yater, WM, Coe FO. Ten years' experience with thorotrast hepatosplenography. Annals of Internal Medicine 1943；18：350-66.
33) MacMahon HE, Murphy AS, Bates MI. Endothelial-cell sarcoma of liver following thorotrast injections. Am J Pathol 1947；23：585-611.
34) Kato Y. Alpha-ray dosage near thorotrast aggregate, Nihon Igaku Hoshasen Gakkai Zasshi 1967；26：1574-56.
35) Van Kaick G, Wesch H, Luhrs H, et al. Neoplastic diseases induced by chronic alpha-irradiation-Epidemiological, biophysical and clinical results of the German Thorotrast Study. J Radiat Res 1991；32：20-33.
36) 谷木信仁，中本伸宏，吉田 文，ほか．ラジオ波焼灼療法により良好な病勢制御が得られたトロトラスト沈着症による肝内胆管癌の一例．肝臓2020；61：262-9.
37) Takekawa S. Ueda Y, Hiramatsu H, et al. History note：tragedy of Thorotrast. Jpn J Radiol 2015；33：718-22.

基礎編 — I　CTにおける造影

日本で使用されているCT用造影剤

松村　学，杉原　博

Key Point

①X線遮蔽率が高いヨードを含むトリヨードベンゼン体を基本骨格とし，非イオン性親水性側鎖を導入して水溶性を高めた非イオン性モノマーがCT造影剤として使用されている。

②包装容器はプレフィルドシリンジ（PFS）とバイアルがあり，造影CT検査ではほぼ全例でPFSと自動注入装置の組み合わせで投与されている。PFSは検査目的や体重に応じて，低濃度（240mgI/mL），中濃度（300，320mgI/mL），高濃度（350，370mgI/mL）が使い分けられる。

③製剤は温度に対して比較的安定（加速試験：40℃，6カ月）であるが，光ストレスで遊離ヨウ素が増加するので紫外線遮光フィルムで被覆された製品以外は遮光保存が必要である。

医薬品としての造影剤に求められる特性

　造影剤は画像コントラストを増強させるので，撮像原理つまり検出方法に合致した物理化学的特性を有すること，そして標的臓器・器官の組織構造や病態生理を鑑み，病変と正常組織への分布に差がつくような体内分布を示す分子設計が求められる。さらに安全性の観点から，造影剤には生体に作用がない，つまり薬理作用がなく，また循環動態に影響せず，撮像後は速やかに体内から消失するのが望ましい[1]。

　造影剤は体内診断薬という医療用医薬品であり，品質，有効性および安全性の確保などが「医薬品，医療機器等の品質，有効性及び安全性の確保等に関する法律」（いわゆる薬機法）に定められている。また，日本薬局方の注射剤（Injections）の要求事項に則って製造され，品質が担保される必要がある。医薬品という規制の観点から造影剤に求められる特性を図1に示す。

　X線造影剤の場合は，X線吸収率が高い原子番号の大きな元素を含む化合物で，生体に対して不活性であり，また化合物としての安定性（熱，光，X線照射などのストレス）や体内安定性に優れることが求められる[2]。安価で大量に生産され，かつX線遮蔽率が高い元素は天然資源であるヨード（ヨウ素，原子番号53，原子量126.9）が最も適している。ヨードが遊離せずに（安定し）ヨード含有量の大きい化学構造としてはトリヨードベンゼン体が最も優れ，ベンゼン環の2，4，6位にヨードが共有結合している（表1）。

　造影効果を得るためにはヨード濃度として300 mgI/mL程度が必要で，化合物としての濃度は60〜75%w/vという高濃度の溶解性が求められることになる。ベンゼン環の1，3，5位には親水性の高い側鎖を導入して水溶性を高めている[3]。ベンゼン環の1位にカルボキシル基を導入し，ナトリウムあるいはメグルミン塩として水溶性を確保したイオン性モノマーが多数開発され，血管内投与の造影剤

17

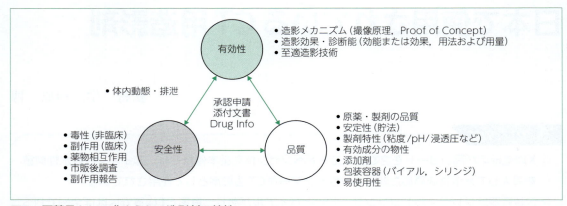

図1　医薬品として求められる造影剤の特性

表1　水溶性ヨード造影剤の種類（2024年6月現在）

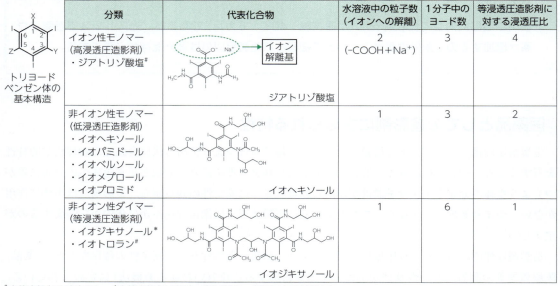

#血管内投与の適応なし，＊血管内投与は四肢・脳に限定　（2024年6月現在）
構造式はKEGG DRUG DATABASEより引用（https://www.genome.jp/kegg/drug/）

の標準となった時期もあった。

　イオン性モノマーは製剤の浸透圧が著しく高く（高浸透圧造影剤），副作用が高頻度で発生したことから，非イオン性の親水性側鎖を導入し，製剤のヨード濃度を維持しながら生体に対する不活性化を向上させた現在の非イオン性モノマー（低浸透圧造影剤）が開発された[3]。この側鎖では水酸基（OH基）の導入により溶液中の水分子が水素結合することから，油水分配係数やタンパク結合率が下がり（血中のアルブミンをはじめ，細胞膜上のレセプターや生理活性物質の疎水性部分との相互作用が低い），また造影剤分子の周囲に水が水和するので生体からも認識されにくくなる[4]。非イオン性造影剤はイオン性造影剤に比べて，副作用が大きく低減したことから[5]，現在では造影CTを含めた血管内投与の造影剤はすべて非イオン性造影剤に置き換わった。

X線造影剤の種類

　臨床で使用可能な水溶性のX線造影剤は，イオン性モノマー，非イオン性モノマー，非イオン性ダイマーの3種類に大別され[4]，現在国内で造影CTの効能または効果があるのは非イオン性モノマーだけである。いずれもトリヨードベンゼン誘導体で，1分子にベンゼン環が1つであるのものをモノマー，ベンゼン環が2つのものをダイマーとよび，ベンゼン環の側鎖の親水基がイオン性で水中にてイオンに解離するものをイオン性，親水基が非イオン性のものを非イオン性とよぶ（表1）。

●イオン性モノマー

　トリヨードベンゼン環の1位がカルボキシル基（-COOH）になっており，ナトリウムあるいはメグルミン塩の形になっている。ベンゼン環の3，5位にはアセトアミド基あるいはその誘導体が導入されている。水溶液中では，ナトリウムやメグルミンの陽イオンと陰イオンのトリヨードベンゼンカルボン酸に解離するので，ベンゼン環1つあたりの粒子数は2倍となり，製剤の浸透圧も非イオン性モノマーの2倍となる。現在，臨床で使用可能な製品はアミドトリゾ酸ナトリウムメグルミン（ウログラフィン®注）のみであるが，血管内投与に係る効能または効果（適応）は2001年に削除されている[6]。

●非イオン性モノマー

　イオン性モノマーの1位のカルボキシル基（-COOH）を含め，3，5位にもより親水性の高い非イオン性の親水基が導入されている。水溶液中でイオンに解離しないので，ベンゼン環1つあたりの粒子数はそのままである。同一ヨード濃度の浸透圧はイオン性モノマーの半分となるので，イオン性モノマーが高浸透圧造影剤とよばれる一方，非イオン性モノマーは低浸透圧造影剤とよばれる[4]。イオン性モノマーの高浸透圧ゆえの毒性や臨床での安全性が非イオン性モノマーで大幅に改善されたことから，血管内投与の適応は非イオン性モノマーに置き換わった。今ではすべての非イオン性モノマーが造影CTの適応を有しており，それに加えてさまざまな血管撮像，尿路撮像の適応がある。化学構造の特徴としては，イオプロミド以外，ベンゼン環に共有結合している3つの親水性側鎖はすべて水酸基を有しており（図2），これらは溶解度の確保とともに，水酸基には水分子が水和してトリヨードベンゼンを生体から認識されにくくしている。1分子あたりの水酸基は化合物によって異なるが4〜6個である。

●非イオン性ダイマー

　非イオン性ダイマーはトリヨードベンゼンをダイマー化することで水溶液中の粒子の数を非イオン性モノマーの半分にした。生理食塩液に対する浸透圧比は，汎用される300 mgI/mLの非イオン性モノマーでも約2〜3と高いことから，浸透圧を血漿と等張にすることを目的に開発された[2]。イオジキサノール（ビジパーク®）は血管内に投与可能な唯一の等浸透圧造影剤であり，海外では非イオン性モノマーと同様に造影CT，血管撮像，尿路撮像が承認されている。一方国内では，適応は，注入時の熱感・疼痛が少ないという臨床的意義が確認された脳血管撮像，四肢血管撮像に限定された。またイオトロラン（イソビスト®）も非イオン性ダイマーであるが遅発性副作用の問題で血管内投与の適応は現在も有していない[6]。

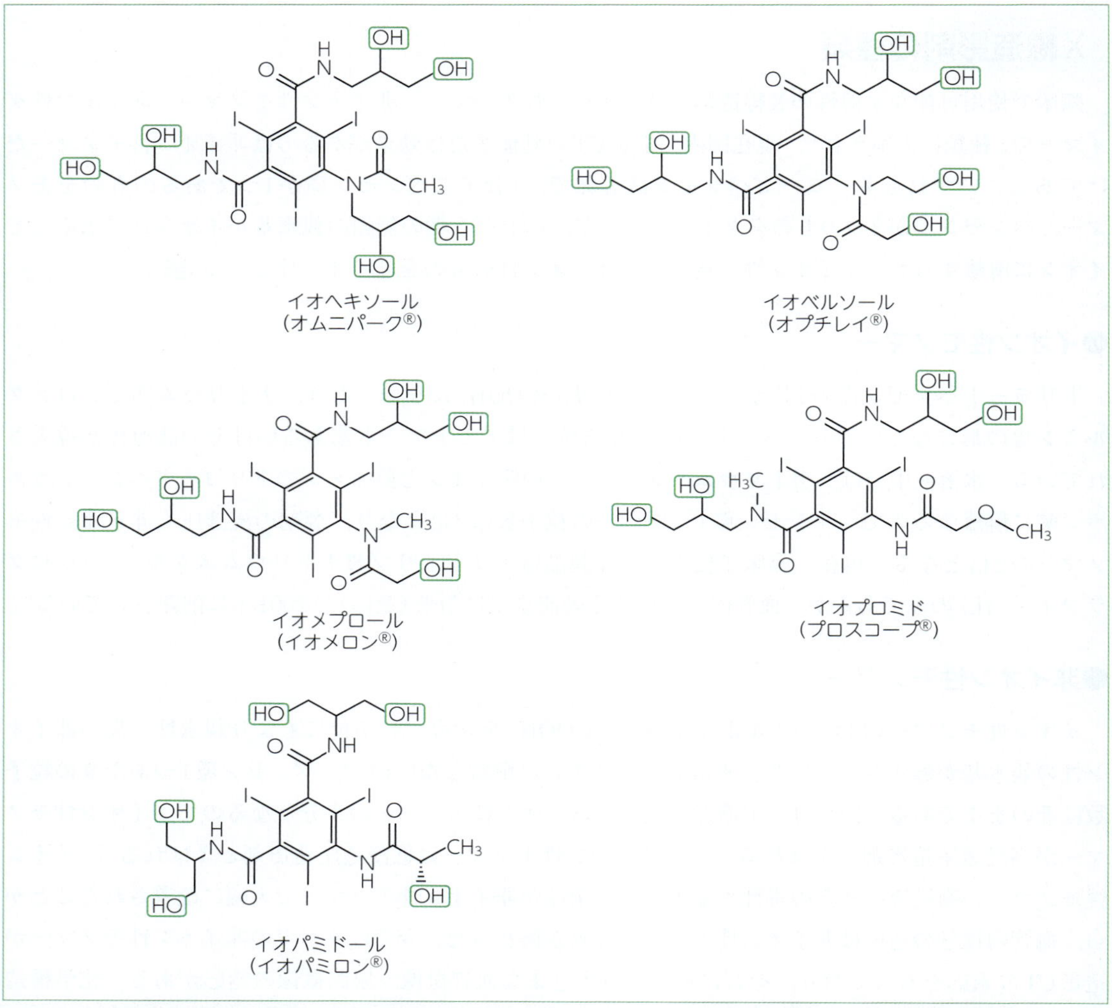

基礎編—I．CTにおける造影

図2　CT用造影剤の化学構造（2024年6月現在）すべて非イオン性モノマー造影剤（低浸透圧造影剤）
　　□水酸基
・（　）内は先発医薬品名
・構造式はKEGG DRUG DATABASEより引用（https://www.genome.jp/kegg/drug/）

CT用造影剤の種類

　現在国内でCTの適応がある製品はすべて非イオン性モノマーのヨード造影剤で，包装容器はプレフィルドシリンジ（PFS）とバイアルが用意されているが，CT造影ではほぼ前例にPFSと自動注入装置の組み合わせで投与されている（表2）。

●PFSの製剤規格

　低濃度製剤（240mgI/mL），中濃度製剤（300，320mgI/mL），高濃度製剤（350，370mgI/mL）に大別され，容量は，低濃度製剤が100mL，中濃度製剤が50〜150mL，高濃度製剤が45〜135mLである。

日本で使用されているCT用造影剤

表2　国内でCTの適応をもつ造影剤一覧（2024年6月現在）

一般名	先発医薬品名	ヨード濃度 (mgI/mL)	有効成分濃度 (mg/mL)	浸透圧比 (生理食塩液比)	粘度37℃ (mPas・s)	pH	包装容器および容量
イオパミドール	イオパミロン®	150	306.2	約1	1.5	6.5～7.5	Vial：50, 200mL
		300	612.4	約3	4.4	6.5～7.5	PFS：<u>50, 80, 100, 130, 150mL</u> Vial：20, 50, 100mL
		370	755.2	約4	9.1	6.5～7.5	PFS：<u>50, 65</u>, 80, 100mL Vial：20, 50, 100mL
イオヘキソール	オムニパーク®	240	517.7	約2	3.3	6.8～7.7	PFS：100mL
		300	647.1	約2	6.1	6.8～7.7	PFS：50, 80, 100, 110, 125, 150mL Vial：20, 50, 100mL
		350	754.9	約3	10.6	6.8～7.7	PFS：45, 70, 100mL Vial：20, 50, 100mL
イオベルソール	オプチレイ®	240	509	約2	2.9	6.0～7.5	PFS：100mL
		320	678	約2	5.8	6.0～7.5	PFS：75, 100mL Vial：20, 50, 100mL
		350	741	約3	8.2	6.0～7.5	PFS：100, 135mL Vial：20, 50, 100mL
イオメプロール	イオメロン®	300	612.4	約2	4.3	6.5～7.5	PFS：50, 75, 100mL Vial：20, 50, 100mL
		350	714.4	約2	7.0	6.5～7.5	PFS：50, 75, 100, 135mL Vial：20, 50, 100mL
イオプロミド	プロスコープ®	300	623.4	約2～3	4.6	6.3～7.8	PFS：50, 80, 100mL Vial：20, 50, 100mL
		370	768.9	約3～4	9.5	6.3～7.8	PFS：50, 80, 100mL Vial：20, 50, 100mL

注）浸透圧比，粘度，pH，包装容器は先発品の添付文書より引用（2024年6月現在，イオパミロン®の下線の製剤規格は販売終了/
経過措置，プロスコープ®は先発品の販売終了），PFS：プレフィルドシリンジ，Vial：ガラスバイアル

先発医薬品だけみても，PFSの濃度と用量を組み合わせた製剤規格は1製品あたり6～10種類が用意されている。

●ヨード濃度による使い分け

　このように豊富なラインナップは一度に開発されたわけではなく，CTの進歩とともに変化した投与方法や臨床ニーズに合わせて造影剤メーカーが戦略的に製剤規格をそろえた結果である。現在，CT造影では中濃度製剤が中心に使用され，高濃度製剤は心臓CTをはじめとするCT angiography，あるいは高体重で総投与ヨード量が必要な場合に使われ[7]，また投与量の少ない小児，そして低管電圧CTやdual-energy CTで低用量でも造影診断できる場合には低濃度製剤が使われることが多い。ほとんどの製品は同一濃度でも複数容量が用意されているので，体重に合わせてきめ細かな設定ができる。

●ヨード濃度の設定根拠

　中濃度では300，320mgI/mL，高濃度では350，370mgI/mLと製品によって若干濃度差があるが，

21

基礎編—Ⅰ．CTにおける造影

これはイオン性造影剤からの歴史的背景と各社の製品設計戦略によると考えられる。中濃度製剤でも濃度が若干高い320mgI/mLのオプチレイ®（イオベルソール）は，同社の先行品であったイオキサグル酸の次世代品であり，イオキサグル酸の濃度（320mgI/mL）を引き継いだと考えられる。また高濃度の中で若干高い濃度の370mgI/mLのイオパミロン®（イオパミドール）は，先行品のイオン性造影剤のウログラフィン®76%（370mgI/mL）の濃度を引き継いだものと考えられる。なお，造影CTにおいては，基本的にヨード濃度と血管あるいは臓器などの造影効果の関係は単位時間あたり，単位体重あたりのヨード投与量（mgI/kg/秒）によって決まるので，造影効果は一義的に製剤のヨード濃度によって決まるものではない。したがって，上記の濃度差は直接造影効果に結びつくものではない[8,9]。

●投与時の注意

造影CTでは，first passの造影画像（いわゆる動脈相の画像）が診断に重要であり，そのためには高粘度で高容量の造影剤を急速に注入することが求められ，投与ラインのチュービングとともにPFS側も高耐圧が求められる[10,11]。注入圧力に最も影響するのは，注射針の内径と長さ，造影剤溶液の粘度，注入スピードで，そのほかの圧力損失としては投与ラインとPFSの摺動性がある。PFSに極端な圧力がかかった場合，容器破損による液漏れ，フランジのツバ部分の破損，バックプレッシャーによるガスケット（ゴム栓）とバレル（シリンジ）からの液漏れ，投与ラインでは注射針の接合部やチュービングのルアーロックとの接合部の破損などが発生する。PFSや投与ラインの耐圧に対して，インジェクター側のほうで十分なマージンをもって注入圧力のリミッターをかけていることから，通常の使用で問題が発生することはほとんどない。PFSの耐圧性については公表しているメーカーもあり，例えばオムニパーク®では容量100mL以下のPFSでは56kg/cm^2（800PSI）であるが[12]，安全を見込んでインジェクター側の圧力リミッターは10kg/cm^2（142PSI）前後に設定されていることが多い。

●製剤の特徴と取扱い上の注意

ヨード造影剤は原薬濃度が60～75%と高く，多くの製剤は過飽和状態にあり保管中に析出のリスクがあるので，使用前には結晶が析出していないことの確認が重要である[13]。また造影剤は無菌製剤で保存剤を含まないので，開封後（PFSは先端チップを外した後）は速やかに使用する。

製品の貯法については，いずれの製品においても室温で3年間の安定性が確認されており，また40℃での保存でも6カ月間安定である[14]。添付文書には薬剤投与前の注意として，「投与前に体温まで温めること」とあるが，長期間の保管でない限り加温器での加温は品質上の問題はない。造影剤の分解は，主に親水性側鎖のアミド結合の加水分解による芳香族アミンの生成，またベンゼン環からヨウ素がはずれ遊離ヨウ素の生成である[15]。遊離ヨウ素の生成は光ストレスで起こるので，紫外線遮光フィルムで被覆された製品以外は遮光保存が必要である（各製品の添付文書参照する）。

ヨード造影剤は，重篤な甲状腺疾患のある患者に対して禁忌である［Ⅳ章（p.250）参照］。また重篤でない甲状腺疾患のある患者に対しても，ヨード過剰に対する自己調節メカニズムが機能できず，症状が悪化するおそれがあると注意喚起されている。非イオン性造影剤そのものは生体に対する活性は低く，体内で代謝されず未変化体として排泄されるが，製剤に含まれる遊離ヨウ素の上限が甲状腺疾患患者に影響するリスクがある。例えば，日本薬局方に記載があるイオパミドール注射液では遊離ヨウ素の上限は40μg/mLで投与量100mLでは4mgになる[16]。厚生労働省による食事摂取基準におけ

る成人でのヨウ素の耐容上限量は3.0 mg/日である[17]。したがって，ヨード造影剤の静脈内投与の際は甲状腺疾患患者に対して留意する必要があり，また甲状腺機能検査などの放射性ヨードによる検査に影響を及ぼすことがある[18]。

添加剤として，いずれの製品も緩衝剤としてトロメタモール，pH調節剤（塩酸あるいは水酸化ナトリウム）が入っており，またイオメプロール以外の製品では，安定化剤としてエデト酸ナトリウムカルシウム水和物が入っている[19]。造影剤は生理学的範囲の中性に調節されているが，オートクレーブ滅菌時の分解を抑制し，また製品の有効期間にわたりpHを安定化させるためにトロメタモールが配合されている。造影剤では低濃度で効果のあるトロメタモールが特に適している[15]。金属イオンは重金属触媒作用によりベンゼン環からのヨウ化物の遊離を起こすが，エデト酸カルシウムナトリウム（エチレン-ジアミン四酢酸二ナトリウムカルシウム）は，混入の可能性のある微量のCu²⁺（古いインジェクターの配管）や製造機器から微量に溶出するリスクのある金属イオンをキレート化し安定化剤として配合されている。配合量はごく微量で薬理学的に実質的に不活性である。

包装容器，インジェクターの変遷

血管内投与の造影剤は1980年代後半から非イオン性モノマーが次々と国内で上市され，イオン性モノマーから置き換わっていった。1990年代にmulti-detector row CT（MDCT）が実用化され飛躍的な撮像の高速化がもたらされたことで，CT用造影剤を静脈内に高速注入すると高画質の診断画像が得られることが認知されて来た[20-22]。

●医療現場のニーズ

PFSが登場する以前の医療現場では，供給されているバイアルのアルミキャップ・ゴム栓をはずし，ディスポーザブルシリンジのプランジャーをはずして造影剤溶液をシリンジに流し込んで移し変えをしていた。この作業は細菌汚染，異物混入，煩雑さ・リソースの消費，廃棄物の増加などの課題があり，品質を担保しつつ使用性の向上を図るべく，世界でも例をみない大容量のプレフィルドシリンジ（PFS）が開発された。1993年にオムニパーク®でプラスチック製PFSが市場に導入され，1995年にイオパミロン®，イオメロン®，オプチレイ®，プロスコープ®が続き，現在すべての先発・後発医薬品でPFSが提供されている。国内ではCT-インジェクター-PFSの組み合わせがスタンダードになった。しかしながら，現在，造影剤のPFSが臨床現場で主流なのは日本のみである。これに対して，海外ではバイアル製剤が主に用いられているが，その主な理由はPFSのコストの高さである。

基礎編—Ⅰ．CTにおける造影

●PFSの設計ポイント

　PFSの設計にあたっては，造影剤の有効性・安全性・品質の担保，並びに使用性の観点から，無菌性の担保，安定性，使用における安全性，輸送適正，廃棄性，高速・高圧注入に耐えられるシリンジの強度やシール性，種々の投与ラインとの接続性を考慮したルアー部精度，良好な摺動性，使用品質（プランジャー嵌合性，トップキャップ開封性など）などが検討された[23]。オムニパーク®を例に挙げれば，シリンジ外筒のプラスチックの素材の選定からスタートし，1993年に240と300mgI/mLの容量100mLの包装容量から始まって，2013年の350mgI/mLの45mLが最後になる現在のラインナップ（10製剤規格）が完成した。この間，プラスチックの素材見直し（シリンジの透明化，環状オレフィンポリマー），インジェクターへの装着の確実性向上のためのフランジ形状変更，ICタグ導入など，数々の改良が加えられた（図3）。PFSごとに貼付してされているICタグは，ICチップと内蔵アンテナを内蔵していて，造影剤情報（濃度，容量，ロットNo，使用期限，耐圧）や使用の有無が記録されており，CTと連動しているインジェクターで読み取られる仕組みになっている。

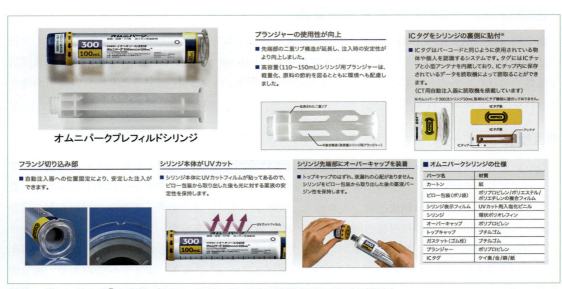

図3　オムニパーク®大容量プレフィルドシリンジの特徴（2024年6月現在）

● CT用インジェクター

　わが国では1981年に世界で初めて根本杏林堂からCT用インジェクター「A-20」が発売された。それまでは点滴法や手押し注入法であり，点滴法は時間のばらつき，また手押しも一定の圧で注入するのは難しく，それらが造影効果のばらつきの原因になっていたので，インジェクターの登場で大きく改善された。その後CT装置は1989年からヘリカルCT，その後MDCTが登場しCTの撮像時間が大幅に短縮されたことから，造影剤を急速に注入する必要性が生じ，2001年同社から「Dual Shot®」インジェクターが発売された。このインジェクターには2つのシリンジが搭載され，1つは造影剤，もう1つは後押し（フラッシュ）のための生理食塩液用シリンジである。

　現在，CT用インジェクターは主に根本杏林堂とバイエル薬品から出されている。代表的なCT用インジェクターである「Dual Shot GX10」を図4に示す。「Dual Shot GX10」をはじめとする現在のCT用インジェクターは上述のICタグの造影剤情報を取得することができ，また患者の検査部位や体重から注入条件（注入量，注入速度，耐圧など）を自動計算し表示させることができる。その結果，造影検査開始までの時間短縮に役立っているばかりでなく，通常は検査室の隣の操作室に設置され造影剤投与を指示するインジェクターコンソールにおいてもそれらを確認することができ，医療過誤の低減にも貢献している。また，放射線科情報システム（Radiology Information System：RIS）が利用可能な施設では，インジェクター側で患者の副作用情報などの造影剤投与記録を検査前に確認できるようになり，造影CT検査の医療ミスの低減に貢献している［Ⅶ章（p.256）参照］。

　また，CT用インジェクターの進歩は医療現場での造影剤注入の簡便性，安全性を向上させたばか

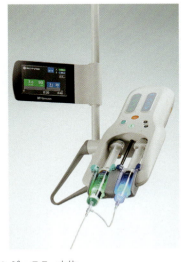
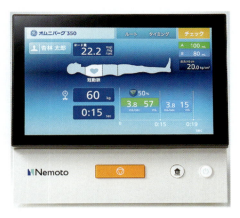

インジェクター本体
・緑色シリンジ：造影剤プレフィルドシリンジ
・青色シリンジ：後押し用の生理食塩液シリンジ

インジェクターコンソール
・ICタグ付きのプレフィルドシリンジの場合，造影剤情報を読取り，患者さん情報（検査部位・体重）を入力すると，注入条件（注入量，注入速度，耐圧等）を自動計算・表示させることができる。

図4　CT用インジェクター（Dual Shot GX10，株式会社 根本杏林堂）

基礎編—I．CTにおける造影

りでなく，最適な造影効果を示す注入条件の研究を促進させた[9, 24]。CT用造影剤が最適な注入条件で投与されることにより，造影CT画像の診断能向上が図られ，その結果モダリティとしてのCT診断の価値そのものをさらに押し上げることとなった。

参考文献

1) Aspelin, P, Bellin, MF, Jakobsen, Jå., et al. Classification and Terminology. Contrast Media. 2009. https://doi.org/10.1007/978-3-540-72784-2_1

2) Almén T. Visipaque-A Step Forward：A historical review. Acta Radiol Suppl 1995；399：2-18. https://doi.org/10.1177/0284185195036S39902

3) Frenzel T, Lawaczeck R, Taupitz M, et al. Contrast Media for X-ray and Magnetic Resonance Imaging-Development, Current Status and Future Perspectives. Invest Radiol 2015；50：671-8. DOI：10.1097/RLI.0000000000000193.

4) Krause W, Schneider PW. Chemistry of X-Ray Contrast Agents. Contrast Agents II 2002；222：107-150. https://doi.org/10.1007/3-540-46009-8_4

5) Katayama H, Yamaguchi K, Kozuka T, et al. Adverse reactions to ionic and nonionic contrast media. A report from the Japanese Committee on the Safety of Contrast Media. Radiology 1990；175：621-8. DOI：10.1148/radiology.175.3.2343107.

6) 矢吹昌久, 田崎晴海, 多々井久徳, ほか. 造影剤の歴史. 日獨医報 2011；56：60-70.

7) 日本医学放射線学会, 編. 画像診断ガイドライン2021年版. 東京；金原出版 2021.

8) Rengo M, Dharampal A, Lubbers M, et al. Impact of iodine concentration and iodine delivery rate on contrast enhancement in coronary CT angiography-a randomized multicenter trial（CT-CON）. Eur Radiol 2019；29：6109-6118. DOI：10.1007/s00330-019-06196-7.

9) 粟井和夫, 陣崎雅弘, 編. 最新Body CT診断-検査の組み立てから読影まで-. 東京；メディカル・サイエンス・インターナショナル 2018. p.35-57.

10) 廣田勝彦, 奥井彰二, 小松明夫. CT用シリンジ製造影剤の注入時における安定性評価. 日本放射線技術学会雑誌 1999；58：783-8. https://doi.org/10.6009/jjrt.KJ00001356719

11) 渡辺大輝, 福永正明, 山本浩之. 新しい造影CT用留置針における注入圧低減効果の検証. 日本放射線技術学会雑誌 2017；73：267-72. https://doi.org/10.6009/jjrt.2017_JSRT_73.4.267

12) オムニパーク®注　インタビューフォーム

13) Dawson P, Pitfield J, Skinnemoen K. Isomeric purity and supersaturation of iopamidol. Br J Radiol 1983；56：711-3. DOI：10.1259/0007-1285-56-670-711.

14) 加速安定性試験　各社インタビューフォーム

15) Ulrich S. Pharmaceutical Product Quality. X-Ray Contrast Media 2018；62-63. https://doi.org/10.1007/978-3-662-56465-3_6

16) 第十八改正日本薬局方. https://www.pmda.go.jp/rs-std-jp/standards-development/jp/0192.html）

17) 「日本人の食事摂取基準」策定検討会. 日本人の食事摂取基準（2020年版）-「日本人の食事摂取基準」策定検討会報告書. https://www.mhlw.go.jp/content/10904750/000586553.pdf

18) Bednarczuk T, Brix TH, Schima W, et al. 2021 European Thyroid Association Guidelines for the Management of Iodine-Based Contrast Media-Induced Thyroid Dysfunction. Eur Thyroid J 2021；10：269-284. DOI：10.1159/000517175.

19) Gallotti A, Uggeri F, et al. The chemistry of iomeprol and physico-chemical properties of its aqueous solutions and pharmaceutical formulations. Eur J Radiol. 1994；18：S1-12. DOI：10.1016/0720-048x（94）90089-2.

20) Bae KT, Heiken JP, Brink JA. Aortic and hepatic peak enhancement at CT：effect of contrast medium injection rate-pharmacokinetic analysis and experimental porcine model. Radiology 1998；206：455-64. DOI：10.1148/radiology.206.2.9457200.

21) Foley, WD. Dynamic hepatic CT. Radiology 1989；170：617-22. DOI：10.1148/radiology.170.3.2916011.

22) Kim T, Murakami T, Takahashi S, et al. Effects of injection rates of contrast material on arterial phase hepatic CT. AJR Am J Roentgenol 1998；171：429-32. DOI：10.2214/ajr.171.2.9694469.

23) 菊池雅彦. プレフィルドシリンジ・キット製剤の開発と承認申請. 東京；技術情報協会 2010.

24) 粟井和夫, 檜垣　徹. CTにおける造影シミュレーションpCOPの基礎と臨床応用. 東京；医療科学社 2022. p.13-19.

基礎編 — **I** CTにおける造影

ジェネリック造影剤

粟井和夫

> *Key Point*
>
> ①ジェネリック医薬品は，先発医薬品と同一の有効成分を同一量含有しており，効能・効果や用法・用量も基本的には変わらない医薬品である。
> ②ジェネリック造影剤の副作用の頻度は先発薬品と同等あるいはやや少ない傾向である。

現在，造影剤においてもジェネリック医薬品（後発医薬品）が使用されるようになっている。ジェネリック医薬品に対するものとして先発医薬品（新薬）があるが，これは最初に開発・承認・発売された医薬品のことである。新薬を開発したメーカーが特許を出願すると，その出願日から20年（最大で5年の延長が可能）は特許権が与えられその薬を独占的に製造・販売することができる。上記新薬の成分特許が満了した後に，厚生労働大臣の承認のもと，ほかの医薬品メーカーが製造・販売する同一の有効成分の医薬品のことをジェネリック医薬品とよぶ。

一般的に，ジェネリック医薬品では研究開発に要する費用が低く抑えられることから，先発医薬品に比べて薬価が安い。このため，日本の厚生労働省は，患者負担の軽減や医療保険財政の改善に資するとして，後発医薬品の普及を推進している。後発品の数量的シェアは令和4年9月の薬価調査では全薬剤の約79%と報告されている[1]。造影剤のジェネリック薬のシェアに関しては公開されているデータはないが30%強と推定される。現在，日本において使用されているCT用造影剤の先発薬とジェネリック薬の対比したものを**表1**に示す。

ジェネリック医薬品は，先発医薬品と同一の有効成分を同一量含有しており，厚生労働省からは効能・効果や用法・用量も基本的には変わらないとアナウンスされている[2]。ただし，先発医薬品が製剤特許を有している場合などは，ジェネリック医薬品は先発医薬品と異なる添加剤を使用することがある。その場合でも，使用前例のある安全性が確認された添加剤のみが使用されており，添加剤の違いによって有効性・安全性に違いが生じないとされている。

ジェネリック造影剤の副作用の頻度については報告数が比較的少なく，さらにいずれも単施設の研究であるため確定的なことはいいにくいが，頻度は先発薬品と同等あるいはやや少ない傾向のようである[3-7]。

ジェネリック造影剤の有効性（造影能）を先発薬と比較した研究は，著者が文献を検索しても見つからなかったが，ヨード造影剤の造影能は主に製剤のヨード含量に規定されることを考えると，先発造影剤とジェネリック造影剤の間で有効性に差はないであろう。

ジェネリック造影剤の経済的優位性については，先発造影剤の薬価は1990年代初頭の発売時の1/7程度までに下落しており，先発薬品とジェネリック医薬品の価格差が小さいため，ほかの領域のジェネリック医薬品のような経済的な優位性には乏しいかもしれない。

表1　CTで使用される造影剤の先発品と後発品の対比表

一般名	先発医薬品名 (販売会社)	後発医薬品名 (販売会社)
イオパミドール	イオパミロン (バイエル薬品)	・イオパミドール注「F」(富士製薬工業) ・イオパミドール注「FF」(日医工) ・イオパミドール注「HK」(光製薬)
イオヘキソール	オムニパーク (GEヘルスケアファーマ)	・イオヘキソール注「F」(富士製薬工業) ・イオヘキソール注「FF」(日医工) ・イオヘキソール注「HK」(光製薬)
イオプロミド	プロスコープ (アルフレッサファーマ)	・イオプロミド注「BYL」(バイエル薬品)

日本医学放射線学会　造影剤安全性委員会が作成した資料 (2023年4月改訂) より抜粋

参考文献

1) 厚生労働省. 後発医薬品 (ジェネリック医薬品) 及びバイオ後続品 (バイオシミラー) の使用促進について. https://www.mhlw.go.jp/stf/seisakunitsuite/bunya/kenkou_iryou/iryou/kouhatu-iyaku/. Accessed 2023 November 24.

2) 厚生労働省. ジェネリック医薬品の疑問に答えます：ジェネリック医薬品 Q and A. https://www.jga.gr.jp/assets/pdf/general/request-list/GE-QA.pdf. Published 2015. Accessed 2023 November 24.

3) 渡辺　浩, 東　弘, 田中　宏, ほか. 非イオン性ヨード造影剤の製剤間における副作用発現状況. 医薬品情報 2012；14：94-100.

4) 鈴木　修, 山本　忠, 大村　直, ほか. 非イオン性造影剤イオパミドールの造影X線CT検査における副作用調査 単純X線CT検査における偽遅発性副作用調査と共に. 映像情報 Med 2002；34：906-910.

5) 保本　卓, 山本　忠, 坪井　慶, ほか. 非イオン性造影剤イオパミドールの造影X線CT検査における副作用調査. 映像情報 Med 2001；33：541-4.

6) 臼井　和, 長谷川　将, 吉田　悦, ほか. 造影剤副作用報告書に基づく副作用発現状況の調査および先発品と後発品の評価. 日職災医会誌 2017；65：314-23.

7) Jang EB, Suh CH, Kim PH, et al. Incidence and severity of nonionic low-osmolar iodinated contrast medium-related adverse drug reactions in the Republic of Korea：Comparison by generic. Medicine (Baltimore) 2023；102：e33717. doi：10.1097/MD.0000000000033717

基礎編 — **II** CT用造影剤の基礎

水溶性ヨード造影剤の物理化学的性質

松村　学，杉原　博

Key Point

①血漿の浸透圧は285mOsm/kg H_2Oで，生理食塩液は血漿に対して等張であり，CT用造影剤の非イオン性モノマー（240〜370mgI/mL）は2〜4倍の高張である。

②造影剤の粘度は濃度とともに増加し，温度とともに低下する。非イオン性モノマー（240〜370mgI/mL）の粘度は，37℃において3〜10mPa・sである（水：1mPa・s，20℃）。

③造影剤は，化学構造上親水基を導入しているので，きわめて親水性が高く，分配係数は1/100〜1/1000である。生体との相互作用が低く，細胞膜を通過できないので細胞外液までしか分布できない。

造影剤の浸透圧

　溶液中に濃度が高い部分と低い部分があると，濃度勾配にしたがって溶質分子（あるいはイオン）が濃いほうから薄いほうに移動し，やがて濃度は均一になる。しかし，一定の大きさ以下の分子・イオンだけを透過できる半透膜で仕切られると，溶質分子は移動できず，逆に溶媒分子（水溶液の場合は水分子）が溶質分子の薄いほうから濃いほうに移動して溶質濃度を均一しようとする力が働く。この半透膜の前後で物質の浸透（溶媒分子の移動）を抑えるために必要な圧力が浸透圧である。例えば，U字管の中央を半透膜で仕切り，一方に水（溶媒），もう一方に造影剤（溶質）の水溶液を両液面の高さが等しくなるように入れ長時間放置する（図1）。水側の液面は下がり，両液面の高さに一定の差がついたところで水の移動が止まるが，その水柱の高さが浸透圧になる。これは水の移動を抑え両液面の高さが変化しないように造影剤側に加えた圧力でもある[1]。

　半透膜を移動できない溶質を含む溶液の浸透圧は，van't Hoff（ファントホッフ）の法則に基づき次式で示される。

$\pi = CRT$　（式1）

　浸透圧（π）は，溶質の種類に関係せず溶液のモル濃度C（mol/kg）と絶対温度T（摂氏＋273.2）に比例する（Rは気体定数8.31）。すなわち，水中に存在する粒子の数に比例するので，Na^+やCl^-の小さなイオン，メグルミンや造影剤分子，アルブミンのような高分子も分子量や大きさによらず1粒子と数えられる。例えば，脂肪乳剤のようなエマルジョンでは，主成分の長鎖脂肪酸トリグリセリドの分子数ではなく，エマルジョンの粒子数の濃度が浸透圧を規定する。

　細胞膜は水を浸透させる半透膜の一種であり，血漿・組織液などのオスモル濃度285mOsm/kg H_2Oに釣り合うように生理食塩液のNaCl濃度は0.9％に調製されている。この状態を等張（isotonic），

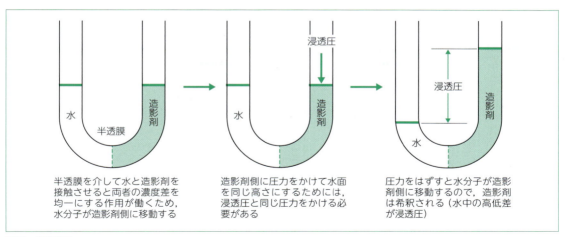

図1 浸透圧

またそのような溶液を等張液という。NaClは水溶液中ではNa⁺とCl⁻に解離しているので，生理食塩液のモル濃度154mmol/kg H₂Oの2倍が粒子数となる（308mmol/mL）。浸透圧から見たオスモル濃度が単純に2倍でないのは，NaClの一部が解離していないためである。上式から，37℃における285mOsm/kg H₂Oの浸透圧を求めると，734J/L（＝734kPa）で約7.3気圧になる。

　イオン性造影剤（モノマー型）の場合は，トリヨードベンゼン環のカルボニル基がナトリウムかメグルミンの塩，あるいは両方の混在物で存在しているので，水溶液中ではNa⁺やメグルミンの陽イオンと陰イオンのトリヨードベンゼンカルボン酸に解離して粒子数が2倍になる。一方，非イオン性造影剤の場合は解離する部分がないので粒子数は増えない。非イオン性造影剤でも2量体のダイマー型は非イオン性モノマーの粒子数の半分になる。したがって同じヨード濃度において，イオン性モノマー，非イオン性モノマー，非イオン性ダイマー造影剤の浸透圧比は理論上4：2：1になる[2]。

　製剤中の添加剤は浸透圧に影響を及ぼす濃度ではないため，浸透圧は有効成分によるものとなる。CT用造影剤の非イオン性モノマーの浸透圧は，中濃度製剤300，320mgI/mL濃度で520〜702mOsm/kg H₂Oと生理食塩液の2倍前後である（表1）。製品間での違いは，浸透圧測定法や測定条件の違いによる影響があることに加え，浸透圧が低い製品では造影剤分子の一部が会合して見かけの粒子数が少ないことが考えられる[3]。低濃度製剤の240mgI/mL濃度でも生理食塩液の2倍弱であり，高濃度製剤350，370mgI/mL濃度では620〜844mOsm/kg H₂Oと生理食塩液の3倍弱である。

　造影剤は生体に対してできるだけ薬理活性をもたないように設計されているものの，投与量が極端に多いことや急速注入が求められる検査であることから，製剤の物理化学的特性や造影剤分子そのものがもつ化学毒性で用量反応的な副作用が生じる。水分移動に伴う血管拡張，循環血液量の増加，尿量の増加等は造影剤のもつ高浸透圧が原因の1つで，多くの血行動態にも影響する[4]。また注入時の熱感・疼痛，血管内皮損傷，血液脳関門の障害，赤血球の変形および血栓症，心血管造影における徐脈，リスク患者における肺循環圧の上昇等の生体反応が挙げられるが，詳細は「水溶性ヨード造影剤の生体組織への影響」（p.36）で記述する。

基礎編—Ⅱ．CT用造影剤の基礎

表1　国内で造影CTの適応をもつ造影剤の物性一覧

一般名 (先発医薬品名)	ヨード濃度 (mgI/mL)	有効成分濃度 (mg/mL)	浸透圧 (mOsm/kg H$_2$O)	粘度 (mPa・s)		分配係数 Log P (オクタノール/水)
				37℃	20℃	
イオパミドール (イオパミロン)	150	306.2	342	1.5	2.3	−2.58
	300	612.4	616	4.7	8.8	
	370	755.2	796	9.4	20.9	
イオヘキソール (オムニパーク)	240	517.7	520	3.4	5.8	−2.85
	300	647.1	672	6.3	11.8	
	350	754.9	844	10.4	20.4	
イオベルソール (オプチレイ)	240	509	502	3.0	4.6*	−3.57
	320	678	702	5.8	9.9*	
	350	741	792	9.0	14.3*	
イオメプロール (イオメロン)	300	612.4	520	4.5	8.1	−2.76
	350	714.4	620	7.5	14.5	
イオプロミド (プロスコープ)	300	623.4	607	4.9	9.2	−2.35
	370	768.9	774	10	22	

注) 浸透圧，粘度：各社米国Highlights of Prescribing Information (添付文書) より引用
　　ただし，イオパミドール150はAIFA医薬品データベース，イオメプロールは文献5より引用
　　*25℃での粘度，#密度 (g/mL)
　　分配係数：文献6，ただしイオメプロールは文献5より引用

造影剤の粘度 (粘稠度)

　粘度は物質の流動性 (粘り気) の指標で，平行な2枚の平板間を流体で満たし，一方の平板だけを動かす際に必要な力 (ずり応力，share stress) の大きさから定義される (図2)[7]。血管内を流れる造影剤では，固定した平板は血管壁，動く平板は流れる造影剤に該当し，粘度の高い造影剤ほど同じ速度で流すにはずり応力が必要である。単位はmPa・s (cP) で示され，値が大きいほど粘り気が高い。20℃における水の粘度は1mPa・s，血漿は1.3～1.4mPa・s，グリセリンは約1,400mPa・sである。造影CTで汎用される中濃度製剤 (300，320mgI/mL) の粘度は，37℃において4.5～6.3mPa・sである (表1)。

　血液は，ずり速度の低下とともに粘度の増加する非ニュートン的挙動*し，血液粘度はずり速度以外に，ヘマトクリット，血漿粘度，赤血球集合，赤血球変形能等に影響される。動脈や毛細血管のような高ずり速度領域 ($500s^{-1}$) ではずり応力により赤血球は楕円体に変形し，その長軸が流線方向と一致するように配向するので，血液粘度は低ずり速度領域より低い[7]。一方，静脈のような低ずり速度領域 ($40s^{-1}$) では赤血球が集合し，粘度が高ずり速度領域より数割増加する。ヘマトクリット40%，ずり速度が$120s^{-1}$の場合 (下行大動脈の壁ずり速度)，粘度は約4mPa・sである[8]。

*ずり速度とずり応力が比例関係にあり，その勾配 (粘度) が一定な液体をニュートン流体 (造影剤)，粘度が変化する液体を非ニュートン流体とよぶ。非ニュートン流体には，ずり速度の増加ともに粘度が低下する擬塑性流体 (血液，ケチャップなど)，一定以上のずり応力をかけることで初めて流動するビンガム流体 (バター，歯磨きペーストなど)，ずり速度の増加ともに粘度が増加するダイラタント流体 (流砂や片栗粉水溶液など) がある。

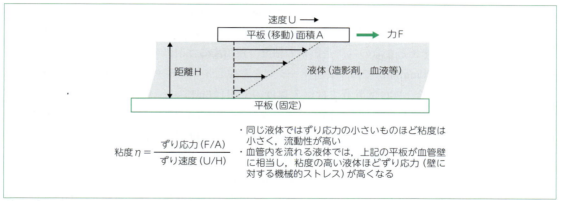

図2　粘度

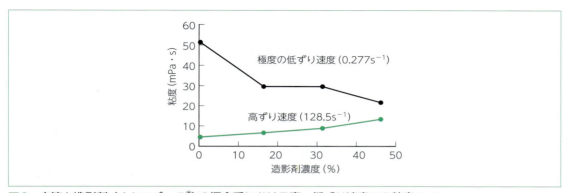

図3　血液と造影剤（オムニパーク®）の混合系における高・低ずり速度での粘度（文献9）
- 極度の低ずり速度：滞留に近いような血流速度では，血液の粘度は50mPa・sにも上昇する。造影剤は赤血球の凝集を抑制するので，造影剤濃度の増加とともに粘度は低下する。
- 高ずり速度：血液の粘度が血漿粘度に依存するので，粘度の高い造影剤が混合すると粘度は増加する。
- 血管内投与の投与部位では造影剤濃度は高いが，造影CTの平衡相では造影剤濃度は細胞外液まで分布するので1％以下に希釈される。

　血行障害などで血流速度が低くずり速度が極度に低い場合（$0.277s^{-1}$）は，血液粘度は数10mPa・sにも上昇する（図3）。造影剤を血液に混合すると，このような低ずり速度では造影剤により赤血球の凝集が抑制されるため血液粘度は低下する。一方，高ずり速度（$128.5s^{-1}$）では造影剤の方が粘度が高いので混合比率の増加とともに血液粘度は増加する[9]。ただし，血管内に投与された造影剤は細胞外液（約0.2L/kg）まで分布するので，造影CTの平衡相では100倍以上に希釈されることになり（造影剤100mL投与の場合），血液粘度への影響は少ないと考えられる。

　非イオンモノマーの粘度は製品間で若干の差異があり（表1），これは化学構造に由来するものであり，水酸基やアミド基と水分子の水素結合，側鎖のコンフォメーション（分子の立体構造），造影剤分子同士の会合（同種の分子が分子間力によって2個以上結合し，1つの分子のように振る舞う現象）などに影響される。いずれの造影剤も，粘度は濃度の増加とともに上昇し，温度の上昇とともに低下する[3,10]。添付文書の適応上の注意には「投与前に体温まで温めること」と記載されている。これは，造影剤は投与量も多く，温度差による生体への影響を最小限に止めることに加え，温度を上げること

により粘度を下げ，注入を容易にすることや血液との混合性を高める目的がある[11]。

　造影CTにおいては，現在，造影剤はほぼインジェクターとプレフィルドシリンジの組合せで投与されるが，高速注入で律速となるのは，造影剤の粘度，使用する注射針の太さ（および長さ）である。例えばオムニパーク®300mgI/mLでは，安全マージンを考慮しインジェクターの押筒圧リミッターを10kg/cm^{2}に設定した場合，20G留置針では注入速度の上限は6mL/sec，22G留置針では4mL/secが推奨されている[12]。23G翼状針では，押筒圧リミッターを13kg/cm^{2}に上げても2mL/secが上限となる。造影剤濃度が高くなれば粘度も増加するので注入速度の上限は下がる。製品ごとに使用する注射針と最大注入速度は確認する必要がある。また投与ライン（カテーテル，チュービング）が細く長い場合には，投与ラインでの圧力損失が注入圧に加わることになる。

　造影剤は粘度が高く，比重も血液よりも重いため，短時間では血液と十分に混合されない。血流速度が速い太い動脈撮像では，注入速度を上げて注入することで血液と混合性を確保し，血管腔全体を描出する。

　造影剤の粘度の生体への影響は，造影剤を直接投与する血管撮像，あるいはIVRの選択的造影における，ずり応力による血管壁（血管内皮細胞）や微小循環へのストレスである[9]。また造影CTを含む血管内投与全般では，末梢微小循環の血行動態，また腎排泄においては腎微小循環の血行動態や尿の粘度への影響が報告されている[3]。

造影剤の水溶性（親水性，疎水性）

　造影剤の親水性と疎水性のバランスは，一般的な医薬品と同様に分配係数で示される。これは，混じり合わない油相と水相からなる溶媒系において分配平衡に達した物質の濃度比である。一般に油相としてn-オクタノール，水相は水（ときに緩衝液）が用いられ，等量の水飽和n-オクタノールと造影剤の希釈水溶液混合し，分配平衡に達した後にそれぞれの相の造影剤濃度を測定することにより求める（図4）。油相中の濃度をCo，水相中の濃度をCwとすると，分配係数Powは以下に定義される[1]。

Pow＝Co/Cw　（式2）

　分配係数は対数表示（Log P）で表示されることが多く，正であれば親油性（疎水性），負であれば親水性となる。生体内においては，血液・組織液・細胞質などの水相と，粘膜・細胞膜・脂質組織など

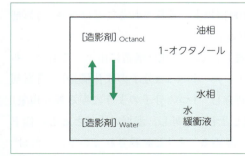

図4　分配係数

の多様な複合脂質群（油相）があり，医薬品や化学物質は生体内の水相・油相に分配しながら分布し，薬理作用や毒性を発現し，代謝・排泄あるいは蓄積する。したがって，分配係数は医薬品の物性の1つとして，体内動態（分布や排泄），生体との相互作用の指標となる。例えば，神経組織は親油性で脂質に富んでおり，中枢神経系に作用する薬物（麻酔薬，向精神薬など）は神経組織に移行しやすいよう，log Pが2以上と親油性が高いものが多い。

　一方，イオン性，非イオン性を問わず造影剤の場合，Log Pは−2（分配係数として1/100）〜−3（分配係数として1/1000）と医薬品としてはきわめて低い値である（表1）。これは化学構造上，側鎖にイオン性のカルボキシル基，あるいは非イオン性のヒドロキシル基やアミド基を導入することで，親油性が低下し親水性が増加する分子設計をしているためである[2]。低値の分配係数は，①親油性が低く生体膜（脂質二重膜）を通過できないので分布は血管内か細胞外液までである，②排泄は尿中排泄が優位，③消化管からの吸収は低い，④生体との相互作用も低いという造影剤の特徴を支持している[10]。非イオン性造影剤間で分配係数に若干差はみられるものの，これが体内動態や臨床上の安全性の差異に直接つながるものではない。

参考文献

1) 後藤　了，小暮健太朗．エピソード物理化学 第2版：京都廣川書店；2015.
2) Almén T. Visipaque--a step forward. A historical review. Acta Radiol Suppl 1995；399：2-18.
3) Eloy R, Corot C, Belleville J. Contrast media for angiography：physicochemical properties, pharmacokinetics and biocompatibility. Clin Mater 1991；7：89-197.
4) McClennan BL. Preston M. Hickey memorial lecture. Ionic and nonionic iodinated contrast media：evolution and strategies for use. AJR Am J Roentgenol 1990；155：225-33.
5) Gallotti A, Uggeri F, et al. The chemistry of iomeprol and physico-chemical properties of its aqueous solutions and pharmaceutical formulations. Eur J Radiol 1994：18：S1-12. DOI：10.1016/0720-048x（94）90089-2.
6) Krause W, Miklautz H, Kollenkirchen U, et al. Physicochemical parameters of x-ray contrast media. Invest Radiol 1994；29：72-80. DOI：10.1097/00004424-199401000-00015.
7) 秋山雅昭，横瀬琢男，磯貝行秀．血液粘度の測定．日本バイオレオロジー学会誌 1990；4：19-27.
8) 前田信治．血液のレオロジーと生理機能　血行力学の基礎と血液粘度．日本生理学雑誌 2004；66：234-44.
9) Strickland NH, Rampling MW, Dawson P, et al. Contrast media-induced effects on blood rheology and their importance in angiography. Clin Radiol 1992；45：240-2.
10) Spec U. Physicochemical properties of water-soluble contrast media. In：X-Ray Contrast Media：Overview：Springer；2018.
11) ACR Committee on Drugs and Contrast Media. Contrast Media Warming, ACR Manual on Contrast Media ver. 2023. ACR Manual on Contrast Media ver. 2023 2023
12) GEヘルスケアファーマ．オムニパークシリンジ 注入速度と注入圧，根本杏林堂社製CT用自動注入器における試験結果.

基礎編 — II CT用造影剤の基礎

水溶性ヨード造影剤の生態組織への影響

松村　学, 杉原　博

Key Point

①水溶性ヨード造影剤は血小板凝集にはほとんど影響せず，凝固反応ではPTおよびATPPを延長し，抗凝固作用がある。

②造影剤には血管拡張作用と血管収縮作用の両方の作用があり，末梢血管に対しては一過性の血管拡張作用がある。内皮細胞に対して細胞増殖抑制作用および細胞毒性作用を示し，各種血管作動物質を誘導する。

③造影剤は血液脳関門 (blood brain barrier：BBB) を通過できないが，脳腫瘍等の疾患や中枢が高濃度の造影剤に長時間曝露される脳血管・心血管撮像でBBBの完全性が損なわれた場合，造影剤が脳実質に流入し神経毒性が発現することがある (造影剤脳症など)。

④心臓への直接注入では心臓の電気生理学および血行動態に一過性の影響を引き起こす場合がある一方，急速静脈内投与ではわずかな心拍数の増加などがみられる程度である。

⑤投与量が多いと血漿浸透圧の上昇を引き起こし，細胞および細胞外液からの水分移動を誘発し，血液量増加およびヘマトクリットが低下する。利尿作用により血漿量は20〜60分後にほぼ戻る。

⑥静脈内投与後，肺は高濃度の造影剤に曝露される最初の血管床で，肺循環，気道抵抗への影響，並びに肺水腫の誘発リスクを生じる。

⑦造影剤は持続的な腎血流低下，尿細管への細胞毒性，酸化ストレスを誘発するリスクがある。造影剤腎症の病態生理は十分に解明されていないが，虚血に脆弱な髄質外層の近位尿細管の酸化ストレスや血流低下による傷害の寄与が大きいと考えられる。

⑧造影剤投与時の一過性の熱感・疼痛は，造影剤のもつ高浸透圧や末梢血管拡張作用による。造影剤の浸透圧に比例して赤血球は脱水により，可逆的な口状赤血球・ウニ状赤血球を呈する。非イオン性モノマー造影剤のタンパク結合率は低く3％以下である。

血液凝固系への影響

　血管損傷が起こると，血管壁から露出したコラーゲンに血小板が接触し，血小板は活性化され，凝集反応が促進する。さらに血液凝固反応が進みフィブリンを形成し止血に至る。造影剤による血小板の活性化・凝集，凝固反応系への影響は，カテーテル検査での血管内皮損傷や造影剤と血液が接触するときの血栓形成のリスク評価として検討されてきた。

　造影剤の血小板への影響：イオン性造影剤は *in vitro* でトロンビンによる血小板活性化を阻害するが，非イオン性モノマー型およびダイマー型造影剤は阻害しないことが報告されている[1]。血小板凝

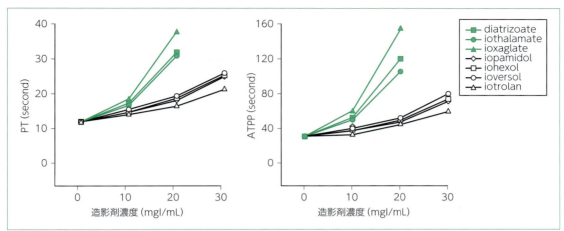

図1 各種造影剤のPT（プロトロンビン時間），APTT（活性化部分トロンボプラスチン時間）への影響
イオン性造影剤 (diatrizoate, iothalamete, ioxaglate)，非イオン性造影剤 (iopamidol, iohexol, ioversol, iotrolan) のいずれもPT，APTTを延長するが，非イオン性造影剤に比べて，イオン性造影剤の方が延長効果が大きい（文献5）

集に関しては，ほとんどの臨床薬理試験において，イオン性造影剤の方が非イオン性造影剤よりも抗凝集作用が強い一方[2,3]，非イオン性造影剤が血小板による凝固亢進の誘発を示唆する報告はない。血小板に対する造影剤の作用機序は依然として不明であり，臨床的に重要な作用とはとらえられていない[4]。

造影剤による抗凝固作用：*in vitro* で造影剤の濃度依存的にPT（プロトロンビン時間）およびATPP（活性化部分トロンボプラスチン時間）の延長が認められ，特にイオン性造影剤は非イオン性造影剤と比較し，強い抗凝固作用があることが報告されている（図1）[5]。歴史的に，これはカテーテルや注射器に血栓が形成されるのを防ぐのに役立つので，特に血管造影においてイオン性造影剤が有利であると考えられたときもあった。しかし，抗凝固特性が大きいことは，生理活性が高く，生体物質との親和性が強いことを示しており，造影剤の毒性や安全性への懸念にもつながる。非イオン性薬物はイオン性造影剤よりも抗凝固作用が弱いだけであり，血液凝固を促進はしない[3,4]。なお，現在国内ではイオン性造影剤の血管内投与の適応は削除されている。

血管系への影響（血管緊張，血管内皮への影響）

イオン性，非イオン性を問わず，すべての造影剤には血管拡張作用と血管収縮作用の両方の作用があり，一過性の血管緊張の変化をもたらす。イオン性よりも非イオン性，非イオン性の中でも血漿と等張の非イオン性ダイマーは最も作用が弱い。造影剤に対する反応は臓器の血管床で異なり，末梢血管では血管拡張作用がみられる一方で，肺動脈圧，腎血管抵抗は増加する[6]。

大腿動脈造影では，末梢血管の血管拡張作用で大腿動脈の血流が一過性に増加し，ほぼ2分以内に戻る（図2）[7]。この作用は等浸透圧造影剤でもみられるため，単に造影剤の浸透圧だけではなく，化学構造に由来する部分もある。

血管緊張の変化は，高濃度の造影剤に内皮細胞が接触することにより，各種の内因性血管作動物質

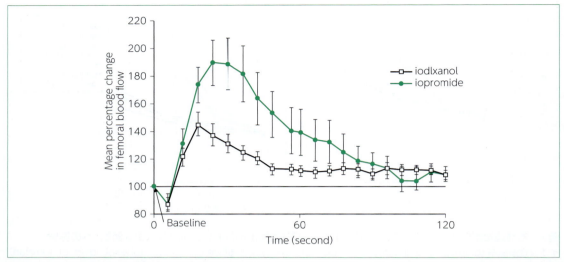

図2 イオジキサノール（320mgI/mL）あるいはイオプロミド（300mgI/mL）を大腿動脈に投与したときの一過性の血流変化
血漿に対して等張のイオジキサノールのほうが，浸透圧比2〜3のイオプロミドに比べて一過性の血流増加が少ない
（文献7）

表1 造影剤により血管内皮から誘導される主な血管作動物質

血管拡張作用	一酸化窒素（NO） ヒスタミン ブラジキニン アデノシン（A2受容体） セロトニン（5-HT$_1$受容体） プロスタサイクリン（PGI2）
血管収縮作用	エンドセリン アデノシン（A1受容体） セロトニン（5-HT$_2$受容体）

が誘導されることが一因である。非臨床研究からさまざまな血管作動物質の誘導やその分解酵素阻害などの関与が報告されているが，実際にはこれらが複雑に絡み合って生理学的変化が起こっていると考えられる。ヒスタミン，ブラジキニン，セロトニン，アデノシン，一酸化窒素，エンドセリン，プロスタグランジンなどの内因性血管作動性メディエーターの誘導（表1），一酸化窒素合成酵素の活性低下作用などが報告されている[8-11]。

造影剤，特に高浸透圧のイオン性造影剤は，内皮細胞に対して細胞増殖抑制作用および細胞毒性作用を示し，内皮損傷に伴う血栓症を促進する可能性がある。さらに，造影剤は in vitro で内皮細胞のアポトーシスを誘導する[4]。ヒト血管内皮細胞を造影剤とインキュベートすると，内皮細胞の増殖が減少しアポトーシスが増加するが，これは非イオン性造影剤の方がイオン性造影剤よりも影響が少なかった。内皮細胞のアポトーシスは，血管の成長や血管新生のみならず，血液凝固，また血管透過性や血管緊張などの血管の恒常性に影響する可能性がある[12]。

血管内皮損傷は，注射部位，脳血管造影における血液脳関門，冠動脈または末梢血管造影における狭窄に近い血管部分など，高濃度の造影剤にさらされた領域でのリスクが高く，血行動態障害，血栓症および肺水腫の一因となる可能性がある[4]。

中枢への影響

脳の正常な毛細血管では血管内皮細胞間には間隙がなく（tight junction），血液脳関門（BBB）を形成し，血液から細胞間隙を介した非特異的な物質の移動を制限している。このため通常，造影剤は脳実質へ流入しないが，脳腫瘍や転移性脳腫瘍，多発性硬化症，脳梗塞などの疾患ではBBBの完全性が損なわれ，造影剤が脳実質に流入し神経毒性が発現する場合がある。BBBの機能が保たれていても，高濃度の造影剤が脳血管と長時間接触するような脳血管撮像や血管内治療，あるいは血管心臓撮像ではBBBの部分的な破綻で造影剤脳症が発現する場合がある[13]。血管撮像に比べ静脈内投与での発現はきわめて低い。

造影剤の高浸透圧性（非イオン性モノマーでも浸透圧比が約2）あるいは造影剤分子そのものによる脳血管内皮に対する影響でBBBの機能が低下して，脳実質内に造影剤が流入することが神経症状発現の発端となる。頸動脈投与の動物実験では，BBBの破綻はより高浸透圧のイオン性モノマーの方が非イオン性モノマーより起こりやすく，同じ高浸透圧のマンニトール水溶液よりも作用が強いことから造影剤そのものの影響もある。可逆的なBBBの破綻では，浸透圧の閾値は1,200mOsm/kg H_2Oであった[14,15]。

薬理面では，ラット海馬スライスを用いた神経生理学的試験で，造影剤は過剰な過分極を誘発しニューロンの電気的活動を抑制した[16]。加えてイオン性モノマーでは非イオン性モノマーではみられないてんかん誘発性の神経活動も観察された。一方，in vivoでは，くも膜と脳表面の軟膜の間には関門がなく造影剤が脳内に移行することから，安全性薬理試験では大槽内投与後の一般症状観察，行動観察が実施されてきた。4種類の非イオ性モノマーをラット大槽内に投与したところ，痙攣，無呼吸，呼吸困難，咀嚼および活動低下がみられた。分配係数（ブタノール/水）が高いイオプミドではLD50が122mg/kgと最も低く，その他の非イオン性モノマーのLD50は＞1,000mg/kgで親水性が高い方が神経毒性は低かった[17]。しかしながら，これまでの研究は現象までは追えているが，神経毒性のメカニズムまでの解明には至っていない[13]。

臨床では，造影剤のもつ神経毒性により生じる造影剤脳症がみられ，脳卒中とよく似た一連の中枢神経症状を示す[18]。脳血管撮像や血管心臓撮像のような高濃度の造影剤が中枢に曝露される検査において，重篤な副作用として注意喚起されてる（詳細については「造影剤脳症」＜p.221＞を参照のこと）。

循環系への影響

イオン性，非イオン性造影剤とも，心臓の電気生理学および血行動態に一過性の影響を引き起こし，心拍数の低下とその後の増加，心電図異常や不整脈の発生などの刺激伝達系への影響，心筋収縮低下，さらには末梢抵抗の低下，徐脈，血圧の変化，および肺動脈の血圧の上昇がみられる[19]。これらは直接心臓に注入される血管心臓撮像における可逆的な反応であり，イオン性造影剤に比べ非イオン性造影剤のほうが血行動態への影響は少ない。一方，静脈内投与でも急速な注入ではわずかな心拍数の増加などがみられる[20,21]。イオプロミドの静脈内投与では，正常範囲であるが一過性の心拍数の増加と心拍出量の増加がみられた（図3）[22]。

イオン性造影剤の冠動脈内投与では，投与後数秒にわたり徐脈を起こすが，機序としては洞結節へ

基礎編—Ⅱ．CT用造影剤の基礎

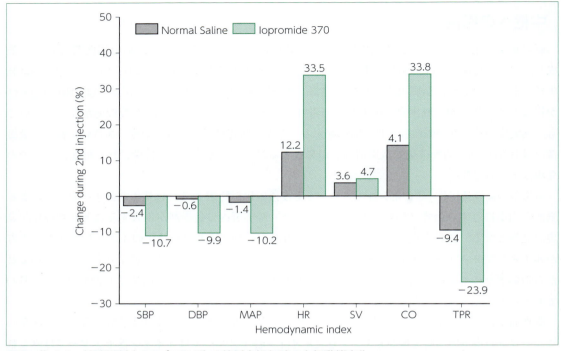

図3 非イオン性造影剤（イオプロミド）の静脈内投与時の血行動態変化
腹部造影CTあるいは心臓CT検査を受けた健常成人（n＝31）に対し，生理食塩液を対象にイオプロミド（300mgI/mL）を連続2回投与した場合の血行動態変化を検討した．
SBP：systolic blood pressure, DBP：diastolic blood pressure, MAP：mean arterial pressure, HR：heart rate, CO：cardiac output, SV：stroke volume, TPR：total peripheral resistance（文献22）

の直接的作用以外に血管迷走神経反応の影響も考えられる．一方，非イオン性造影剤では徐脈への影響は少なく，動物実験では造影剤間差もみられなかった[23]．
　イオン性造影剤の冠動脈内投与においてECGにみられるPQ time，QRS time，QT timeの延長は非イオン性造影剤では少なく[24]，心室細動に対する閾値も高い．QT timeの延長は心室細動のリスクとして評価されるが，イヌの冠動脈投与においてイオン性造影剤に比べて非イオン性造影剤は発生頻度が少なかった（図4）[25]．
　イオン性造影剤の冠動脈内投与における電気生理学的変化，心筋収縮力の低下による血圧低下は，造影剤の浸透圧，あるいは機能性低カルシウム血症を引き起こすカルシウム結合に関連している可能性がある．これはイオン性造影剤の高浸透圧性あるいは心筋収縮に必要な血中Caイオンとの親和性（結合）による冠動脈局所のCaイオンの濃度の低下が原因と考えられた[26]．これらの影響は非イオン性造影剤の方がイオン性造影剤より少なかった．非イオン性造影剤はCaイオンとの親和性はなく，また多く製品には安定化剤としてキレート剤であるEDTAが微量に添加されているが，Ca/Na塩であり血中のCaイオン濃度への影響はない[23]．
　造影剤は投与量が多いと血漿浸透圧の上昇を引き起こし，その結果細胞および細胞外液からの水分の移動を誘発し，血液量の増加およびヘマトクリットの低下につながる．これは投与直後の分布相でみられ，その後造影剤の腎排泄，高浸透圧の利尿作用により血漿量は20～60分後にほぼ戻る[3]．

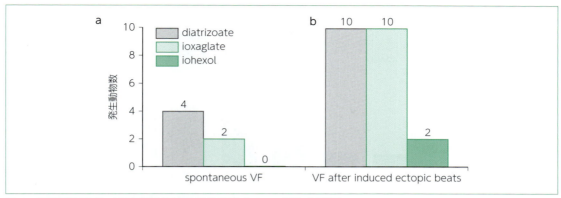

図4　冠動脈投与後の心室細動細動の発生頻度（イヌ，開胸麻酔下）
冠動脈注入において，非イオン性造影剤（イオヘキソール）はイオン性造影剤のジアトリゾ酸，イオキサグル酸に比べて自発性心室細動が発生する割合は低かった（n＝10，b）。また異所性拍動で刺激した場合も心室細動の発生はイオヘキソールで最も低かった（n＝10，a）。（文献25）

肺への影響

　右心・肺動脈造影および静脈投与のCT造影では，肺は高濃度の造影剤に曝露される最初の血管床である。造影剤は，肺循環，気道抵抗への影響，並びに肺水腫の誘発リスクがある[27,28]。イオン性造影剤に比べて，非イオン性造影剤の肺への影響は著しく少なくなったものの，呼吸器への影響については引き続き留意を要する。

　肺高血圧症の患者であっても，非イオン性造影剤では，肺血管造影において肺循環動態に大きな影響はない[29,30]。ただ，肺動脈圧に若干の上昇がみられるが，それは肺血管抵抗の増加，あるいは心拍出量の増加によるものと考えられる[31,32]。肺血管抵抗の増加は血管収縮によって引き起こされるが，動物実験レベルでは血管内皮への影響，造影剤による赤血球変形能の低下，白血球の血管内皮への接着の活性化等の影響が示唆されるものの解明には至っていない。一方，心拍出量の増加は，末梢血管拡張による末梢血管抵抗の減少に起因すると考えられる。

　イオン性造影剤では症候性の気管支痙攣はまれに発生するが非イオン性造影剤でほとんどみられない[27]。しかしながら，無症候性でもイオパミドールではイオン性造影剤と同様にFEV1，FVCの低下が報告されている[33]。造影剤による気道抵抗変化の病態生理学は不明であるが，気管支痙攣メディエーター（ヒスタミン，エンドセリンなど）の誘導，迷走神経反射，補体の活性化などの非臨床研究の報告がある。

　肺水腫は，造影剤よる血管内皮損傷で，血管透過性の増加とそれに伴う肺内の体液の蓄積で起こる。心不全患者において，大量の造影剤，特に高浸透圧のイオン性造影剤を使用した場合に発生する可能性がある。動物実験では非イオン性モノマーはイオン性造影剤よりも肺水腫（肺の重量増加）が著しく低く，イオヘキソールでは非投与群と有意差はなかった（図5）[34]。

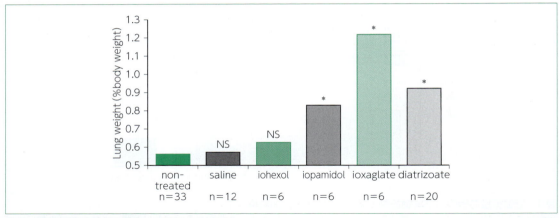

図5　造影剤による肺浮腫への影響（ラット）
高投与量（6gI/kg）の造影剤を1.5mL/minで静注し，20分後に肺重量を測定して肺浮腫の評価とした．肺重量は，非イオン性モノマーのイオヘキソール，イオパミドール，イオン性造影剤のジアトリゾ酸，イオキサグル酸の順に増加した．イオヘキソール以外の造影剤は無処置対象群に対して有意であった．（文献34）

腎臓への影響

●腎血流・尿生成への影響

　造影剤を血管内に投与すると，血管拡張の誘発により一過性に腎血流量は増加するものの，その後，特に輸入細動脈で血管収縮が起こり腎血流は持続的に低下する[35]．輸入細動脈の血管収縮はGFRと腎臓の血流を減少させ，腎臓実質の低酸素症を引き起こす．造影剤の高浸透圧と高粘度は，浸透圧利尿，尿細管圧の増加，尿細管血流量の減少を引き起こし，これらが尿細管の酸素要求量の増加と腎血流の減少を導く．腎臓の髄質外層は低い酸素分圧のため相対的に低酸素状態にあり，Henleループの太い上行脚と髄質外層の近位尿細管の部分は，特に低酸素損傷を受けやすい[36]．虚血および造影剤による尿細管細胞毒性は再び尿細管糸球体フィードバックを誘発し，輸入細動脈の血管収縮を促進し，腎臓の血流とGFRをさらに低下させる[37]．

　腎血流の減少は，腎血管作動性物質，特に一酸化窒素（NO），エンドセリン，アデノシンの関与が大きい[38]．造影剤により血管拡張剤であるNOの産生が減少し，腎血管収縮の悪化が引き起こされ，また血圧を維持するため内皮細胞からの血管収縮ペプチドのエンドセリンが増加することが報告されている．エンドセリンは，腎血流とGFRの減少を引き起こし，髄質外層の下行直血管を収縮させ，腎髄質を虚血に導く作用もある[39]．造影剤はアデノシンを誘導するが，アデノシンは腎臓ではA1レセプター優位で血管収縮作用を示す[40]．

　造影剤の高浸透圧性は尿細管における水の再吸収を減少させ，尿量が増加する（浸透圧利尿）．これは浸透圧の高いイオン性造影剤の方が非イオン性造影剤よりも顕著である[19]．ただし，造影剤は再吸収されないので，尿中濃度は血漿中濃度の50〜100倍に濃縮される[41]．これにより尿細管内の浸透圧が上昇し，その結果レニンアンジオテニン系が活性化され，尿細管糸球体フィードバックによる輸入動脈の収縮が起こる．また，高粘度の造影剤の尿細管への排泄は，通常では血漿よりも粘度が低い

尿細管内圧を増加させ，間質圧の上昇，さらには直細動脈の局所的な圧迫を引き起こし，造影剤の排泄が遅延する[42]。

●腎尿細管上皮に対する細胞毒性

イオン性，非イオン性を問わず造影剤は尿細管上皮細胞に対して毒性があり（in vitro），機能喪失やアポトーシスと壊死を引き起こす。膜タンパク質の再分布，reactive oxygen species（ROS，活性酸素種）産生の増加と酸化ストレスの誘導，細胞内カルシウムの減少，DNA断片化，細胞間結合の障害，細胞増殖の低下，ミトコンドリア活性の低下などが報告されている[43,44]。

一般的に近位尿細管細胞の空胞化は薬物毒性の指標であり，造影剤腎症の病理学的特徴の1つといわれている。尿細管内で濃縮された造影剤は近位尿細管細胞にpinocytosisで取り込まれ，イオン性，非イオン性造影剤を問わず空胞の形成，腎臓の組織構造の変化が動物実験で確認されている。しかし造影剤においては空胞化と腎毒性の直接的な関係の有無は示されていない[43,44]。その他，尿細管刷子縁の喪失，デスモソームの破壊，細胞膜の完全性の喪失，および尿細管腔へのTamm-Horshfall タンパクの分泌を伴う直接的な細胞毒性がみられる[45]。

●ROSによる酸化ストレス

造影剤への曝露後のROS生成はin vitro/in vivoで観察されており，造影剤による腎障害は部分的には抗酸化ストレス制御能の低下で説明できる[46]。尿細管の輸送機構は，ROS生成と近位尿細管内の高密度のミトコンドリアと関連しており，Henleループの太い上行脚（thick ascending limb of loop of Henle：TAL）はROSの主要な供給源である。TALの代謝要求と腎臓髄質血液供給の不一致は酸化ストレスを引き起こす[47]。

前述の尿細管細胞に対する造影剤の直接的な細胞傷害効果と，血管収縮によって引き起こされる腎髄質低酸素症の両方がROS生成を促進させる。ROSは腎臓の微小循環を収縮させ，NOなどの血管作動性物質を調節することによって腎臓の血管緊張に影響を与える[48]。

さらに，酸化ストレスによるDNA損傷およびROSに関連する複数の細胞内シグナル伝達経路は，腎尿細管細胞の壊死またはアポトーシスを引き起こす。関連する細胞内シグナル伝達機構は主に4つあり，MAP kinase，SIRT1，Rho/ROCK，Nrf-2/HO-1経路である。動物実験レベルでは，標的となるこれらの経路の阻害あるいは活性化は，造影剤による腎障害に対して一定の効果が報告されている[46]。

●造影剤腎症との関係

造影剤腎症（contrast-induced nephropathy）は腎機能（血清クレアチニン値・尿量）の低下を診断基準にしている（腎障害患者におけるヨード造影剤使用に関するガイドライン2018）。一方，薬剤性腎障害診療ガイドライン2016において，造影剤による薬剤性腎障害は，①腎前性急性腎障害（腎血流・糸球体血流量低下），②腎性急性腎障害（急性尿細管壊死，浸透圧性ネフローゼ），③血管障害による急性腎障害（血栓性微小血管症），④腎後性急性腎障害（尿細管閉塞性腎不全）に分類されている[49]。ただし後者のガイドラインの対象には現在血管内投与の適応がないイオン性造影剤も含まれている。

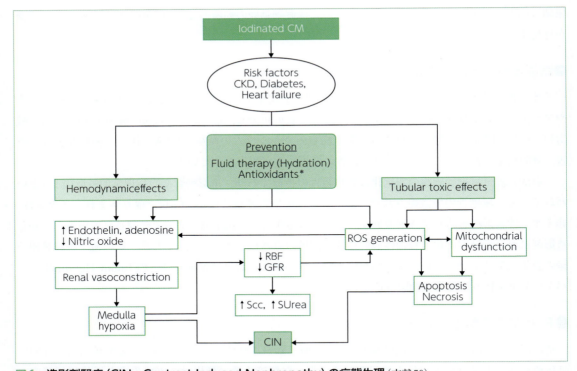

図6 造影剤腎症（CIN，Contrast Induced Nephropathy）の病態生理（文献50）
造影剤腎症は，腎髄質の虚血，ROSの産生，尿細管上皮・血管内皮の障害などの複数の因子が相互関連している
CM：contrast media，CKD：chronic kidney disease，RBF：renal blood flow，GFR：glomerular filtration rate，Scr：serum creatinine，SUrea：serumurea，ROS：reactive oxygen species.

　造影剤腎症の病態生理は十分に解明されておらず，上述の腎微小循環への影響，尿細管への細胞毒性，酸化ストレスが絡み合っていると考えられる（図6）。その中でも，虚血に脆弱な髄質外層の近位尿細管の酸化ストレスや血流低下による傷害の寄与が大きいと考えられる[44,50]。これは上記ガイドラインにおける，急性尿細管壊死（acute tubular necrosis：ATN）に該当するが，造影剤腎症は多くの場合一過性で回復することから傷害は限定的と考えられる。予後バイオマーカーを含め[51]，重症化や腎障害の持続についての予測は難しく，リスク因子や予防策が検討されている。
　造影剤腎症発症の推定メカニズムに基づき，アデノシン拮抗薬をはじめ血管拡張作用のある薬剤（テオフィリン，PEGE1）や抗酸化作用のある薬剤（N-アセチルシステイン，アスコルビン酸）の予防効果が臨床検討されてきたが，臨床成績は限定的で，予防効果が確立している薬剤はない。

その他生体への影響

●造影剤投与時の熱感・疼痛

　造影剤の血管内投与により生じる一過性の熱感・疼痛は，患者の不快感に加え，体動により画像に影響を及ぼす。静脈内投与よりも高濃度の造影剤が血管内に直接投与される四肢血管・脳血管撮像な

どの動脈投与のほうが著しく，高浸透圧のイオン性モノマー，非イオン性モノマー，等浸透圧造影剤と造影剤の浸透圧が血漿と等張になるにつれ不快感は低減し忍容性も高まった[52,53]。

熱感・疼痛は求心性神経（感覚線維）の侵害受容器*に対する刺激で生じる。侵害受容器は全身に分布していて，熱や機械刺激，化学的刺激も含めて幅広い刺激に応答する。

*侵害受容器とは痛みを起こす刺激（侵害刺激）の受容器である。熱刺激・機械刺激・化学刺激の受容器がこれにあたる（日本ペインクリニック学会のHPより引用）

造影剤は末梢血管の拡張作用があり，血流の増加に伴い侵害受容体は熱感刺激を受ける。また血管緊張の変化に伴う血管周囲の侵害受容器への刺激は熱感・疼痛の一因と考えられる[54]。

造影剤が血管外の細胞外液に分布すると，造影剤の高浸透圧により侵害受容器では細胞外に水分が移動し，受容器の細胞が収縮することで機械的ストレスが生じて熱感・疼痛が生じる[55]。非イオン性モノマーを用いた血管撮像では，熱感のほうが疼痛よりも高頻度で発生し，造影剤濃度が薄くなるにしたがい熱感・疼痛は低減するが，疼痛がなくなっても熱感は残存した[56]。静脈内投与の造影CTでは疼痛の発現は少なく一過性の熱感がみられる。これは投与された造影剤が静脈血液で希釈されて全身に分布するので，造影剤の高浸透圧による関与は少なく，熱感は末梢血管血流増加によるものと考えられる。

● 赤血球への影響

in vitro で赤血球と造影剤を混合すると，赤血球は造影剤の浸透圧に比例して赤血球内部の脱水により，口状赤血球・ウニ状赤血球を呈する変形を起こす[57]。ウニ状赤血球変化は，浸透圧のみならず造影剤の化学的毒性も原因となっており，等浸透圧造影剤（非イオン性2量体）でも可逆性ではあるが変形が起こる（図7）[58]。変形が著しいと赤血球の変形能が低下し，微小循環血流に影響を及ぼす可能性はあるが，実際に生体内で生じているかは不明である[4]。

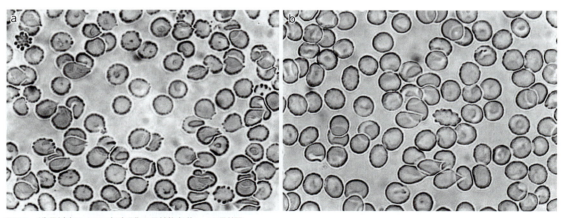

図7　造影剤による赤血球の形態変化への影響
自家血清に赤血球を分散させた系にオムニパーク（350mgI/mL）を混合すると，口状赤血球・ウニ状赤血球の形態変化が現れる（a）。同赤血球を自家血清に分散すると形態変化が戻る（b）。（文献58）

基礎編—Ⅱ．CT 用造影剤の基礎

表2　タンパク結合率 (非イオン性モノマー)

一般名 (先発医薬品名)	タンパク結合率 (%)
イオパミドール (イオパミロン)	2.9
イオヘキソール (オムニパーク)	1.5
イオベルソール (オプチレイ)	1.6
イオメプロール (イオメロン)	1.7
イオプロミド (プロスコープ)	0.9

●タンパク結合率

　血液中で，薬物の一部は遊離(非結合)薬物として，その他は血液成分(例：血漿タンパク質，血球)と可逆的に結合している。薬物と相互に作用することがある多くの血漿タンパク質のうち最も重要なものはアルブミン，$a1$酸性糖タンパク質，およびリポタンパク質である。一般的に酸性の薬物はアルブミンとより強く結合し，塩基性の薬物は通常$a1$酸性糖タンパク質，リポタンパク質とより強く結合する[59]。

　医薬品で薬理活性を示すのは遊離薬物であるが，ヨード造影剤の有効性はX線吸収率なのでタンパク結合の有無は造影効果に影響しない。しかしトリヨードベンゼン体は側鎖に親水基が導入されて疎水性が低いことから，タンパク結合率は低い。ただし，イオン性造影剤はベンゼン環側鎖にカルボキシル基を有する酸性化合物であり(製剤は塩として中性)，相対的にタンパク結合率は非イオン性造影剤に比べて高い。イオン性造影剤のタンパク結合率はイオキサグリン酸が14%，ジアトリゾ酸が8.8%なのに対し，非イオン性モノマー造影剤は総じて低く，0.9〜2.9%である(表2)[60]。

　腎排泄において遊離薬物は糸球体にてろ過されるが，血清タンパクと結合したものは分子量が大きくなり，ろ過されない。また細胞外液に分布する際には，血管内皮の細孔から漏れ出る必要があるが結合体は細胞外液には移行できない[61]。しかしながら，造影剤のタンパク結合率は総じて低く，また結合は可逆的であることから，タンパク結合率は造影剤の分布や排泄の体内動態にはほとんど影響を及ぼさない。

　造影剤におけるタンパク結合率は，生体組織との相互作用の指標となる。タンパク結合率の低さは，内因性物質との親和性，薬物−受容体相互作用，あるいは生体からの認識の低さを示しており，イオン性造影剤に比べて非イオン性造影剤が種々の生理活性作用が低いことを支持している[3]。

参考文献

1) Li X, Gabriel DA. Differences between contrast media in the inhibition of platelet activation by specific platelet agonists. Acad Radiol 1997；4：108-14.

2) Dalby MC, Davidson SJ, Burman JF, et al. Systemic platelet effects of contrast media：implications for cardiologic research and clinical practice. Am Heart J. 2002；143 (1)：E1.

3) Eloy R, Corot C, Belleville J. Contrast media for angiography：physicochemical properties, pharmacokinetics and biocompatibility. Clin Mater. 1991；7：89-197.

4) Aspelin P, Stacul F, Thomsen HS, et al. Members of the Contrast Media Safety Committee of the European Society of Urogenital R. Effects of iodinated contrast media on blood and endothelium. Eur Radiol 2006；16：1041-9

5) 山岸　哲，新井　盛，福武　勝．水溶性ヨード造影剤の血液凝固抑制効果．日本血栓止血学会誌．1995；6：174-82.

6) Limbruno U, De Caterina R. Vasomotor effects of iodinated contrast media：just side effects？ Curr Vasc Pharmacol

水溶性ヨード造影剤の生態組織への影響

2003；1：321-8.

7) Pugh ND, Griffith TM, Karlsson JO. Effects of iodinated contrast media on peripheral blood flow. Acta Radiol Suppl 1995；399：155-63.

8) Heyman SN, Goldfarb M, Carmeli F, et al. Effect of radiocontrast agents on intrarenal nitric oxide (NO) and NO synthase activity. Exp Nephrol 1998；6：557-62.

9) Morcos S, Dawson P, Pearson JD, et al. The haemodynamic effects of iodinated water soluble radiographic contrast media：a review. Eur J Radiol 1998；29：31-46.

10) Oldroyd SD, Fang L, Haylor JL, et al. Effects of adenosine receptor antagonists on the responses to contrast media in the isolated rat kidney. Clin Sci (Lond). 2000；98：303-11.

11) Myers SI, Wang L, Liu F, et al. Iodinated contrast induced renal vasoconstriction is due in part to the downregulation of renal cortical and medullary nitric oxide synthesis. J Vasc Surg 2006；44：383-91.

12) Zhang H, Holt CM, Malik N, et al. Effects of radiographic contrast media on proliferation and apoptosis of human vascular endothelial cells. Br J Radiol 2000；73：1034-41.

13) Mariajoseph FP, Chung JX, Lai LT, et al. Clinical management of contrast-induced neurotoxicity：a systematic review. Acta Neurol Belg. 2024.

14) Wilson AJ, Evill CA, Sage MR. Effects of nonionic contrast media on the blood-brain barrier. Osmolality versus chemotoxicity. Invest Radiol 1991；26：1091-4.

15) Torvik A, Walday P. Neurotoxicity of water-soluble contrast media. Acta Radiol Suppl 1995；399：221-9.

16) Bryan RN, Centeno RS, Hershkowitz N, et al. Neurotoxicity of iohexol：a new nonionic contrast medium. Radiology 1982；145：379-82.

17) Wible JH, Jr., Barco SJ, Scherrer DE, et al. Neurotoxicity of non-ionic X-ray contrast media after intracisternal administration in rats. Eur J Radiol 1995；19：206-11.

18) Mariajoseph FP, Lai L, Moore J, et al. Pathophysiology of Contrast-Induced Neurotoxicity：A Narrative Review of Possible Mechanisms. Eur Neurol 2024；87：26-35.

19) Jakobsen J. Physiological effects of contrast media for use in multidetector row computed tomography. Eur J Radiol 2007；62, Supplement,：14-25.

20) Svensson A, Ripsweden J, Ruck A, et al. Heart rate variability and heat sensation during CT coronary angiography：Low-osmolar versus iso-osmolar contrast media. Acta Radiol 2010；51：722-6.

21) Chartrand-Lefebvre C, White CS, Bhalla S, Mayo-Smith WW, Prenovault J, Vydareny KH, et al. Comparison of the effect of low- and iso-osmolar contrast agents on heart rate during chest CT angiography：results of a prospective randomized multicenter study. Radiology 2011；258：930-7.

22) Wang L, Qiu H, Chen L, et al. Hemodynamic effects of intravenous bolus injection of iopromide 370 twice in abdominal contrast-enhanced CT and coronary CTA dual-site sequential examinations. Med Biol Eng Comput. 2023；61：179-94.

23) Baath L. Contrast agents and the cardiovascular system. P D, D C, R G, editors：Oxford：Isis Medical Media Ltd.；1999.

24) Trägårdh B. Coronary angiography with iohexol and other contrast media in the dog. I. Electrocardiographic alterations. Acta Radiol Suppl 1980；362：17-20.

25) Piao ZE, Murdock DK, Hwang MH, Raymond RM, Scanlon PJ. Contrast media-induced ventricular fibrillation. A comparison of Hypaque-76, Hexabrix, and Omnipaque. Invest Radiol 1988；23：466-70.

26) Dawson P. Cardiovascular effects of contrast agents. Am J Cardiol 1989；64：2E-9E.

27) Morcos SK. Pulmonary Effects of Radiographic Contrast Media. Thomsen H, editor：Springer；2006.

28) Morcos SK. Review article：Effects of radiographic contrast media on the lung. Br J Radiol 2003；76：290-5.

29) Nilsson T, Carlsson A, Mare K. Pulmonary angiography：a safe procedure with modern contrast media and technique. Eur Radiol 1998；8：86-9.

30) Zuckerman DA, Sterling KM, Oser RF. Safety of pulmonary angiography in the 1990s. J Vasc Interv Radiol 1996；7：199-205.

31) Tajima H, Kumazaki T, Tajima N, et al. Effect of iohexol on pulmonary arterial pressure at pulmonary angiography in patients with pulmonary hypertension. Radiat Med 1994；12：197-9.

32) Pitton MB, Duber C, Mayer E, et al. Hemodynamic effects of nonionic contrast bolus injection and oxygen inhalation during pulmonary angiography in patients with chronic major-vessel thromboembolic pulmonary hypertension. Circulation. 1996；94：2485-91.

33) Wilson AR, Davies P. Ventilatory function during urography：a comparison of iopamidol and sodium iothalamate. Clin Radiol 1988；39：490-3.

基礎編—Ⅱ．CT用造影剤の基礎

34）Måre K, Violante M, Zack A. Contrast media induced pulmonary edema. Comparison of ionic and nonionic agents in an animal model. Invest Radiol 1984；19：566-9.

35）Porter GA. Effects of contrast agents on renal function. Invest Radiol 1993；28 Suppl 5：S1-5；discussion S6.

36）Heyman SN, Rosen S, Rosenberger C. Renal parenchymal hypoxia, hypoxia adaptation, and the pathogenesis of radiocontrast nephropathy. Clin J Am Soc Nephrol 2008；3：288-96.

37）Caiazza A, Russo L, Sabbatini M, Russo D. Hemodynamic and tubular changes induced by contrast media. Biomed Res Int 2014；2014：578974.

38）Hall KA, Wong RW, Hunter GC, et al. Contrast-induced nephrotoxicity：the effects of vasodilator therapy. J Surg Res 1992；53：317-20.

39）Wong GT, Irwin MG. Contrast-induced nephropathy. Br J Anaesth 2007；99：474-83.

40）Clark BA, Kim D, Epstein FH. Endothelin and atrial natriuretic peptide levels following radiocontrast exposure in humans. Am J Kidney Dis 1997；30：82-6.

41）Thomsen HS. Reducing the Risk of Contrast Medium Induced Nephropathy：Springer；2006.

42）Stratta P, Quaglia M, Airoldi A, et al. Structure-function relationships of iodinated contrast media and risk of nephrotoxicity. Curr Med Chem 2012；19：736-43.

43）Haller C, Hizoh I. The cytotoxicity of iodinated radiocontrast agents on renal cells in vitro. Invest Radiol 2004；39：149-54.

44）Ward DB, Valentovic MA. Contrast Induced Acute Kidney Injury and Direct Cytotoxicity of Iodinated Radiocontrast Media on Renal Proximal Tubule Cells. J Pharmacol Exp Ther 2019；370：160-71.

45）McCullough PA, Choi JP, Feghali GA, Schussler JM, Stoler RM, Vallabahn RC, et al. Contrast-Induced Acute Kidney Injury. J Am Coll Cardiol 2016；68：1465-73.

46）Kusirisin P, Chattipakorn SC, Chattipakorn N. Contrast-induced nephropathy and oxidative stress：mechanistic insights for better interventional approaches. J Transl Med. 2020；18：400.

47）Cho E, Ko GJ. The Pathophysiology and the Management of Radiocontrast-Induced Nephropathy. Diagnostics (Basel). 2022；12.

48）Pisani A, Riccio E, Andreucci M, et al. Role of reactive oxygen species in pathogenesis of radiocontrast-induced nephropathy. Biomed Res Int. 2013；2013：868321.

49）薬剤性腎障害の診療ガイドライン作成委員会．薬剤性腎障害診療ガイドライン 2016．日本腎臓学会誌 2016；58：477-555.

50）Mamoulakis C, Tsarouhas K, Fragkiadoulaki I, et al. Contrast-induced nephropathy：Basic concepts, pathophysiological implications and prevention strategies. Pharmacol Ther 2017；180：99-112.

51）D'Amore C, Nuzzo S, Briguori C. Biomarkers of Contrast-Induced Nephropathy：：Which Ones are Clinically Important？ Interv Cardiol Clin. 2020；9：335-44.

52）Bernardino ME, Fishman EK, Jeffrey RB, Jr., et al. Comparison of iohexol 300 and diatrizoate meglumine 60 for body CT：image quality, adverse reactions, and aborted/repeated examinations. AJR Am J Roentgenol 1992；158：665-7.

53）Weiland FL, Marti-Bonmati L, Lim L, Becker HC. Comparison of patient comfort between iodixanol and iopamidol in contrast-enhanced computed tomography of the abdomen and pelvis：a randomized trial. Acta Radiol 2014；55：715-24.

54）Hagen B, Klink G. Contrast media and pain：hypotheses on the genesis of pain occurring on intra-arterial administration of contrast media. Fortschr Geb Rontgenstrahlen Nuklearmed Erganzungsbd 1983；118：50-6.

55）Wang W. Tolerability of hypertonic injectables. Int J Pharm. 2015；490：308-15.

56）Himi K, Takemoto A, Himi S, et al. Heat and pain sensations induced by arterial injection of low-osmolality contrast media：a comparison of patients' discomfort with ionic saline, nonionic glucose, and vasodilator nitrate. Acad Radiol 1996；3 Suppl 2：S214-7.

57）Hardeman MR, Goedhart P, Koen IY. The effect of low-osmolar ionic and nonionic contrast media on human blood viscosity, erythrocyte morphology, and aggregation behavior. Invest Radiol 1991；26：810-9.

58）Mrowietz C, Hiebl B, Franke RP, et al. Reversibility of echinocyte formation after contact of erythrocytes with various radiographic contrast media. Clin Hemorheol Microcirc 2008；39：281-6.

59）榎園淳一．タンパク結合評価．日本薬理学雑誌 2009；134：78-81.

60）Speck U. Physicochemical properties of water-soluble contrast media. In：X-Ray Contrast Media：Overview. Springer, Berlin, Heidelberg. 2018.

61）寺田勝英, 伊藤智夫．パートナー薬剤学．東京：南江堂；2012.

基礎編 —— **II** CT用造影剤の基礎

造影剤のDNAに対する影響

福本　航

Key Point

①DNA二本鎖切断は，放射線被ばくによる最も重篤なDNA損傷であり，その生物学的指標としては，γ-H2AXフォーカスや染色体異常がある。

②ヨード造影剤は，CTの放射線被ばくによるDNA損傷を増幅させる可能性がある。

③ヨード造影剤によるDNA損傷は，投与されたヨード量に依存する可能性がある。

DNA損傷の定量方法およびCTの放射線被ばくによるDNA損傷

CTは診断や治療効果判定などのために撮像されており，日常診療において最も重要な検査の1つである。一方で，CTは原理的に放射線の使用が避けられないため，放射線被ばくによる発癌などの生物学的影響が懸念されている。

放射線被ばくでは，さまざまなDNA損傷が引き起こされることが知られているが，そのなかでもDNA二本鎖切断（DNA double-strand breaks）は最も重篤なDNA損傷の1つである。このDNA二本鎖切断がうまく修復されなければ遺伝的不安定性を生じ，癌化を引き起こす可能性がある。DNA二本鎖切断の生物学的指標としては，γ-H2AXフォーカスや染色体異常がよく用いられている。γ-H2AXフォーカスは，リン酸化されたヒストンH2AXが構築する球状の細胞核内高次構造体で，切断された二本鎖DNAの修復過程初期に認められる（図1）。また，染色体異常には，二動原体染色体や環状染色体などがあり，切断された二本鎖DNAが誤って再結合されることで生じる（図2）。これらを測定することにより，放射線被ばくによって生じたDNA二本鎖切断を定量化することが可能である。

これまでに，γ-H2AXフォーカスや染色体異常を用いて，CTの放射線被ばくによるDNA損傷について検討した研究が数多く報告されている[1-3]。Fukumotoらは，心臓CTが撮像された患者45人を対象として，心臓CT撮像直前と撮像15分後に採血を行い，末梢血リンパ球中のγ-H2AXフォーカス数を測定した。1細胞当たりのγ-H2AXフォーカス数は，心臓CT撮像前は平均1.21個であったのに対して，撮像後は1.92個と有意に増加し，CTDIなどの放射線被ばくの物理的指標と相関したと報告している（図3）[1]。また，Sakaneらは，胸部CTが撮像された患者209人を対象として，末梢血リンパ球中のγ-H2AXフォーカスと染色体異常を用いて，通常の線量で撮像した胸部CT（実効線量5mSv）と通常より低い線量で撮像した低線量CT（実効線量1.5mSv）で生じたDNA損傷の違いについて検討した。1細胞あたりのγ-H2AXフォーカス数は，通常線量CTでは平均0.11個から0.16個に増加していたが，低線量CTでは平均0.15個から0.17個と有意な増加が認められなかった。染色体異常数についてもγ-H2AXフォーカスと同様に，通常線量CTでは1000細胞あたり平均7.6個から9.7個に増加していたが，低線量CTでは平均6.7個から7.2個と有意な増加が認められなかったと報告している[3]。

基礎編―Ⅱ．CT用造影剤の基礎

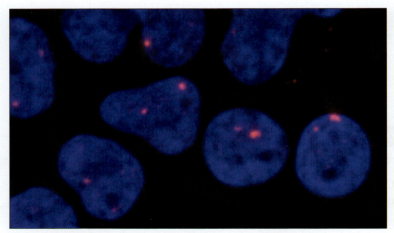

図1　免疫蛍光染色によるγ-H2AXフォーカスの可視化
紺色の球体は血液中のリンパ球である。リンパ球内の赤いスポットがγ-H2AXフォーカスであり，これらを測定することで，DNA二本鎖切断がどの程度生じたか定量化することが可能である。

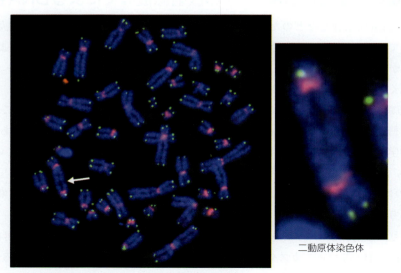

二動原体染色体

図2　PNA-FISH法による染色体異常の可視化
矢印は染色体異常の1つである二動原体染色体である。動原体（セントロメア）は赤く蛍光標識されているが，二動原体染色体では正常な染色体には1つしかない動原体を2つ有している。これらの染色体異常は，緊急被ばく医療分野などにおいて，放射線被ばくの線量評価に用いられている。

これらの研究により，1回のCT撮像による放射線被ばくでもDNA損傷が生じており，DNA損傷の程度は放射線線量に影響されることが明らかとなった。

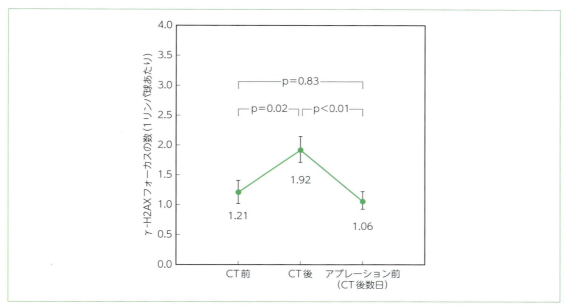

図3　心臓CT撮像前後のγ-H2AXフォーカス数
1細胞当たりのγ-H2AXフォーカス数は，心臓CT撮像前は平均1.21個であったのに対して，撮像後は1.92個と有意に増加しており，1回のCT撮像であってもDNA損傷が生じていることが明らかとなった．

ヨード造影剤によるDNA損傷（X線との相互作用について）

　ヨード造影剤はCTや血管造影，尿路造影などの放射線検査で用いられており，世界で年間約800万Lものヨード造影剤が使用されていると報告されている[4]．ヨード造影剤による腎毒性やアレルギーなどの細胞毒性についてはよく知られているが，これまでの研究によりヨード造影剤がDNA損傷に与える影響についても明らかになってきた．Piechowiak EIらは，ヨード造影剤を使用して胸部CTが撮像された患者179人（造影CT群）とヨード造影剤を使用せず胸部CTが撮像された患者66人（単純CT群）を対象として，末梢血リンパ球中のγ-H2AXフォーカスを用いて，DNA損傷の違いについて検討した．造影CT群では，1細胞当たりのγ-H2AXフォーカスはCT後に平均0.056個増加したのに対して，単純CT群での増加は平均0.027個であり，ヨード造影剤を用いることでCTの放射線被ばくによるDNA損傷はヨード造影剤を用いない場合と比較して，約2倍（107％）増幅したと報告している（図4）[5]．また，Grudzenski Sらも，18人の造影CT群と19人の単純CT群を対象とし，末梢血リンパ球中のγ-H2AXフォーカスを用いて，ヨード造影剤がCTの放射線被ばくによるDNA損傷に与える影響について検討したところ，造影CT群のDNA損傷は単純CT群と比較して，約30％増幅したと報告している[6]．さらに，*in vitro*の実験では，ヨード造影剤によるDNA損傷の増幅効果は，造影剤を加えてCT撮像を行った場合にのみ確認され，CT撮像後に造影剤を追加してもDNA損傷は増幅されなかったと報告している[6]．その他にもPathe Cらは，14人の造影CT群と14人の単純CT群を比較し，造影CT群のγ-H2AXフォーカス数は単純CT群と比較して約60％増幅したと報告している[7]．
　これらの研究により，ヨード造影剤はCTの放射線被ばくによるDNA損傷を増幅させる可能性があることが示された．ヨード造影剤がDNA損傷を増幅させる理由としては，X線がヨード造影剤に吸

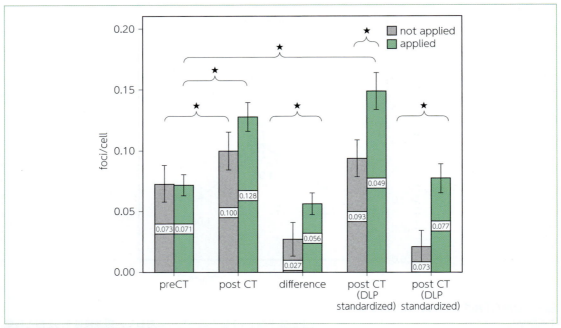

図4 造影CT群と単純CT群のγ-H2AXフォーカスの増加数
CT撮像前後におけるγ-H2AXフォーカス数の増加は，造影CT群では平均0.056個であったのに対して，単純CT群では平均0.027個であり，ヨード造影剤を用いることでCTの放射線被ばくによるDNA損傷は約2倍（107%）増幅した。
（文献5）

収される際に生成される二次電子による影響と考えられている。二次電子はDNA損傷の主な原因であるが，その生成は吸収されたX線光子数に強く依存する。ヨードは原子番号が高く，人体の軟部組織よりX線を吸収しやすいため，ヨード造影剤を使用することで，より多くの二次電子が生成されDNA損傷を増幅させている可能性がある[5,7]。ヨード造影剤によるDNA損傷の増幅率は約30～100%と報告により違いはあるものの，CT検査において造影剤を使用する場合には，腎毒性やアレルギーなどの細胞毒性のみならず，DNA損傷に与える影響についても十分に考慮する必要がある。

ヨード造影剤はイオン性や非イオン性，モノマー型やダイマー型等で分類され，製剤により浸透圧や粘稠度，ヨード含有量が異なる。そのため，ヨード造影剤の濃度や銘柄によるDNA損傷の違いについても検討がなされている。Cauteren Tらは，心臓CTが撮像された患者50人を対象として，末梢血リンパ球中のγ-H2AXフォーカスを用いて，投与されたヨード造影剤量と心臓CTの放射線被ばくによるDNA損傷の関係について検討した。投与された造影剤量と放射線被ばくによって生じたDNA損傷の相関係数は0.62と有意な相関がみられ，投与された造影剤量が増加するに従ってDNA損傷も増幅される結果であった（図5）[8]。また，Gould Rらも，*in vitro*実験において，6種類の造影剤濃度（15mgI/mL，17.5mgI/mL，30mgI/mL，35mgI/mL，45mgI/mL，52.5mgI/mL）の血液に対して放射線照射を行い，γ-H2AXフォーカスを用いて，造影剤濃度と放射線被ばくによるDNA損傷の関係について検討したところ，ヨード造影剤の濃度が高くなるに従って，DNA損傷が増幅されることが確認された[9]。その他に，Deinzer CKらは，*in vitro*実験において，造影剤の種類（イオプロミド，イオジキサノール，イオメプロール，イオパミドール）を変化させ，DNA損傷の違いについて検討した

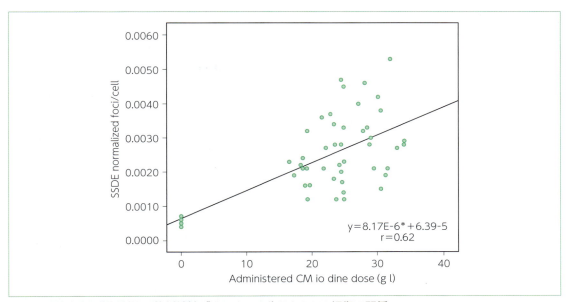

図5　投与された造影剤量と放射線被ばくによって生じたDNA損傷の関係
投与された造影剤量と放射線被ばくによって生じたγ-H2AXフォーカス数の相関係数は0.62であり，有意な相関がみられた。造影剤量が増加するに従ってDNA損傷も増幅される可能性がある。（文献8）

が，ヨード造影剤の種類によってはDNA損傷に違いはみられなかったと報告している[10]。

　以上の研究からは，ヨード造影剤によるDNA損傷の増幅効果はヨード量に依存する可能性があるため，造影剤量の低減は腎機能保護のみならず，DNA損傷の観点からも重要であると考えられる。

まとめ

　DNA損傷（DNA二本鎖切断）の生物学的指標であるγ-H2AXに登場により，CT検査よるDNA損傷について明らかとなってきた。1回のCT撮像でもDNA損傷が生じており，DNA損傷は放射線線量に依存する。また，DNA損傷はCTによる放射線被ばくのみならず，ヨード造影剤によっても増幅され，投与されたヨード造影剤量に依存する。これは，ヨード造影剤が人体の軟部組織に比べX線を吸収しやすく，X線がヨード造影剤に吸収される際にDNA損傷の主な原因である二次電子がより多く生成されるためである。ヨード造影剤による腎毒性や細胞毒性についてはよく知られているが，ヨード造影剤がDNA損傷に与える影響についても留意し，ヨード造影剤の使用についてはリスク，ベネフィットを十分に考慮する必要がある。また，造影剤の使用する場合には，腎機能保護のみならず，DNA損傷の観点からも造影剤の低減に努めることが大切である。

基礎編—Ⅱ．CT用造影剤の基礎

参考文献

1) Fukumoto W, Ishida M, Sakai C, et al. DNA damage in lymphocytes induced by cardiac CT and comparison with physical exposure parameters. European radiology 2017 ; 27 : 1660-6.

2) Rothkamm K, Balroop S, Shekhdar J, et al. Leukocyte DNA damage after multi-detector row CT : a quantitative biomarker of low-level radiation exposure. Radiology 2007 ; 242 : 244-51.

3) Sakane H, Ishida M, Shi L, et al. Biological Effects of Low-Dose Chest CT on Chromosomal DNA. Radiology 2020 ; 295 : 439-45.

4) Dusaj R, Reiner JS. Iodinated Contrast Media-A Safety Review. US Cardiology 2009 ; 6 : 97-100.

5) Piechowiak EI, Peter JF, Kleb B, et al. Intravenous Iodinated Contrast Agents Amplify DNA Radiation Damage at CT. Radiology 2015 ; 275 : 692-7.

6) Grudzenski S, Kuefner MA, Heckmann MB, et al. Contrast medium-enhanced radiation damage caused by CT examinations. Radiology 2009 ; 253 : 706-14.

7) Pathe C, Eble K, Schmitz-Beuting D, et al. The presence of iodinated contrast agents amplifies DNA radiation damage in computed tomography. Contrast media & molecular imaging 2011 ; 6 : 507-13.

8) Van Cauteren T, Tanaka K, Belsack D, et al. Potential increase in radiation-induced DNA double-strand breaks with higher doses of iodine contrast during coronary CT angiography. Medical physics 2021 ; 48 : 7526-33.

9) Gould R, McFadden SL, Horn S, et al. Assessment of DNA double-strand breaks induced by intravascular iodinated contrast media following in vitro irradiation and in vivo, during paediatric cardiac catheterization. Contrast media & molecular imaging 2016 ; 11 : 122-9.

10) Deinzer CK, Danova D, Kleb B, et al. Influence of different iodinated contrast media on the induction of DNA double-strand breaks after in vitro X-ray irradiation. Contrast media & molecular imaging 2014 ; 9 : 259-67.

基礎編 —— **II** CT用造影剤の基礎

物理からみたヨード造影剤の造影効果

船間芳憲

Key Point

①CTで用いるエネルギー帯域では，X線光子と物質との相互作用は主として光電吸収とComp-
ton散乱となる。
②体内に取り込まれるヨード物質は，光電吸収が相互作用として支配的である。
③質量減弱係数は，光子エネルギーと物質で相互作用が起こる現象を確率で表したものである。

ヨード造影剤

　CT検査では画像コントラスト（濃淡の差）を増強させるためにヨード造影剤を用いる。医療では
ヨードという呼び名が元素名のヨウ素よりも馴染みが深い。ヨード（I [Iodine]）は原子番号53，原子
量126.9で，周期表第17族元素のハロゲン元素に属する。造影剤ヨードを含むCT画像は，入射する
X線光子と体内で取り込まれるヨードとの相互作用を反映し画像が形成される。また，これらの画像
は，使用するX線のエネルギーによっても物質との相互作用の様相が異なるため，相互作用の違いが
画像の違いとして現れる。診断領域でのX線光子と物質との相互作用は，干渉性散乱・光電効果・
Compton散乱の3つが挙げられるが[1-3]，CT検査で使用するエネルギーにおいては光電吸収とComp-
ton散乱が画像へ与える主な要因となる。

　本項では，ヨード造影剤を用いるCT検査での光電吸収やCompton散乱などの相互作用を反映し得
られる画像の特徴について物理的な側面より平易に解説する。

X線光子と物質との相互作用

　X線光子は電磁波としての波および粒子の両方の性質を持っている。X線光子が水やヨードなどの
物質へ入射すると，X線光子1つ1つの粒子が物質の原子レベルの標的へぶつかり，X線光子と原子
の軌道電子で何かしらの相互作用が起こる。あるX線光子が物質へ入射した際に，そのまま物質を通
り抜けるか，もしくは物質の軌道電子と相互作用を起こすかは確率的な現象といえる。通常CT検査
の撮像で使用する管電圧は80〜140kVであり，この管電圧は同程度のヨード増強効果が得られる単色
エネルギー（keV）へ換算すると，おおよそ50〜80keVに相当する。

　これら帯域での光子エネルギーの場合，主となるX線光子と物質原子の軌道電子との相互作用は，
光電吸収とCompton散乱となる。また，光電吸収・Compton散乱どちらが主体となるかは，X線の
エネルギーや物質の違いによる。干渉性散乱（弾性散乱）も相互作用として入射するX線の光子エネ
ルギーがより低いときに生じやすいが，CTで用いるX線のエネルギーは，干渉性散乱が発生しやす

55

基礎編―Ⅱ．CT用造影剤の基礎

いエネルギー帯域よりも高いため問題となることは少ない。

●光電吸収

　水やヨードなどの物質に入射したX線光子の粒子が物質原子の軌道電子へぶつかると，特に入射X線のエネルギーが物質の軌道電子を弾き飛ばすためのエネルギーより少しだけ高い状況でぶつかる場合，入射X線光子の粒子は，ぶつかった後にすべてのエネルギーを失う。その際，入射X線光子の失ったエネルギーはすべてぶつかった先の軌道電子へ伝達される。最終的に，すべてのエネルギーを受け取った軌道電子が原子の外へ光電子（2次電子）として放出される。つまり，光電吸収とは入射したX線光子のエネルギーすべてを軌道電子へ伝達し，そのエネルギーを受け取った軌道電子が光電子として放出されることである。また，光電子は質量と電荷を持つため，X線光子に比べ，そのまま物質を通り抜けることが少ない。よって，光電子がX線光子から受け取ったエネルギーは人体に吸収され，被ばくに寄与することになる。ちなみに，光電吸収とは，上述のように光電効果により入射したX線光子の粒子がすべてのエネルギーを失うことから，そのようによぶ。光電吸収は物質の原子番号が大きいほど，入射X線のエネルギーが低いほど起こりやすくなる（診断X線領域では，光電吸収∝原子番号の3乗，光電吸収∝エネルギーの−3乗となる）。

●Compton散乱

　入射X線光子が物質に入射すると，特に入射X線のエネルギーが物質の軌道電子のエネルギーよりも極端に高く勢いが強く入射する状況では，原子内の軌道電子を弾き飛ばし，軌道電子を原子の外へ放出する。弾き飛ばされた電子を「反跳電子」という。それと同時に，勢いよく入射したX線光子は，軌道電子に当たった影響でエネルギーが弱くなり角度を変えて別方向へ飛び出す。これを「散乱X線光子」という。飛び出した散乱X線光子は，ビリヤード球の玉突きのように別の軌道電子を弾き飛ばして，次々と上述のような現象を繰り返していきながら次第にエネルギーを失っていく。

●干渉性散乱

　物質に入射したX線光子は，生体内の構成物質である原子の軌道電子に衝突する。干渉性散乱では軌道電子はそのままで，入射したX線光子の進行方向のみが変わる。干渉性散乱は入射X線光子と散乱X線光子でエネルギーが同じ点がCompton散乱との相違点である。

質量減弱係数

　図1に水と図2にヨードの光子エネルギーに対する質量減弱係数を表示する（https://physics.nist.gov/PhysRefData/Xcom/html/xcom1.html）。縦軸は対数軸で表示した質量減弱係数，横軸は10〜100keVまでの光子エネルギーである。CT値計算の際に用いる線減弱係数は同じ物質であっても密度や濃度に依存して数値が変化する。一方，質量減弱係数は線減弱係数を物質の密度で除した値（すなわちμ/ρ）であるために，同じ物質でも密度の違いに対して依存しない。質量減弱係数の単位は[cm^2/g]であり，診断領域での相互作用全体の質量減弱係数は以下の式で表される。

56

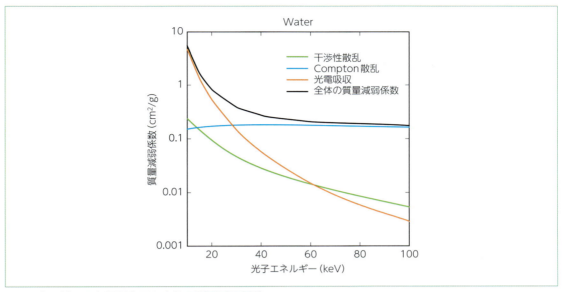

図1　水に対する各相互作用と全体の質量減弱係数
NIST (National Institute of Standards and Technology)
https://physics.nist.gov/PhysRefData/Xcom/html/xcom1.html

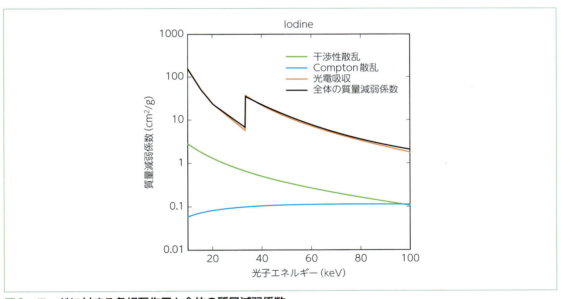

図2　ヨードに対する各相互作用と全体の質量減弱係数

$$\left(\frac{\mu}{\rho}\right)_{全体} = \left(\frac{\mu}{\rho}\right)_{干渉性散乱} + \left(\frac{\mu}{\rho}\right)_{光電吸収} + \left(\frac{\mu}{\rho}\right)_{Compton散乱}$$

　質量減弱係数は，ある光子エネルギーが物質へ入射した際に，光子エネルギーと物質で，光電吸収やCompton散乱など相互作用が起こる現象を確率で表したものである。つまり，質量減弱係数は水やヨードなどの物質へ入射したX線光子が，ある確率で光電吸収やCompton散乱などを起こしなが

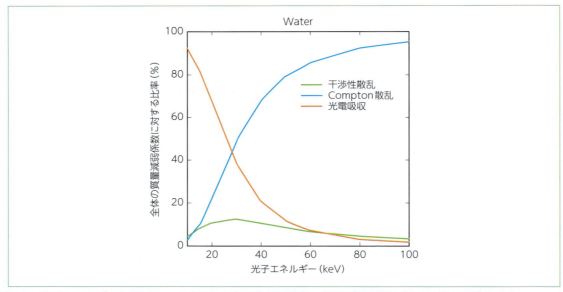

図3　光子エネルギーの違いよって水での各相互作用が全体の質量減弱係数に対して占める割合（%）

らエネルギーを失う様子を表している。これらは使用する光子エネルギーによってCompton散乱や光電吸収などの影響が異なっており，グラフからも明らかである。図1より水の質量減弱係数のグラフをみると，光子エネルギーが10〜20keVくらいまでは光電吸収が優位であるが，その後，光子エネルギーが高くなるにつれて，光電吸収の確率は急激に減少し，Compton散乱（青色の線）が全体の質量減弱経緯数（黒色の線）へ近づいていく。使用する入射光子のエネルギーと水物質の軌道電子を放出するためのエネルギーとの違いが大きくなっていくためにCompton散乱が優位となっていく。図3は水での全体の質量減弱係数に対する各相互作用の比率を表示する。水全体の質量減弱係数に対するCompton散乱の割合は50keVで79.5%，80keVで92.4%である。造影剤を使用しないCT画像では人体の軟部組織は水等価であり，このグラフからもCTで使用するエネルギー帯域では相互作用のなかでもCompton散乱が主の画像形成となっていることが明らかである。

　一方，図2よりヨードでは，10〜100keVの光子エネルギー帯域で，全体の質量減弱係数と光電吸収の質量減弱係数の線がほぼ一致しており，光電吸収が相互作用として支配的であることがわかる。光電吸収は，入射するX線光子のエネルギーが，物質の軌道電子を放出するために必要なエネルギーより高くなると起こる。例えば，ヨードのK核結合エネルギーは33.16keVであり，CTでは，軌道電子の結合エネルギーよりも少し高い50〜80keV程度のエネルギーを使用することから，ヨードでは光電吸収が起こりやすくなる。図4はヨードでの全体の質量減弱係数に対する各相互作用の比率を表示する。ヨードの場合は，50keVで96.3%，80keVで92.3%が光電吸収となっており，ヨードに取り込まれた臓器や血管などは，ほとんど光電吸収を反映した画像となっている。ちなみに，光子エネルギーが300keVとK核結合エネルギーよりも高くなると，光電吸収が43.2%，Compton散乱が48.7%となり，ヨードを用いた場合でも光電吸収の比率は減少していく。ヨード造影剤は，CTで用いるエネルギー帯域において相互作用の中で光電吸収が主となる格好のエンハンス物質といえる。

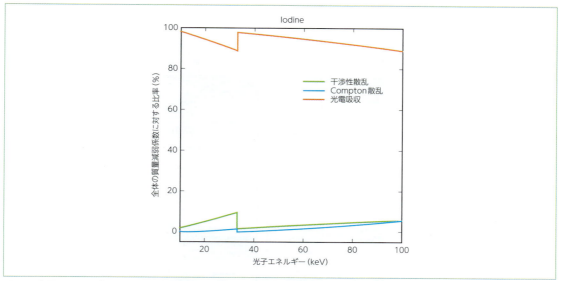

図4　光子エネルギーの違いによってヨードでの各相互作用が全体の質量減弱係数に対して占める割合（%）

物質内での相互作用の様子

　水やヨードへ光子が入射して通過するときに起こる相互作用の様子を視覚的にとらえるために，図5と図6に相互作用のシミュレーションを提示する．光子エネルギーは40keVと80keVの2種類とし，100個の入射光子数が物質の深さ10cmを通過する様子を「散乱線あり」と「散乱線なし」で示している．「散乱線なし」の図は，散乱でエネルギーが変化した光子は非表示とし，光電吸収で物質内に吸収された光子と，相互作用を起こさずに通過した光子を表示したものである．

　図5より水へ入射の様子を「散乱線あり」でみると，入射した光子が水中でいろんな方向へ散らばっているため，Compton散乱が主となっていることが理解できる．また，一部の光子は，入射側の方向へ跳ね返されている様子もみられ，後方散乱の様子も視覚的にわかる．光子エネルギーが40keVから80keVへ高くなると，Compton散乱の影響はより顕著になる．また，「散乱線なし」の図から明らかなように相互作用を起こさず直接通過する割合も増えている．水の場合は，このような相互作用をとおして通過したX線光子をCTの検出器に取り込み画像化を行っている．

　次に希釈造影剤10mgIヨードに入射した様子を図6に提示する．ヨード濃度10mgIは水物質にヨード造影剤が取り込まれた状態を想定しており，CT値に換算すると40keVで820HU程度，80keVで200HU程度になる．光子エネルギー40keVをみると光電吸収が主となり10cm深の希釈されたヨード内で光子が吸収されている．また，一部は後方散乱となっている様子もわかる．光子エネルギー40keVでは「散乱線なし」の図から物質内でほとんどの光子がとどまっていることが明らかである．光子エネルギーが80keVへ高くなると，光電吸収が主たる相互作用は変わらないが，エネルギーが高い分，ヨード内を透過する直接線の割合も増加している．この図ではヨード濃度10mgIを提示したが，ヨード濃度に応じて光電吸収の程度に違いがみられることに留意されたい．CTでは入射したX線光子に対して，体内に取り込まれたヨード濃度の違いが光電吸収を主とした相互作用の違いとなり

基礎編—Ⅱ．CT用造影剤の基礎

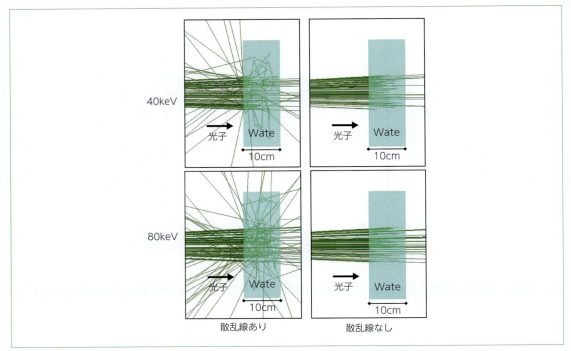

図5 光子エネルギー40keVと80keVが水へ入射して通過するときの相互作用の様子

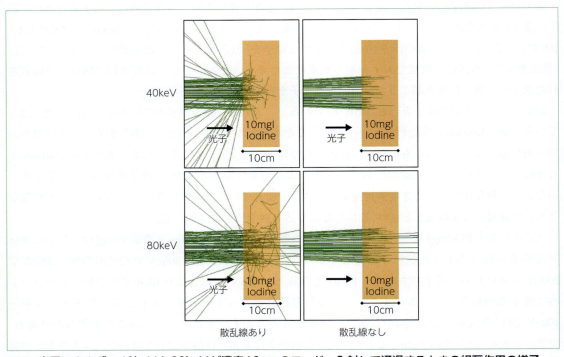

図6 光子エネルギー40keVと80keVが濃度10mgのヨードへ入射して通過するときの相互作用の様子

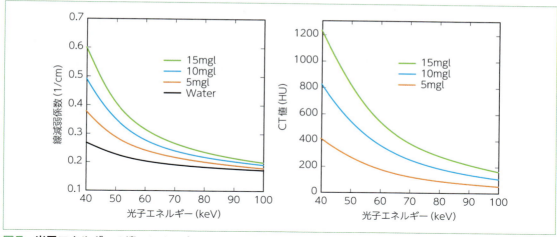

図7 光子エネルギーの違いによる水とヨードの線減弱係数（左）と，それらの線減弱係数より計算されたCT値（右）

最終的な画像形成となっている。

線減弱係数とCT値

CT画像に用いられるCT値は，組織密度の違いを反映した線減弱係数により計算される[2,4]。CT値の定義式は以下のとおりであり，単位は［HU］である。

$$\text{CT number} = \frac{\mu_t - \mu_w}{\mu_w} \times 1000 \quad [\text{HU}]$$

ここでμ_tは組織の線減弱係数，μ_wは水の線減弱係数を表す。線減弱係数は質量減弱係数［cm^2/g］に密度［g/cm^3］を掛けたものであり，単位は［1/cm］となる。図7に光子エネルギーの違いによる水の線減弱係数とヨード濃度5mg，10mg，15mgの線減弱係数，そして，それぞれの線減弱係数より計算したCT値を光子エネルギーに対して示す。ヨードは濃度の違いで密度が変化するため，線減弱係数もヨード濃度の違いを反映したものとなっている。そのためヨード濃度が5mgから10mg，15mgと増加するにしたがって線減弱係数がグラフの上側へシフトし，水の線減弱係数との差が顕著となる。また，光子エネルギーが低くなるにつれてヨードの線減弱係数は数値が大きくなっていく（図7左側）。これら線減弱係数の違いがCT値の数値の違いとして反映する。つまり線減弱係数より計算されるCT値はヨード濃度に応じて変化し，また低い光子エネルギー（低keV）になるほど高くなる（図7右側）。CTで使用する管電圧80～140kVは，同程度のヨード増強効果を示す光子エネルギーが50～80keV程度となる。低管電圧を使用した際にヨードの増強効果が増加する理由は線減弱係数の数値より明らかであり，その線減弱係数は，ヨードと光子エネルギーで起こる相互作用を反映したものとなっている。これは，dual-energy CT（DECT）においても同様である。DECTでは管電圧表示（kV）でなく仮想単色エネルギー表示（keV）による画像表示が可能となるため[5]，低keVの画像になるほど，よりヨードのCT値が高くなりコントラストの強調された画像が提供される。

基礎編—Ⅱ．CT用造影剤の基礎

参考文献

1) Hsieh J. Computed Tomography Princeples, Design, Artifacts, and Recent Advances. SPIE, Second Edition：2009.
2) 西武　弘. 放射線医学物理学. 分光堂，第3版：2011.
3) 青柳泰司. 改訂新版 放射線機器学（I）-診療画像機器. コロナ社，2015.
4) McCullough EC, Payne JT. X-ray-transmission computed tomography. Med Phys. 1977；4：85-98. doi：10.1118/1.594381.
5) McCollough CH, Leng S, Yu L, et al. Dual- and Multi-Energy CT：Principles, Technical Approaches, and Clinical Applications. Radiology 2015；276：637-53. Epub 2015/08/25. doi：10.1148/radiol.2015142631.

臨床編

臨床編—**III** **CT用造影剤の体内動態**

臓器レベルおよび細胞レベルの造影剤の分布と排泄

粟井和夫，松村　学，杉原　博

Key Point

①経静脈的に投与された造影剤は，静脈系より右心房・右心室を介して肺循環に送られ，肺毛細血管床を経由後，左心房・左心室より全身循環に送られ組織・臓器に分布する。

②造影剤は組織・臓器の毛細血管まで分布すると速やかに細胞外液腔に漏出するが，親水性が高いので細胞内には移行しない。

③細胞外液腔に漏出した造影剤は毛細血管腔と細胞外液腔の濃度が平衡になるまで漏出するが，尿中排泄で血中濃度が低下すると，細胞外液腔内の造影剤は濃度勾配にしたがって血管内に戻り，最終的に尿中排泄される。

④肝臓ダイナミックCTにおける門脈相の始まりは，肝臓における「薬物動態学的な平衡相」の始まりに当たる。

⑤肝臓ダイナミックCTにおける「臨床的な平衡相」は，「薬物動態学的な平衡相」とは異なる。

薬物動態 (pharmacokinetics)

　造影CTでは水溶性ヨード造影剤を末梢静脈より急速注入するが，上腕静脈より投与された造影剤は上大静脈，下大静脈に合流後，右心房，右心室から肺循環に送られる。肺の毛細血管床を経由後，左心房，左心室より全身循環に送られ，血液が分布している組織・臓器に分布する（図1）。薬物動態は，吸収，分布，代謝，排泄を解析するが，造影剤は血管内に直接投与されること，代謝は受けずに未変化体で排泄されることから，考慮するのは分布と排泄になる[1]。

　急速な静脈内投与後，造影剤の血漿中濃度の減衰は2相性を示し，2コンパートメントモデルで動態解析される（図2）[1,2]。1つ目の減衰は血漿コンパートメントから細胞外液コンパートメントへの造影剤の急速な分布によるものであり（分布相），2つ目の減衰は血漿から尿への造影剤の排泄（排泄相）によるものである（図3）。

　非イオン性造影剤の体内動態は造影剤によらずほぼ同じである[3-5]。薬物動態パラメータの解析は血中濃度測定のサンプリングポイントに影響されるので造影剤間で若干差があるものの，分布相の半減期は数分から20分程度であり，また排泄相の半減期は1.8～2.3時間であり，用量依存性は少ない。理論的には，6半減期で血漿中濃度は1.5％以下になる[6]。分布容積は，165～280mL/kgであり，造影剤の分布が細胞外液までであることを支持している。

　腎機能が正常の場合，腎臓の糸球体ろ過により，造影剤は投与量の約80％が4時間以内に除去され，93～98％が24時間以内に尿中に排泄される（図4）。糸球体を構成する毛細血管は無数の小孔が存在する有窓内皮であり，水や溶質に対して非常に透過性が高く，分子量約10,000以下のものであ

臓器レベルおよび細胞レベルの造影剤の分布と排泄

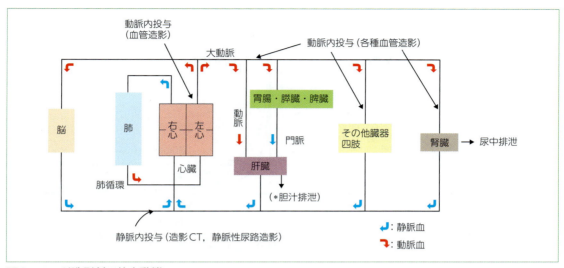

図1　ヨード造影剤の体内動態
＊重度の腎機能障害の場合は，尿中排泄以外に胆汁排泄（糞中）が起こる

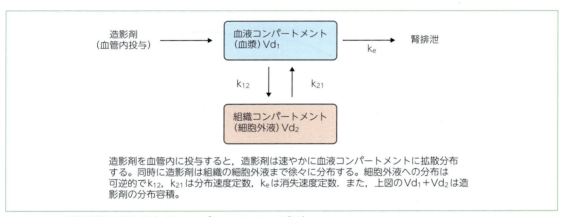

図2　ヨード造影剤の体内分布（2コンパートメントモデル）

れば自由にろ過される。一方，分子量約65,000以上のヘモグロビンやアルブミンなどはろ過が制限され，タンパク結合している薬物はろ過されない。水溶性ヨード造影剤は分子量が1,000前後でタンパク結合率が低いため，造影剤の血中からのクリアランス（尿中排泄速度 dXu/dt）は下の式のように糸球体ろ過速度GFR（単位時間あたりにろ過される血漿量）と血中濃度 Cp に比例する。

尿中排泄速度 $(dXu/dt) = GFR \times$ 血漿中濃度 Cp 　（式）

造影剤の分布

　造影剤は組織・臓器の毛細血管レベルまで分布すると速やかに毛細血管外（細胞外液腔）に漏出する。ただし，脳や網膜において，毛細血管内皮細胞は細胞同士がtight junctionで連結して連続性毛細

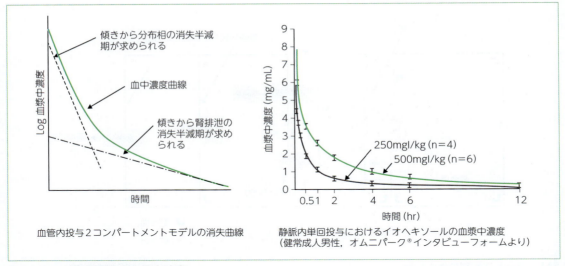

図3　ヨード造影剤の血中消失速度

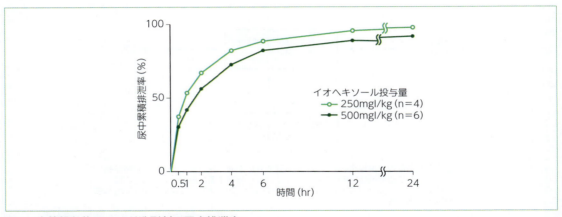

図4　血管投与後のヨード造影剤の尿中排泄率
グラフは，健常成人男性における静脈内単回投与時のイオヘキソールの尿中累積排泄率
（オムニパーク®インタビューフォームより）

血管を形成しているので，細胞間隙を造影剤が透過することはできない（血液脳関門，血液網膜関門など）。一方，末梢では血管内皮の膜小孔には窓（fenestra）があり，有窓性毛細血管を形成しているので，造影剤のような分子量5,000以下の物質では容易に細胞間隙に移行できる。また肝臓における毛細血管は不連続性毛細血管が形成され（類洞），肝細胞と類洞の間にはDisse腔とよばれる細胞間隙がある。タンパク質などの高分子まで自由に通過でき，造影剤も移行する[7]。

　水溶性ヨード造影剤は濃度勾配にしたがい細胞外液まで分布するものの，親水性が高いので（油水分配係数がきわめて低い）細胞内には移行せず[2]，血球内へも移行しない。このため，ヨード造影剤は細胞外液性造影剤とよばれる。

　造影剤の細胞外液腔への分布は可逆的で，尿中排泄で血中濃度が低下すると，細胞外液腔に分布した造影剤も濃度勾配にしたがって血管内に戻り，最終的に尿中排泄される[1]。

造影剤の排泄

　造影剤は化学的に安定で代謝されず，基本的に糸球体濾過によって排泄され，尿細管分泌および尿細管の再吸収はない。腎機能が正常か，ある程度低下していても，ほぼ100％が尿中に排泄される。一方，重度の腎障害の場合，代償的に肝臓からの胆汁排泄が増加する。水溶性ヨード造影剤の乳汁への移行はほとんどないか検出限界以下である。母体への投与後24時間以内に乳汁に排泄されたイオヘキソールは投与量の約0.5％であった[8]*。

　腎障害のある患者では，糸球体ろ過速度の低下に応じて消失半減期が長くなる。例えば，イオメプロール400mgI/mLでは，軽度，中等度，重度の腎機能低下患者の消失半減期は3.7時間，6.9時間，15.1時間であり，重度では糞中回収率が7.2％であった[4]。イオパミドール370mgI/mLでは，健康なボランティアの消失半減期が1.67時間だったのに対し，軽度および重度の腎機能低下患者の消失半減期は，それぞれ4.2時間および10.0時間に増加した[9]。ただし，腎機能が低下していても，分布容積，分布相の半減期に有意な差はみられなかった。イオヘキソール350mgI/mLでは，重度の腎機能低下患者（eGFR 9.9mL/min/1.73m^2）の消失半減期は27.2時間（健常成人の10倍以上）で，5日間の尿中，糞中回収率はそれぞれ74.8％，6.1％であった[10]。

　水溶性ヨード造影剤は投与量が多く短時間で排泄されることから排泄臓器の腎に負担をかけ，急性腎障害を発症し腎機能が悪化するおそれがある（造影剤腎症）**。

　薬物血中濃度が腎機能に影響されるメトホルミンのような治療薬との併用は，治療薬の排泄が遅延し，定期的な服用では薬物血中濃度が上昇して副作用発現のリスクが高まる。治療薬の種類やリスクに応じて造影検査前後の中断を判断する必要がある[11]***。

*「Ⅵ　CT用造影剤を投与時に注意が必要な病態　授乳婦」(p.246）も参照されたい
**「Ⅴ　CT用造影剤の副作用とその対策　造影剤関連急性腎障害」(p.213）も参照されたい
***「Ⅵ　CT用造影剤を投与時に注意が必要な病態　糖尿病（メトホルミン服用者）」(p.231）も参照されたい

造影剤の薬物動態とCTにおける造影相

　前述したように静脈内に投与されたヨード造影剤は，動脈を経由し，やがて各臓器・組織の細動脈から毛細血管に到達する（図5a）。多血性腫瘍が造影CTにおける動脈相で濃染する現象は，腫瘍内の微細な血管に造影剤が分布している状態をみているものである。

　中枢神経や網膜以外では，毛細血管に到達した造影剤は速やかに毛細血管外（細胞外液腔）に漏出する（図5b）。漏出した造影剤は，毛細血管腔と細胞外液腔の造影剤濃度が平衡になるまで漏出する（図5c）。毛細血管腔と細胞外液腔の造影剤濃度が平衡になった時点が「薬物動態的な平衡相」の始まりである。この前後の時間帯が，肝臓のダイナミックCTにおいては，いわゆる「門脈相」（造影剤注入開始60秒前後）にあたる。その後，造影剤は腎臓より体外へ排泄されることから，毛細血管内および細胞外液腔の造影剤濃度は平衡を保ちながら低下してゆく（図5d）。「薬物動態的な平衡相」は，後述するダイナミックCTにおいて定義されている「臨床的な平衡相」[12]とは異なることに注意されたい。平衡相では，造影剤は各組織の細胞外液腔の大きさに応じて分布するが，前述したようにCT用のヨード造影剤は，親水性が高く親油性が低いので細胞内には移行しない*。

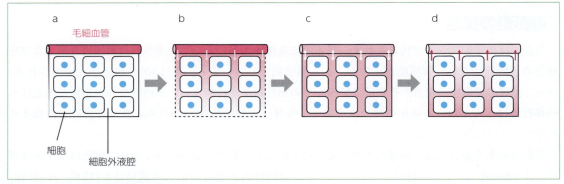

図5　CT用ヨード造影剤の細胞レベルの分布のシェーマ
図中の赤色の濃淡は造影剤の濃度を示す（濃い赤：造影剤濃度の高い部分，薄い赤：造影剤濃度の低い部分）。
a：静脈より投与された造影剤は，動脈を介して組織の毛細血管に到達する。毛細血管の周囲には細胞が分布する。毛細血管外の細胞と細胞の間のスペースは細胞外液腔とよばれる。
b：中枢神経や網膜以外の臓器では，造影剤は濃度勾配に応じて毛細血管より漏出し細胞外液腔に分布するが，造影剤は親水性が高く疎水性（親油性）が低いため細胞内には入らない。
c：その後，毛細血管内と細胞外液腔内の造影剤の濃度は平衡に達する。
d：腎臓から造影剤が排泄されるにつれて，毛細血管内の造影剤濃度は低下し，造影剤は細胞外液腔より毛細血管内に移行する。

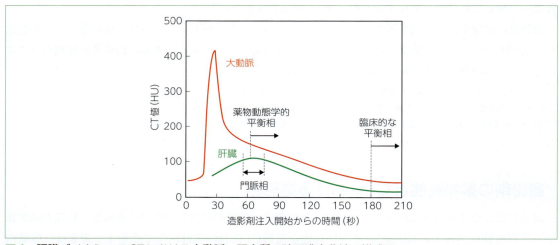

図6　肝臓ダイナミックCTにおける大動脈，肝実質の時間濃度曲線の模式図
CTにおいて，造影剤投与後に肝実質が最大濃染に達する前後の時刻は「薬物動態学的平衡相」の始まりにあたり，臨床的には「門脈相」とよばれる。これに対して，肝実質および大動脈の時間濃度曲線がそれぞれのピークを迎えた後に，ほぼ平行して濃度が減少していく時間帯を，臨床的な「平衡相」とすることが多い。

　肝臓ダイナミックCTにおいて定義されている「臨床的な平衡相」は，前述した「薬物動態的な平衡相」とは異なるので注意が必要である。Foleyらは，肝臓および大動脈の時間濃度曲線がそれぞれのピークを迎えた後に，ほぼ平行して濃度が減少していく時間帯を（臨床的な）平衡相と定義した（図6)[12]。これは，造影剤投与開始からおおむね3分以降の時間帯にあたる。一般的に，腫瘍組織では細胞密度が高く，相対的に細胞外液腔のボリュームが小さくなるために，単位体積あたりに分布する造影剤の量は少なくなる。このため，「臨床的な平衡相」においては，腫瘍組織では周囲の正常組織と

臓器レベルおよび細胞レベルの造影剤の分布と排泄

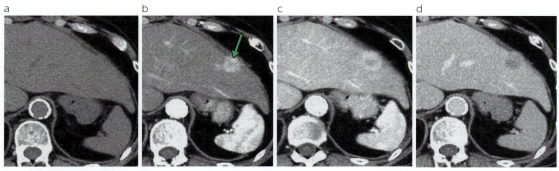

図7　肝細胞癌（60歳代，男性）
a～dは，それぞれ肝ダイナミックCTの造影前CT，造影CT動脈相（造影剤注入開始35秒前後），門脈相（同60秒），平衡相（同180秒）である。
動脈相（a）にて，肝臓左葉外側区に強く濃染する腫瘍が認められるが（→），平衡相では同病変は周囲肝実質よりも相対的に低吸収となっている。

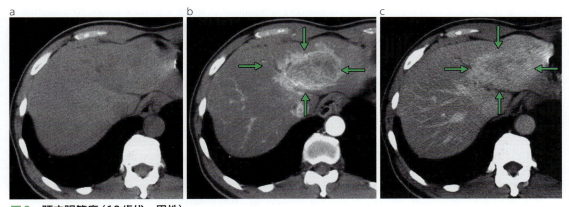

図8　肝内胆管癌（60歳代，男性）
a：肝ダイナミックCTの造影前相。肝臓左葉に輪郭が不明瞭でわずかに低吸収の病変が認められる。
b：肝ダイナミックCTの動脈相（造影剤注入開始から35秒程度）。肝臓左葉の病変（→）は，病変辺縁を中心に濃染している。
c：肝ダイナミックCTの平衡相。肝臓左葉の病変は，臨床的な平衡相（造影剤注入開始から180秒）においても大部分が肝臓実質よりも軽度濃染してみえる。

比較して相対的に造影剤の分布量が少なくなり低吸収域として認識されることが多い（図7）。これに対して，線維化などが豊富で細胞外液腔が大きいと考えられる腫瘍（例えば胆管細胞癌など）では，「臨床的な平衡相」で周囲より強く濃染されることがある（図8）[13-16]。

＊Ⅱ　CT用造影剤の基礎　水溶性ヨード造影剤の物理化学的性質　造影剤の水溶性（親水性，疎水性）」(p.34) も参照されたい

臨床編—Ⅲ．CT用造影剤の体内動態

参考文献

1) Bourin M, Jolliet P, Ballereau F. An overview of the clinical pharmacokinetics of x-ray contrast media. Clin Pharmacokinet 1997；32：180-193. doi：10.2165/00003088-199732030-00002

2) Currie GM. Pharmacology, Part 5：CT and MRI Contrast Media. J Nucl Med Technol 2019；47：189-202. doi：10.2967/jnmt.118.220012

3) Olsson B, Aulie A, Sveen K, et al. Human pharmacokinetics of iohexol. A new nonionic contrast medium. Invest Radiol 1983；18：177-182. doi：10.1097/00004424-198303000-00015

4) Lorusso V, Taroni P, Alvino S, Spinazzi A. Pharmacokinetics and safety of iomeprol in healthy volunteers and in patients with renal impairment or end-stage renal disease requiring hemodialysis. Invest Radiol 2001；36：309-316. doi：10.1097/00004424-200106000-00002

5) Hartwig P, Mutzel W, Taenzer V. Pharmacokinetics of iohexol, iopamidol, iopromide, and iosimide compared with meglumine diatrizoate. Fortschr Geb Rontgenstrahlen Nuklearmed Erganzungsbd 1989；128：220-223.

6) van der Molen AJ, Dekkers IA, Geenen RWF, et al. Waiting times between examinations with intravascularly administered contrast media：a review of contrast media pharmacokinetics and updated ESUR Contrast Media Safety Committee guidelines. Eur Radiol 2024；34：2512-2523. doi：10.1007/s00330-023-10085-5

7) 寺田勝英，伊藤智夫．パートナー薬剤学．東京：南江堂，2012：162-177.

8) Nielsen ST, Matheson I, Rasmussen JN, et al. Excretion of iohexol and metrizoate in human breast milk. Acta Radiol 1987；28：523-526.

9) Corradi A, Menta R, Cambi V, et al. Pharmacokinetics of iopamidol in adults with renal failure. Arzneimittelforschung 1990；40：830-832.

10) Nossen JO, Jakobsen JA, Kjaersgaard P, et al. Elimination of the non-ionic X-ray contrast media iodixanol and iohexol in patients with severely impaired renal function. Scand J Clin Lab Invest 1995；55：341-350. doi：10.3109/00365519509104972

11) ACR. ACR Committee on Drugs and Contrast Media：ACR Manual on Contrast Media ver. 2023. Published 2023. Accessed May 2, 2024.

12) Foley WD. Dynamic hepatic CT. Radiology 1989；170（3 Pt 1）：617-622.

13) Honda H, Onitsuka H, Yasumori K, et al. Intrahepatic peripheral cholangiocarcinoma：two-phased dynamic incremental CT and pathologic correlation. J Comput Assist Tomogr 1993；17：397-402.

14) Itai Y, Ohtomo K, Kokubo T, et al. CT of hepatic masses：significance of prolonged and delayed enhancement. AJR Am J Roentgenol 1986；146：729-733.

15) Takayasu K, Ikeya S, Mukai K, et al. CT of hilar cholangiocarcinoma：late contrast enhancement in six patients. AJR Am J Roentgenol 1990；154：1203-1206. doi：10.2214/ajr.154.6.2159688

16) Lacomis JM, Baron RL, Oliver JH, 3rd, et al. Cholangiocarcinoma：delayed CT contrast enhancement patterns. Radiology 1997；203：98-104.

臨床編 —— Ⅲ　CT用造影剤の体内動態

造影効果に対する造影プロトコール，患者特性，撮像プロトコールの影響

檜垣　徹，粟井和夫

Key Point

①造影剤の注入時間を一定にした場合，大動脈のCT値のピークは体重あたりの造影剤量に比例する。

②造影剤注入量を一定とした場合，注入速度が速いほど大動脈のピークCT値は上昇する。肝実質のピーク値は2.0mL/s以上の注入速度ではほとんど変化しない。

③造影剤注入量が少ない場合はチューブや上肢の静脈内に滞留する量が相対的に増え標的臓器の造影効果が低減する。これを回避するためには，造影剤投与後に生理食塩水で後押しすることが有効である。

④造影剤注入量は，体格（体重など）に応じて決定するのが妥当である。

⑤心拍出量が低下すると，動脈のピークCT値は高くなりピークまでの時間は長くなる。

⑥CTの管電圧が低下に伴いヨードの造影効果は増強されることから，造影剤量を減らすことが可能である。

⑦スキャンディレイの決定法としては，固定法，ボーラストラッキング法，テストボーラス法，テストボーラストラッキング法などがある。

はじめに

　造影CT検査において診断能が高い画像を得るためには，適切に造影プロトコールを設定することが重要となる。造影剤による臓器や組織の増強効果（エンハンスメント）には，造影剤の投与プロトコール（造影剤量，造影剤濃度，注入時間など），患者特性（体格，心機能など），CTの撮像プロトコール（管電圧，管電流，画像再構成法，スキャンディレイなど）が影響する。本項では，造影プロトコールを組み立てるために必要となる基礎知識として，造影のコンピュータシミュレーション*で得られた時間濃度曲線（time density curve：TDC）を示しながら，造影効果に影響するさまざまな因子を解説する。

*造影剤の体内動態のシミュレーション（p.86）を参照されたい

造影効果に影響する因子：造影プロトコール

●造影剤投与量

　体重あたりの造影剤注入量が増加するほど造影効果も増強する[1]。しかし，注入時の注入時間また

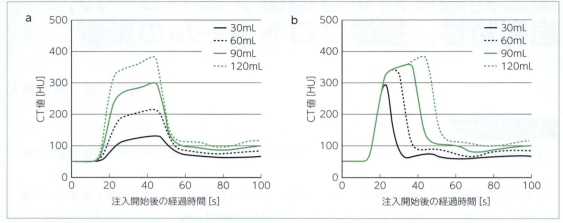

図1 造影剤投与量を変化させた際の腹部大動脈のTDCの変化
a：造影剤注入時間を30秒に固定
b：造影剤注入速度を4mL/sに固定

は注入速度の設定によって，それぞれ振る舞いが異なる。図1aに，造影剤注入時間を30秒に固定して造影剤注入量を変化させた際の腹部大動脈のTDCを示す。注入時間を固定しているため，注入量の増減に応じて注入速度が変化する。それぞれのTDCの形状は類似しており，注入量によって高さのみが変化し，ピーク値となる時刻はほぼ一定となる。このように注入時間を固定した場合，造影のピーク値は造影剤量に比例する。図1bに，造影剤注入速度を4.0mL/sに固定して造影剤注入量を変化させた際の腹部大動脈のTDCを示す。注入速度を固定しているため，注入量の増減に応じて注入時間が変化する。注入時間を固定した場合と比較して少ない注入量でも高いピークCT値が得られるが，ピーク値となる時刻は注入量に応じて変化する。

●造影剤注入速度

造影剤注入量を一定とした場合，造影剤注入速度が速いほど動脈のピークCT値は上昇する。造影剤注入量を120mLに固定して注入速度を変化させた際の腹部大動脈のTDCを図2aに，肝実質のTDCを図2bに，それぞれ示す。腹部大動脈のTDCは，注入速度が速くなるにつれて大幅にピークCT値が上昇する。一方で肝実質のTDCは，ピークとなる時刻は変動するものの動脈と比較してピーク値の変動は小さい。特に2.0mL/s以上の注入速度では肝実質のピーク値はほとんど変化しないことがわかる。

●造影剤の濃度，浸透圧，粘稠度

造影剤注入量が一定であれば，造影剤濃度が高いほど造影効果は高くなる。濃度が300および370mgI/mLの造影剤を一定の時間で注入した際の腹部大動脈のTDCを図3に示す。注入量を120mLと同じにした場合は濃度が高い造影剤のほうがTDCのピーク値は高くなる。造影剤の濃度が異なっても，体重あたりの投与ヨード量が一定となるよう注入量を調整することで，同等のTDCを得ることができる[1,2]。

投与後の造影剤が早期に血液と混和した場合，動脈のTDCのピークCT値が低下してしまう可能性

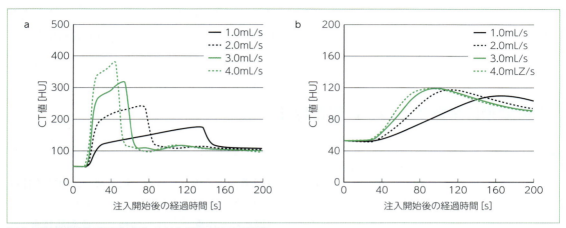

図2 造影剤注入速度を変化させた際のTDCの変化
a：腹部大動脈
b：肝実質

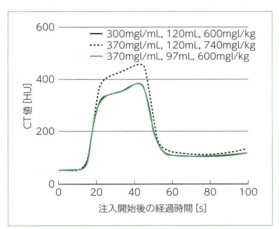

図3 造影剤濃度を変化させた際の腹部大動脈のTDCの変化

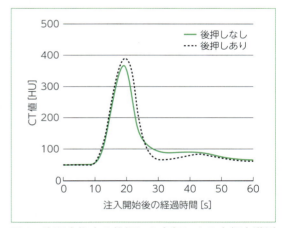

図4 生理食塩水の後押しの有無による上行大動脈のTDCの変化

がある。100mL以上のような多量の造影剤が投与される場合はその影響は軽微であるが、心臓CTのように少量の造影剤を短時間で注入した場合は混和の影響が大きくなる[3]。投与後の造影剤が血液と混和する速度には、血行動態のほか造影剤の浸透圧や粘稠度が影響する。浸透圧が高いほど、また粘稠度が低いほど拡散しやすい傾向を示すことから、冠動脈CTAなどにおいてはピークCT値が低下する可能性がある。

●生理食塩水による後押し

造影剤注入後にチューブ内や造影剤を注入した上肢の静脈に造影剤が滞留し、標的臓器の造影効果が低減してしまう可能性がある。特に造影剤注入量の少ない冠動脈CTAなどでは、滞留する量が相対的に多くなることから影響が大きくなる。造影剤投与後に生理食塩水で後押しすることで滞留した造影剤を押し流し、この問題を回避することができる[4-6]。図4に、40mLの造影剤を5.0mL/sで注入

した際に，生理食塩水の後押しを行った場合と行わなかった場合の上行大動脈のTDCを示す。生理食塩水で後押しをすることによりTDCのピーク値は高くなり，投与した造影剤を有効に利用できていることがわかる。

造影効果に影響する因子：患者特性

●体格因子

患者の体格は，造影効果に影響を与える最も大きな患者因子の1つである。造影剤が分布する体液量（細胞外液腔のサイズ）は体格に依存することから，体格に応じた造影剤注入量とすることで個人ごとの造影効果を均質化することができる。体格の指標として体重[1,2]，体表面積[7-9]，除脂肪体重[10-12]などが挙げられるが，運用の容易な体重が一般的に用いられることが多い。図5aに異なる体重の対象に同量の造影剤を注入した際の，腹部大動脈のTDCを示す。いずれも120mLの造影剤を30秒で注入しているが，体重が増加するにつれTDCのピーク値は低くなる。図5bに示す肝実質のTDCにおいても同様の傾向がみられる。

●心拍出量

動脈の造影効果に対し，体格の次に影響が大きい患者因子として心機能が挙げられる[13]。一般的に，図6に示すように心拍出量が低下すると動脈系のピークCT値は高くなり，ピークまでの時間は長くなる[14]。しかしながら，心拍出量の程度に伴ってピークCT値が高くなることについては異論もあり，短い注入時間（10秒未満）においては心拍出量と大動脈の造影効果の間に相関はなかったとの報告[15]や，重症心不全の患者では造影CTにおける大動脈の造影効果は低下した[16]との報告もみられる*。

*少量の造影剤を短時間で注入する際の造影剤の体内動態」(p.83)を参照されたい

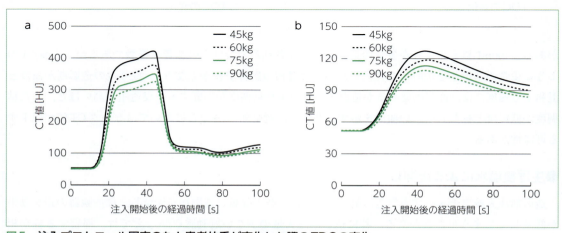

図5　注入プロトコール固定のもと患者体重が変化した際のTDCの変化
a：腹部大動脈
b：肝実質

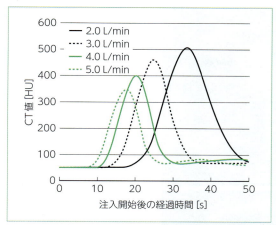

図6 注入プロトコール固定のもと心拍出量が変化した際の上行大動脈のTDCの変化

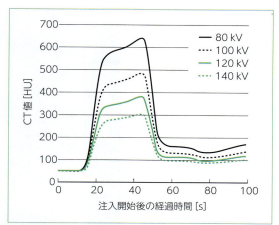

図7 注入プロトコール固定のもと管電圧を変化させた際の腹部大動脈のTDCの変化

● その他

　個々の臓器は，その機能が正常なときと比較して，機能低下時には血流の低下などに起因して造影効果が低下することがある。例えば肝臓では，肝硬変などの肝障害が生じている場合には造影効果が低下することが報告されている[17, 18]。腎臓はヨード造影剤を尿中に排出する機能を有し，腎機能が正常であれば造影剤の排出は投与後から速やかに始まり，全身の造影効果は経時的に低下してゆく。一方で腎機能障害がある場合には造影剤の排出が遅れるまたは行われないことから，平衡相のような遅いタイミングにおいても高い造影効果を保つ可能性が考えられる。また透析患者の場合，透析直前には透析直後よりも体液量が増加することから，造影効果が低下することが報告されている[19]。

造影効果に影響する因子：撮像プロトコール

● 管電圧と管電流

　CT装置の管電圧に応じて，ヨード造影剤の造影効果は変化する。管電圧が下がるにつれて発生するX線のエネルギーは低下し，低エネルギーX線に対してより高吸収となるヨードの造影効果は増強される。図7に示す管電圧ごとの腹部大動脈のTDCから，管電圧が低くなるほど造影効果が上昇していることがわかる[20-22]。造影効果が上昇することを利用して，造影剤投与量を低減することができる。
　一般的に管電流はヨード造影剤の造影効果に影響しない。しかし，何らかの理由で管電流が不足した場合は画像のノイズが増加し，同等のコントラストを有していたとしてもコントラストノイズ比，すなわちコントラスト境界の視認性が低下する。このような問題は，被写体が大きい場合，X線透過性が低い場合，低管電圧を使用した場合，小児などで意図的に管電流を抑制した場合などで生じやすい。被写体サイズや撮像条件に応じて適切な管電流を照射するにはCT自動露出機構（CT automatic exposure control：CT-AEC）が有用である[23]。

臨床編—Ⅲ．CT用造影剤の体内動態

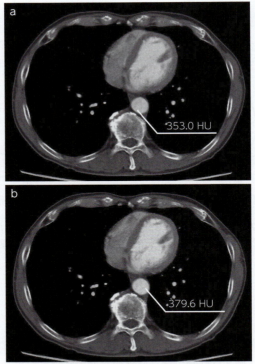

図8 画像再構成法の線質硬化補正の有無による
　　 CT値の変化
a：線質硬化補正なし
b：線質硬化補正あり

被ばく低減のために意図的に管電流を低く抑えている場合には，逐次近似再構成法（iterative reconstruction：IR）や深層学習応用再構成法（deep learning based reconstruction：DLR）を利用することによりノイズを低減することができる[24]。

●**画像再構成法における線質硬化現象の補正**

　CT撮像においては多色X線を利用するため，必ず線質硬化現象（beam hardening effect：BHE）[25]が生じる。BHEとは，低エネルギーのX線が先んじて減衰し，X線の平均エネルギーが上昇する現象である。BHEによりX線のエネルギーが上昇すると，結果的にヨードの造影効果が低下する。通常のCTの画像再構成法はBHEを補正することができる機能（beam hardening correction：BHC）を有しており，図8に示すようにBHCを有効にするか否かでヨードの造影効果が変化する可能性があるため，CT値の定量評価を行う場合などには注意が必要である。

●**dual-energy CT**

　dual-energy CT（DECT）は低管電圧および高管電圧のスキャンを同時に行い，これらのデータから撮像対象の構成要素を推定し，さまざまな解析が可能となる撮像法である。解析画像の1種である仮想単色X線画像（virtual monochromatic X-ray image：VMI）は，図9に示すように擬似的に任意のX

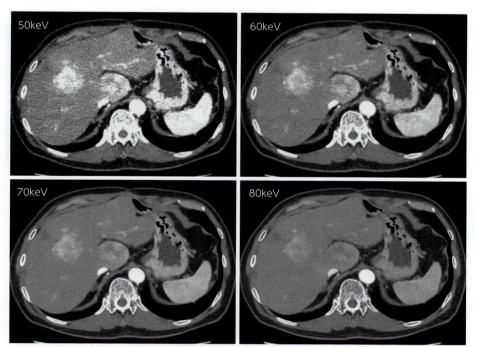

図9 dual-energy CTにおけるさまざまなエネルギー設定の仮想単色X線画像

線エネルギーで撮像したようが画像を得ることができる[22]。低エネルギーのVMIではヨードの造影効果が増加することから，低管電圧撮像と同様にDECT撮像においても造影剤量を低減することが可能である。

●スキャンディレイ

造影剤の注入後，CT撮像のタイミングによりCT画像の造影効果は変化する。しかしこれはTDCのどの時刻をサンプリングするかの違いであり，TDCの形状が変化するわけではない。したがって，撮像タイミングの違いが造影効果に影響を与えていると考えるべきではないが，便宜上，この項目で扱う。実際，取得される各造影相の画像のコントラストは，撮像タイミングの影響を大きく受けることから，撮像タイミングの適正化は重要である[26]。

造影剤の注入開始時刻からCT撮像の開始時刻までの時間をスキャンディレイ（scan delay）とよぶ。ダイナミック造影CTにおける早期相やCT angiographyなどでは，動脈の造影効果が高いタイミングで撮像することが望ましい。動脈の造影効果のピーク時刻は，同部位へ造影剤が到達するのに要する時間と造影剤注入時間から予測可能であると報告されている[27,28]。造影効果のピーク時刻が予測できれば，その時刻に合わせて撮像開始タイミング，すなわちスキャンディレイを決定することができる。

固定法

最も簡便なピーク時刻の予測方法は，造影プロトコールごとの平均的な造影剤ピーク時刻を経験的に決定し，すべての検査において同じスキャンディレイを用いる固定法である。しかし，ピーク時刻は心拍出量の影響を大きく受けるため，心機能の異なる患者に対して同じスキャンディレイを用いた

臨床編—Ⅲ．CT用造影剤の体内動態

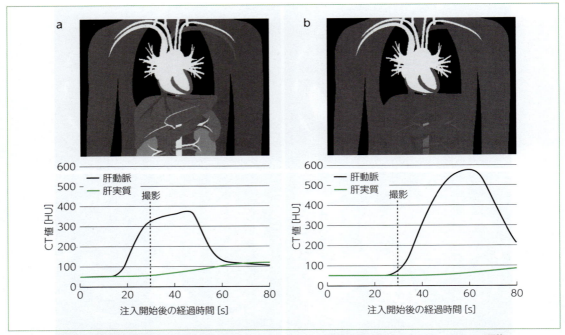

図10　異なる心機能の患者を30秒の固定スキャンディレイで撮像した際のシミュレーション画像
a：心機能正常
b：心機能50％

場合，患者ごとに造影効果が大きく異なる画像となってしまう可能性がある．心機能が正常および50％に低下した症例に対し，30秒の固定スキャンディレイで撮像したシミュレーション画像を図10に示す．図10aの正常例においては早期動脈相として肝動脈が描出されているが，図10bの心機能低下例では造影剤が到達しておらず不適切な画像となっている．

ボーラストラッキング法

図11に示す造影プロトコル（肝ダイナミックCTなど）のように，造影剤が到達するのに要する時間よりも造影剤注入時間のほうが長い場合，造影効果のピーク時刻は造影剤到達時刻に造影剤注入時間を加えたものにおおよそ一致する．すなわち，ボーラストラッキングなどのモニタリングによって造影剤の到達時刻を知ることができれば，造影効果のピーク時間を予測して撮像することが可能となる．

ボーラストラッキングとは，造影剤の注入開始後に標的臓器付近の動脈への造影剤の到達を確認するため，標的臓器近傍の下行大動脈などを含む1スライスを連続的に動画のように撮像して，CT値の変化をモニタリングする手法である[29]．図12に示すように，1秒間隔で撮像した画像から下行大動脈のCT値をリアルタイムに計測し，造影剤の到達を確認した時点でモニタリングを終了し本スキャンに移行する．ボーラストラッキングによって，心拍出量に左右されにくいスキャンタイミングの決定が可能となる．

テストボーラス法

図13に示す造影プロトコル（冠動脈造影CTなど）のように，造影剤が到達するのに要する時間

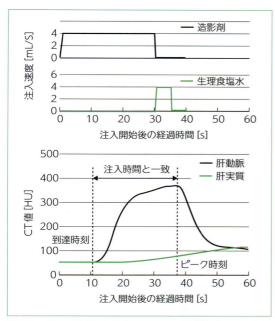

図11 造影剤の到達時刻よりも造影剤注入時間が長い造影プロトコールの例

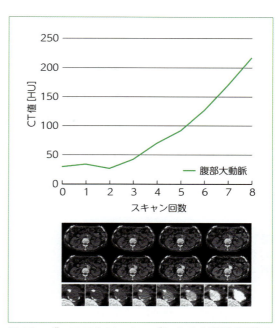

図12 ボーラストラッキングによる大動脈CT値のモニタリング

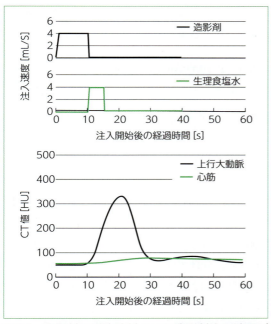

図13 造影剤の到達時刻よりも造影剤注入時間が短い造影プロトコールの例

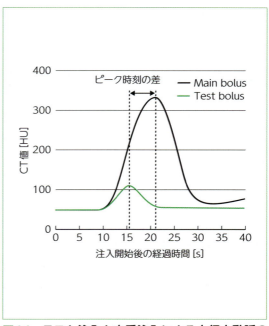

図14 テスト注入と本番注入による上行大動脈のTDCの比較

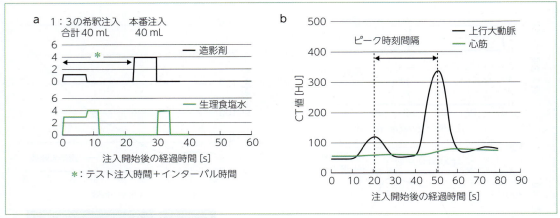

図15 テストボーラストラッキング法
a：注入プロトコール
b：上行大動脈のTDC

よりも造影剤注入時間のほうが短い場合，動脈系のピーク時刻を正確に予測するためには，事前に造影剤を注入してタイミングを調べるテストボーラス法などが必要となる。

テストボーラス法でピーク時間を予測するには，まず少量の造影剤でテスト注入を行い，モニタースキャンで対象動脈のTDCを計測する[29]。図14に示すテスト注入と本番注入のピーク時刻の差は，本番注入時間とテスト注入時間の差の1/2となることが報告されており，本番注入のピーク時刻は，テスト注入のピーク時刻を用いて次式によって計算することができる。

$$\text{MainPeakTime} = \text{TestPeakTime} + \frac{\text{MainInjectionDuration} - \text{TestInjectionDuration}}{2}$$

図14の場合，5mLの造影剤を1.25秒で，本番では40mLの造影剤を10秒で注入しており，テスト注入時間と本番注入時間の差は8.75秒となり，テスト注入のピーク時刻のおおよそ4.4秒後が本番注入のピーク時刻となる。

テストボーラストラッキング法

テストボーラス法の新たな手段として，テストボーラストラッキング（test bolus tracking：TBT）法[30]や希釈TBT法が提案されている。図15に希釈TBT法の概念を示す。TBT法では，テスト注入の後に一定のインターバルをおき，続けて本番の造影剤注入を行うという点で，従来のテストボーラス法とは大きく異なる。テストと本番で造影剤を2フェーズに分けて注入するが，それぞれの注入に対応する造影効果のピークの間隔は，＊で示すテスト注入時間およびテストと本番注入のインターバル時間との和と一致する。すなわち，ボーラストラッキングによってテスト注入のピーク時刻をとらえれば，本番注入のピーク時刻を正確に予測することができる。

テスト注入には少量の造影剤を用いるが，希釈TBT法の場合には同時に生理食塩水を混合注入して本番の造影剤量と一致させることで，より正確に本番のピーク時刻を予測することができる。特に冠動脈造影CTなど少量の造影剤を使用する検査で正確にタイミングを予測するために有用である。一方で注入する液量が多くなることから，心不全のある患者などに使用する場合には注意が必要である。

参考文献

1) Yamashita Y, Komohara Y, Takahashi M, et al. Abdominal helical CT : evaluation of optimal doses of intravenous contrast material--a prospective randomized study. Radiology 2000 ; 216 : 718-723.

2) Heiken JP, Brink JA, McClennan BL, et alV. Dynamic incremental CT : effect of volume and concentration of contrast material and patient weight on hepatic enhancement. Radiology 1995 ; 195 : 353-357.

3) Kidoh M, Nakaura T, Funama Y, et al. Paradoxical Effect of Cardiac Output on Arterial Enhancement at Computed Tomography : Does Cardiac Output Reduction Simply Result in an Increase in Aortic Peak Enhancement? J Comput Assist Tomogr 2017 ; 41 : 349-353.

4) Irie T, Kajitani M, Yamaguchi M, et al. Contrast-enhanced CT with saline flush technique using two automated injectors : how much contrast medium does it save? J Comput Assist Tomogr 2002 ; 26 : 287-291.

5) Tatsugami F, Matsuki M, Inada Y, et al. Usefulness of saline pushing in reduction of contrast material dose in abdominal CT : evaluation of time-density curve for the aorta, portal vein and liver. Br J Radiol 2007 ; 80 : 231-234.

6) Tatsugami F, Matsuki M, Kani H, et al. Effect of saline pushing after contrast material injection in abdominal multidetector computed tomography with the use of different iodine concentrations. Acta radiol 2006 ; 47 : 192-197.

7) Bae KT, Seeck BA, Hildebolt CF, et al. Contrast enhancement in cardiovascular MDCT : effect of body weight, height, body surface area, body mass index, and obesity. AJR Am J Roentgenol 2008 ; 190 : 777-784.

8) Onishi H, Murakami T, Kim T, et al. Abdominal multi-detector row CT : effectiveness of determining contrast medium dose on basis of body surface area. Eur J Radiol 2011 ; 80 : 643-647.

9) Yanaga Y, Awai K, Nakaura T, et al. Contrast material injection protocol with the dose adjusted to the body surface area for MDCT aortography. AJR Am J Roentgenol 2010 ; 194 : 903-908.

10) Ho LM, Nelson RC, Delong DM. Determining contrast medium dose and rate on basis of lean body weight : does this strategy improve patient-to-patient uniformity of hepatic enhancement during multi-detector row CT? Radiology 2007 ; 243 : 431-437.

11) Kondo H, Kanematsu M, Goshima S, et al. Aortic and hepatic enhancement at multidetector CT : evaluation of optimal iodine dose determined by lean body weight. Eur J Radiol 2011 ; 80 : e273-e277.

12) Awai K, Kanematsu M, Kim T, et al. The Optimal Body Size Index with Which to Determine Iodine Dose for Hepatic Dynamic CT : A Prospective Multicenter Study. Radiology 2016 ; 278 : 773-781.

13) Masuda T, Nakaura T, Funama Y, et al. Aortic and hepatic contrast enhancement during hepatic-arterial and portal venous phase computed tomography scanning : Multivariate linear regression analysis using age, sex, total body weight, height, and cardiac output. J Comput Assist Tomogr 2017 ; 41 : 309-314.

14) Bae KT, Heiken JP, Brink JA. Aortic and hepatic contrast medium enhancement at CT. Part II. Effect of reduced cardiac output in a porcine model. Radiology 1998 ; 207 : 657-662.

15) Nakaura T, Awai K, Yanaga Y, et al. Low-dose contrast protocol using the test bolus technique for 64-detector computed tomography coronary angiography. Jpn J Radiol 2011 ; 29 : 457-465.

16) Jana M, Gamanagatti SR, Kumar A. Case series : CT scan in cardiac arrest and imminent cardiogenic shock. Indian J Radiol Imaging 2010 ; 20 : 150-153.

17) Vignaux O, Gouya H, Augui J, et al. Hepatofugal portal flow in advanced liver cirrhosis with spontaneous portosystemic shunts : effects on parenchymal hepatic enhancement at dual-phase helical CT. Abdom Imaging 2002 ; 27 : 536-540.

18) Vignaux O, Legmann P, Coste J, et al. Cirrhotic liver enhancement on dual-phase helical CT : comparison with noncirrhotic livers in 146 patients. AJR Am J Roentgenol 1999 ; 173 : 1193-1197.

19) Masuda T, Funama Y, Nakaura T, et al. CT Angiography of Suspected Peripheral Artery Disease : Comparison of Contrast Enhancement in the Lower Extremities of Patients Undergoing and Those Not Undergoing Hemodialysis. AJR Am J Roentgenol 2017 ; 208 : 1127-1133.

20) Huda W, Scalzetti EM, Levin G. Technique factors and image quality as functions of patient weight at abdominal CT. Radiology 2000 ; 217 : 430-435.

21) Nakayama Y, Awai K, Funama Y, et al. Abdominal CT with low tube voltage : preliminary observations about radiation dose, contrast enhancement, image quality, and noise. Radiology 2005 ; 237 : 945-951.

22) McCollough CH, Leng S, Yu L, Fletcher JG. Dual- and Multi-Energy CT : Principles, Technical Approaches, and Clinical Applications. Radiology 2015 ; 276 : 637-653.

23) McCollough CH, Bruesewitz MR, Kofler JM Jr. CT dose reduction and dose management tools : overview of available options. Radiographics 2006 ; 26 : 503-512.

臨床編—Ⅲ．CT用造影剤の体内動態

24) Willemink MJ, Noël PB. The evolution of image reconstruction for CT-from filtered back projection to artificial intelligence. Eur Radiol 2019；29：2185-2195.

25) Barrett JF, Keat N. Artifacts in CT：recognition and avoidance. Radiographics 2004；24：1679-1691.

26) Bae KT. Intravenous contrast medium administration and scan timing at CT：considerations and approaches. Radiology 2010；256：32-61.

27) Bae KT, Heiken JP, Brink JA. Aortic and hepatic contrast medium enhancement at CT. Part I. Prediction with a computer model. Radiology 1998；207：647-655.

28) Bae KT. Peak contrast enhancement in CT and MR angiography：when does it occur and why？ Pharmacokinetic study in a porcine model. Radiology 2003；227：809-816.

29) Cademartiri F, Nieman K, van der Lugt A, et al. Intravenous contrast material administration at 16-detector row helical CT coronary angiography：test bolus versus bolus-tracking technique. Radiology 2004；233：817-823.

30) Tokurei S, Takegami K, Ikushima Y, Sato S, Kudomi S, Okada M. A Triphasic Split-bolus Contrast Injection Protocol for Artery-vein Separation During Pulmonary Computed Tomographic Angiography. J Thorac Imaging 2023；38：29-35.

臨床編 — **III** CT用造影剤の体内動態

少量の造影剤を短時間で注入する際の造影剤の体内動態

中浦　猛

Key Point

① 少量造影剤を短時間で注入する造影プロトコールでは，血中での造影剤の拡散の影響が相対的に大きくなるため，心拍出量と造影効果の関係は複雑となる。

② 心拍出量の低下が疑われる患者においては，少量造影剤を短時間で注入する造影プロトコールでは造影効果が極端に低下する可能性がある。

はじめに

近年，CT技術の進歩により，短時間かつ低用量の造影剤注入プロトコールが広く用いられるようになってきた。特に心臓CT検査では，造影剤の総量を減らしつつ，適切な血管造影効果を得ることが求められる。しかし，少量の造影剤を短時間で注入した際の体内動態や，心拍出量が造影効果に及ぼす影響については，解説されている書籍は少ない。本項では，短時間・低用量の造影剤注入における体内動態と，心拍出量との関係についてまとめる。

注入された造影剤の希釈と拡散

心機能が悪い場合は造影効果が上昇するのが一般的であり，ほとんどの教科書や論文ではそれ以上の記載がないものが多い。しかし，テストインジェクションのようなごく少量の造影剤を投与した場合は心機能が非常に悪い症例で明瞭なtime density curve（TDC）が得られない症例を経験する。この一見矛盾するような現象を理解するためには，血流による造影剤の希釈および受動的な造影剤の拡散という2つの現象について理解する必要がある。

静脈内に注入された造影剤は，血流により希釈されると同時に，血液中を拡散しながら標的臓器へと運ばれる。この過程は "Stewart-Hamilton の方程式"[1] や "Fick の法則"[2] にしたがっている。Stewart-Hamilton の方程式は，もともと心拍出量（cardiac output：CO）を測定するために使われていた手法であり，造影剤のような薬剤の場合は次のような方程式でCOを計算する。

$$CO = \frac{Q}{\int_0^\infty C(t)\,dt}$$

・CO：心拍出量（L/min）
・Q：注入された薬剤（造影剤など）の量（mg）
・$C(t)$：時間の関数としての薬剤の濃度（mg/L）
・$\int_0^\infty C(t)\,dt$：時間濃度曲線下の面積（mg・sec/L）

83

臨床編—Ⅲ．CT用造影剤の体内動態

　これによって同じ投与量であれば薬の時間濃度曲線下の面積が小さい場合はCOが大きく，大きい場合はCOが小さくなる。COが低い場合は時間濃度曲線下の面積が大きくなり，造影剤の場合は基本的には造影効果が高くなる場合が多い。すなわちStewart-Hamiltonの方程式からは一般的にはCOと造影効果は反比例の関係にあることが導かれる（図1）。

　一方，Fickの法則は物質が高濃度から低濃度へと拡散する過程を表しており，これは血液ガス交換や各種物質が細胞膜を通じて移動する際など，生理学全般にわたって応用されている。Fickの法則では，拡散率（物質がどれくらい早く移動するか），濃度勾配（高濃度領域から低濃度領域への差），および拡散面積（物質が通過する面積）などについて下記のように記述されている。

$$R = \frac{DA\Delta C}{d}$$

- R：拡散率（mol/sec）
- D：分子特異的拡散定数（cm^2/sec）
- A：拡散が起こる面積（cm^2）
- d：拡散が起こる距離（cm）
- ΔC：2つの側面間の濃度差（mol/cm^3）

　この法則から造影剤が広く血液に接する場合やターゲットのへの到達に時間がかかる場合には拡散の影響が大きくなる事が予想されるが，30秒以上になるような通常の造影プロトコールでは血液に造影剤が接している部分は比較的少なく，造影剤の受動的な拡散の影響はあまり問題にならなかった。

短時間・低用量注入時における心拍出量と造影効果の複雑な関係

　上記のように通常の造影プロトコールではStewart-Hamiltonの方程式にしたがい，心拍出量が低いほど造影効果が高くなる傾向にある。しかし，最近の筆者らの研究[3]では，短時間・低用量の造影剤注入時には，この関係が必ずしも当てはまらないことが明らかになった。前述した極端に心機能が悪い症例にテストインジェクションを行った場合に造影効果が低下する場合があるのはその一例である。

　この短時間・低用量の造影剤注入のときの造影剤の動態については詳細な検討は少ないものの，注入された造影剤の体積が小さいため，拡散面積と拡散距離の比が大きくなると考えられる。このため，Fickの法則に基づく拡散の影響が相対的に大きくなる。一方，Stewart-Hamiltonの式に基づく血流による希釈の影響は，造影剤量が少ないため，相対的に小さくなる。そのため注入時間が十分に長いときに認められた心機能と造影効果の反比例の関係は認められなくなり，極端に心拍出量が低下した場合には，造影効果が低下する可能性がある。一方，心拍出量が正常〜高値の場合，拡散の影響は相対的に小さくなるため，心拍出量と造影効果の関係は比較的保たれる。

一部の例外的な症例での注入プロトコールの最適化

　上述のような理由で極端に低心拍出量な症例においてテストインジェクション，心臓CT angiography，頭部CTAなどの短時間・低用量の造影剤注入プロトコールでは，心拍出量が造影効果に及ぼす影響を考慮し，注入プロトコールを最適化することが重要である。もしも検査前に心エコーなどで心拍出量が低下していることがあらかじめわかっている場合，極端に心臓が大きいなど心拍出量の低下が疑われる場合などにおいては，上述のような造影プロトコールでは造影効果が極端に低下する可能性が出てくる。

　このような症例では心拍出量・体格から造影効果を予測するP-COPのようなシミュレーションを使用することも有用な可能性がある。ただ，このようなシステムが導入されている施設も現時点では少なく，その場合はこのような症例では通常よりも多めに造影剤を使用するような安全策を取ることも重要と考えられる。

結論

　心拍出量は一般的には造影効果と反比例関係にあることが知られているが，少量の造影剤を短時間で注入する際には拡散の影響が相対的に大きくなるため，心拍出量と造影効果の関係は複雑となる。比較的造影剤量の少ない少量の造影剤を使用する場合に安定した造影効果を得るためには，患者の心拍出量を考慮して注入プロトコールを最適化することが重要である。

参考文献

1) Herfkens RJ, Axel L, Lipton MJ, et alMeasurement of Cardiac Output by Computed Transmission Tomography. Investigative Radiology 1982；17：550.
2) Bae KT, Heiken JP, Brink JA. Aortic and hepatic contrast medium enhancement at CT. Part I. Prediction with a computer model. Radiology 1998；207：647-655. https://doi.org/10.1148/radiology.207.3.9609886
3) Kidoh M, Kidoh M, Nakaura T, et al. Paradoxical Effect of Cardiac Output on Arterial Enhancement at Computed Tomography：Does Cardiac Output Reduction Simply Result in an Increase in Aortic Peak Enhancement？ Journal of Computer Assisted Tomography 2017；41：349-353. https://doi.org/10.1097/rct.0000000000000541

臨床編 —— **III** CT用造影剤の体内動態

造影剤の体内動態のシミュレーション

粟井和夫，檜垣　徹

Key Point

①造影剤の体内動態のシミュレーション法としては，機械的な循環ファントムを使用する方法と
　コンピュータ上で行う方法に大別される。コンピュータ上のシミュレーションとしては，
　Fleischmannによる線形モデルおよびBaeによる全身循環モデルが代表的である。
②機械的循環ファントムおよびFleischmannによる線形モデルは動脈系のシミュレーションが
　可能であるが，実質臓器や静脈系のシミュレーションはできない。
③Baeの全身循環モデルは，動脈系，静脈系，実質臓器のエンハンスメントをいずれもシミュ
　レーションすることが可能である。

はじめに

　造影剤の投与プロトコールを検討する場合，造影剤の体内動態に関与するものは造影剤因子，患者因子，投与法などと多数の因子がある*。さらに，造影CT検査では放射線被ばくに加え腎障害などのリスクがあるため，患者を対象とする研究において，同じ患者に造影剤を繰り返し異なるプロトールで投与しその結果を比較検証することはできない。このため，造影剤投与後の体内動態をシミュレーションすることが試みられている。

　造影剤の体内動態のシミュレーション法としては，機械的な循環ファントムを使用する方法とコンピュータ上でシミュレーションする方法に大別される。

*造影効果に対する造影プロトコール，患者特性，撮像プロトコールの影響(p.71)も参照されたい

機械的循環ファントムによる造影シミュレーション

　CT用の機械的循環ファントムとしては，八町淳氏が考案したもの（通称，八町ファントム）[1-3]，Behrendtらが報告したもの[4]，Schinderaらが報告したもの[5]などがある。

　八町ファントムは，いくつかの水で満たされたタンクをチューブで接続しポンプで水を駆動するという単純な構造であるが（図1），造影剤投与後の模擬大動脈の時間エンハンスメント曲線はかなり人体のものと近いことが報告されている[1,2]。

　八町ファントムでは，人体における低圧肺循環系と高圧体循環系が分けられていないが，低圧肺循環系と高圧体循環系を再現し大動脈や冠動脈のレプリカも実装したものが，Behrendtが報告した循環ファントムである[4]。Behrendtのファントムは，造影剤の投与プロトコールの検討をした研究で比較的よく使用されており[6-12]，最近の報告でもdual-energy CTにおける冠動脈造影CTにおける造影

86

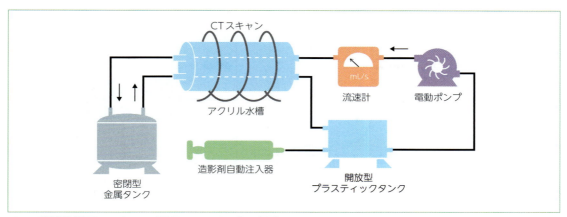

図1 機械的循環ファントム（八町ファントム）の概略
図中のアクリル水槽の部位でCTスキャンを行い造影剤の時間濃度曲線を収集する。

剤投与[10]，低管電圧撮像における生理食塩水と造影剤の混合投与法[11]，photon counting detector CTにおける造影剤量の減量[12]などの検証に使用されている。

　現在，CTで使用されている機械的循環ファントムは，いずれも動脈系のシミュレーションしか行えず，肝臓などの実質臓器や静脈系のシミュレーションはできない。実質臓器や静脈系をシミュレーションするためには，後述するBaeの全身循環モデルによるコンピュータシミュレーションを行う必要がある。本書「Ⅲ　CT用造影剤の体内動態　造影効果に対する造影プロトコール，患者特性，撮像プロトコール（p.71）」で提示されている時間濃度曲線のグラフも，Baeの全身循環モデルを改良したものから計算したものである。

コンピュータによる造影シミュレーション

　コンピュータシミュレーションとしては，Fleischmannらによる線形モデル[13,14]およびBaeによる全身循環モデル[15-17]が代表的である。

●Fleischmannの線形モデルによる造影シミュレーション

　後述するBaeのコパートメントモデルに示されているように，造影剤投与後の各臓器や血管の造影という現象は，多数の臓器や血管が相互に連結された複雑系システムにより生じている。Fleischmannによる線形モデルは，この複雑系を"ブラックボックス"と見做し，その"ブラックボックス"のなかで起こる個々の過程を考慮せずに，システムの入力と出力のみを解析し動脈系のエンハンスメントをシミュレーションするものである[13]。

　具体的には，ヒトの循環系を時間に依存しない線形システムと仮定し，少量造影剤を短時間で静注するテストインジェクションを行い，その造影プロトコールと造影後に実際に得られた時間エンハンスメント曲線から，伝達関数（患者関数）の計算を行う（図2）。この伝達関数を使用して，任意の造影プロトコールによる動脈系の時間エンハンスメント曲線を予測する。Fleischmanの方法では，患者ごとにいろいろな造影プロトコールのシミュレーションを行うことが可能である。Fleischmanの

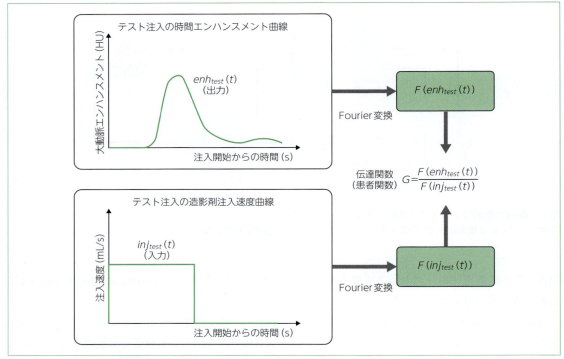

図2　造影における患者関数（伝達関数）の計算
周波数領域のEnh$_{test}$とInj$_{test}$は，時間領域のenh$_{test}$とinj$_{test}$をFourier変換したものである。Gは伝達関数［g(t)］をFourier変換したもので，Enh$_{test}$をInj$_{test}$で割った商として計算される。任意の造影剤注入プロトコールにおいて，この伝達関数を用いて各患者の時間強調曲線を得ることができる。

論文には，数式処理ソフトウェアのMathematica上で動作するプログラムが掲載されているので，読者はこの方法を実際に試してみることができる[13]。現状では，個々の患者のテストインジェクションにおける時間エンハンスメント曲線のデジタルデータをリアルタイムに得ることは難しいため，残念ながら臨床現場において本法が普及するには至っていない。

　Fleischmannは，テスト注入データに基づく二相性の造影剤注入プロトコールを用いることにより，一相性の造影剤注入と比較して，一定時間，動脈系の均一な造影が得られたことを報告している[14]。Fleischmannの方法はもともと個々の患者においてシミュレーションを行うものであるが，多数の患者におけるテストインジェクションデータ（時間エンハンスメント曲線）を平均化し，それより伝達関数を求めて，平均的な患者に特定のプロトコールで造影剤を投与した場合の大動脈エンハンスメントを予測する試みも行われている[18]。

●Baeの全身循環モデルによる造影シミュレーション

　Baeは，ヨード造影剤の体内の分布を解析するために，図3に示すような全身の循環モデルを提案した[16,17,19,20]。この循環モデルは，全身の血管と代表的な臓器のつながりをモデル化したもので，欧米人の標準体格のヒトを仮定して臓器体積，血管体積，血流速度が定義されている。また本書「Ⅲ　CT用造影剤の体内動態　臓器レベルおよび細胞レベルの造影剤の分布と排泄（p.64）」で述べたよう

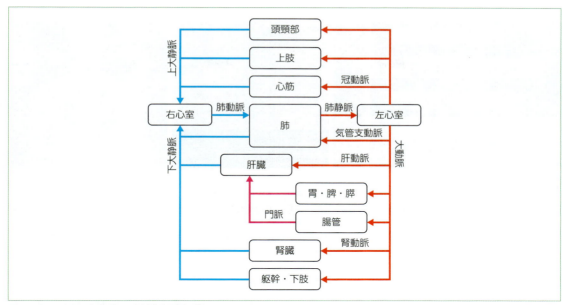

図3　Baeによる全身の血液循環モデル
主要な臓器が血管で接続され，全身の血液循環がモデル化されている．このモデルのでは，それぞれの臓器の体積や毛細血管，間質腔の体積および血流速度などが定義されている．

に，ヨード造影剤は疎水性が低いため細胞内には分布しないので，ヨード造影剤の分布は毛細血管腔と細胞外液腔からなる2コンパートメントモデルとして記述される．Baeのシミュレーションでは，この全身循環モデルにおいて多数の微分方程式を立てて，これらを解くことにより各臓器および血管の時間濃度曲線を求めるものである．

　この方法は，血液量，臓器の細胞外液量などに多数の仮説が必要であるが，ブタを使った動物実験の結果とほぼ一致した結果が得られている[19,20]．さらにヒトの動脈や肝臓などの造影剤投与後の時間濃度曲線ともよく合致するので妥当なものと考えられる[16,17]．機械的循環ファントムやFleischmannの線形モデルと異なり，Baeのシミュレーションでは肝臓等の実質臓器のシミュレーションも可能である．Baeの研究は，それまで経験的に行われていた造影剤の投与，すなわち造影剤量，造影剤の注入時間等の決定などに理論的根拠を与え，その後の造影剤投与に関する臨床研究に大きな影響を与えた．

　Higakiらは，Baeの全身循環モデルを改良し，Baeのモデルでは実装されていなかった臓器を実装するとともに，造影剤の血液中の拡散や造影剤の粘稠度も組み込んでさらに精密なモデルを構築した[21]．造影剤の血液中の拡散をモデル化した理由は，少量の造影剤を人体に投与する場合，例えば心臓の冠状動脈CT angiographyなどでは造影剤投与量が腹部造影CTなどと比較してきわめて少なく，造影剤の血液中の拡散が無視できないからである．さらに，Higakiらは，全身循環モデルを個々の患者における造影プロトコールの立案に応用するため，循環モデルのパラメータを日本人のデータと整合するように調整し，個々の患者の患者において，各臓器の時間濃度曲線から造影プロトコールの立案を支援するソフトウェアであるPatient-specific contrast enhancement optimizer（pCOP）を開発した（図5）[22-24]．pCOPでは，患者の体重，身長，心拍数などを入力すれば，それぞれの患者の全身循環

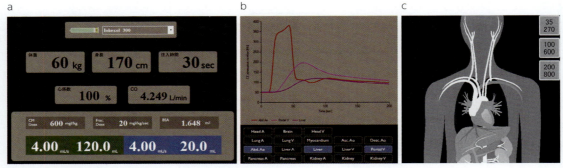

図4　造影シミュレーション
a：Patient-specific contrast enhancement optimizer (pCOP) の入力画面
b：造影シミュレーションの結果の時間濃度曲線の表示．図下の臓器あるいは血管を選択すると，図上に，それらの時間濃度曲線が示される．
c：造影シミュレーションの結果の動画表示．bと同時に，造影シミュレーションを動画でも表示することができる．

モデルを生成することができる．pCOPを使うことにより，心臓の冠動脈CT angiographyや肝臓ダイナミックCTにおいて，患者間の大動脈濃染のばらつきを減少させた安定した造影が可能であることが報告されている[22, 24]．pCOPはhttp://1609-059.a.hiroshima-u.ac.jp/において機能限定版が公開されているので，興味のある読者はアクセスされたい．

参考文献

1) Awai K, Hatcho A, Nakayama Y, et al. Simulation of aortic peak enhancement on MDCT using a contrast material flow phantom：feasibility study. AJR Am J Roentgenol 2006；186：379-85.
2) Awai K, Nakayama Y, Nakaura T, et al. Prediction of aortic peak enhancement in monophasic contrast injection protocols at multidetector CT：phantom and patient studies. Radiat Med 2007；25：14-21.
3) Kidoh M, Nakaura T, Funama Y, et al. Paradoxical Effect of Cardiac Output on Arterial Enhancement at Computed Tomography：Does Cardiac Output Reduction Simply Result in an Increase in Aortic Peak Enhancement？ J Comput Assist Tomogr 2017；41：349-53.
4) Behrendt FF, Bruners P, Kalafut J, et al. Introduction of a dedicated circulation phantom for comprehensive in vitro analysis of intravascular contrast material application. Invest Radiol 2008；43：729-36.
5) Schindera ST, Nelson RC, Howle L, et al. Effect of varying injection rates of a saline chaser on aortic enhancement in CT angiography：phantom study. Eur Radiol 2008；18：1683-9.
6) Behrendt FF, Bruners P, Keil S, et al. Effect of different saline chaser volumes and flow rates on intravascular contrast enhancement in CT using a circulation phantom. Eur J Radiol 2010；73：688-93.
7) Mihl C, Wildberger JE, Jurencak T, et al. Intravascular enhancement with identical iodine delivery rate using different iodine contrast media in a circulation phantom. Invest Radiol 2013；48：813-8.
8) Kok M, Mihl C, Mingels AA, et al. Influence of contrast media viscosity and temperature on injection pressure in computed tomographic angiography：a phantom study. Invest Radiol 2014；49：217-23.
9) Kok M, Mihl C, Hendriks BM, et al. Optimizing contrast media application in coronary CT angiography at lower tube voltage：Evaluation in a circulation phantom and sixty patients. Eur J Radiol 2016；85：1068-74.
10) De Santis D, Caruso D, Schoepf UJ, et al. Contrast media injection protocol optimization for dual-energy coronary CT angiography：results from a circulation phantom. Eur Radiol 2018；28：3473-81.
11) Overhoff D, Jost G, McDermott M, et al. Contrast Saline Mixture DualFlow Injection Protocols for Low-Kilovolt Computed Tomography Angiography：A Systematic Phantom and Animal Study. Invest Radiol 2020；55：785-91.
12) Emrich T, O'Doherty J, Schoepf UJ, et al. Reduced Iodinated Contrast Media Administration in Coronary CT Angiography on a Clinical Photon-Counting Detector CT System：A Phantom Study Using a Dynamic Circulation Model. Invest Radiol 2023；58：148-55.

13) Fleischmann D, Hittmair K. Mathematical analysis of arterial enhancement and optimization of bolus geometry for CT angiography using the discrete fourier transform. J Comput Assist Tomogr 1999；23：474-84.

14) Fleischmann D, Rubin GD, Bankier AA, et al. Improved uniformity of aortic enhancement with customized contrast medium injection protocols at CT angiography. Radiology 2000；214：363-71.

15) Bae KT, Heiken JP, Brink JA. Aortic and hepatic peak enhancement at CT：effect of contrast medium injection rate--pharmacokinetic analysis and experimental porcine model. Radiology 1998；206：455-64.

16) Bae KT, Heiken JP, Brink JA. Aortic and hepatic contrast medium enhancement at CT. Part II. Effect of reduced cardiac output in a porcine model. Radiology 1998；207：657-62.

17) Bae KT, Heiken JP, Brink JA. Aortic and hepatic contrast medium enhancement at CT. Part I. Prediction with a computer model. Radiology 1998；207：647-55.

18) Yanaga Y, Awai K, Nakayama Y, et al. Optimal dose and injection duration（injection rate）of contrast material for depiction of hypervascular hepatocellular carcinomas by multidetector CT. Radiat Med 2007；25：278-88.

19) Bae KT. Peak contrast enhancement in CT and MR angiography：when does it occur and why？ Pharmacokinetic study in a porcine model. Radiology 2003；227：809-16.

20) Bae KT, Heiken JP, Brink JA. Aortic and hepatic peak enhancement at CT：Effect of contrast medium injection rate-Pharmacokinetic analysis and experimental porcine model. Radiology 1998；206：455-64.

21) Higaki T, Nakaura T, Kidoh M, et al. Effect of contrast material injection duration on arterial enhancement at CT in patients with various cardiac indices：Analysis using computer simulation. PLoS One 2018；13：e0191347.

22) Matsumoto Y, Higaki T, Masuda T, et al. Minimizing individual variations in arterial enhancement on coronary CT angiographs using "contrast enhancement optimizer"：a prospective randomized single-center study. Eur Radiol 2019；29：2998-3005.

23) Masuda T, Higaki T, Nakaura T, et al. Usefulness of the patient-specific contrast enhancement optimizer simulation software during the whole-body computed tomography angiography. Heart Vessels 2022；37：1446-52.

24) Matsumoto Y, Higaki T, Arataki K, et al. Individual Optimization of Contrast Media Injection Protocol at Hepatic Dynamic Computed Tomography Using Patient-Specific Contrast Enhancement Optimizer. J Comput Assist Tomogr 2020；44：230-5.

臨床編 — **IV** 疾患・病態別の標準造影プロトコール

頭部CT angiographyにおける標準造影プロトコール

茅野伸吾，森下陽平

　脳血管病変に対し適切な治療計画を立てるためには，その血管系を正確に評価することが重要である[1]。頭部CT angiographyは，脳血管病変の診断や手術および治療計画の立案に不可欠な画像検査技術である。この技術によって高精度な脳血管の三次元画像を提供し，脳動脈瘤，血管奇形，狭窄といった病態を明確に描出することができる。本項では，そのプロトコールについて解説するとともに，各疾患に対する頭部CT angiographyのエビデンスをまとめる。

頭部CTAの標準的造影プロトコール

撮像範囲	全脳撮像 (大後頭孔〜頭頂) を基本とする。		
造影剤量	400〜450mgI/kg		
造影剤注入時間	15秒		
生理食塩水による後押し	30mL (注入速度は造影剤注入速度と同一)		
撮像時間	7秒程度		
撮像タイミング	単純	動脈相	静脈相
	matched mask bone elimination法による骨を差分する際には必要となる。ただし被ばくの増加は課題であるため，その必要性は症例ごとに検討すべきである。	テストインジェクション法やボーラストラッキング法を用いて決定することが必須である。 テストインジェクション法 ・scan delay：10〜15秒程度とする ボーラストラッキング法 ・CT値の閾値：100〜150HUに設定する。 ・scan delay：閾値に達してから実際の撮像を開始するまでの遅延時間は，3〜5秒程度とする。	動脈相と静脈相の二相撮像は，腹部など他のCT angiographyの分野で一般的な手法である。しかし，頭部CT angiographyにおけるこの手法の適用については，特に言及されたり支持されたりしていない。また，被ばくの増加も懸念される。ただし，静脈や側副循環の評価が必要とする症例もあるため，その必要性は症例ごとに検討すべきである。

解説

●頭部CT angiographyの目的

　頭蓋内脳動脈病変の精査および経過観察，周囲血管との関係把握，手術支援などが主な目的であ

頭部CT angiographyにおける標準造影プロトコール

る。これにより，適切な診断と治療方針の決定に寄与する。

●推奨される撮像条件

撮像範囲は全脳撮像を基本とするが，術前検査の場合，手術の際の体位，術式，そして開頭範囲を考慮し，過不足のない撮像範囲に留意する。撮像時の基準線は，Reid's base line（RBL），orbitomeatal line（OML），supraorbitomeatal line（SML）のいずれかに対応する[2]。なお，SMLでは水晶体被ばくの低減が可能である[3]とともに，頭蓋底部から発生するビームハードニングアーチファクトを頭蓋内に及ぼすのを抑えるのも可能で，穿通枝などの微細血管の描出に効果的であるほか，手術体位を考える観点からも基本体位[4]として考えるのが妥当である。

管電圧は120kVを基準条件とするが，近年では，低電圧撮像と逐次近似画像再構成との併用によって，画質と診断精度を維持または向上させながら，被ばくと造影剤量低減の利点をもたらすといった報告も多く散見される[5-8]。

●造影剤の使用

造影剤の注入条件は，頭部CT angiographyの画質とその診断精度に大きく影響する。これまでの報告を鑑みると，内頸動脈や中大脳動脈などの主幹部動脈の目標CT値を350～500HU程度に据えるのが妥当である[9,10]。撮像タイミングは，被験者個々の血行動態に合わせることが可能な，テストインジェクション法やボーラストラッキング法を用いて決定することが必須である[11-13]。

至適な造影剤投与量および注入時間については，臨床シナリオと使用される装置技術によって異なるなか，現時点で明確なエビデンスは示されていない。しかし優れた造影ボーラスを得る観点から，高速注入と高濃度造影剤の使用を推奨とする報告[14-16]がされているほか，日本放射線技術学会が監修する『X線CT撮像ガイドライン』では，総ヨード量は400～450mgI/kg，注入時間は15秒を目安とすることが記されている[17]。

●臨床応用

未破裂脳動脈瘤

2017年のYangらの報告[18]によると，3mm以下の動脈瘤の検出において，頭部CT angiographyの感度，特異度，正確度が比較的高いことが示された。それ以前までは，3mm未満の動脈瘤に対する検出感度が低いことが報告されていた[19-24]が，Yangらの報告によって日常臨床における小さな脳動脈瘤の検出における頭部CT angiographyの役割をさらに支持するものになったといえる。彼らは，頭部CT angiographyの画質が良好であったために，特に3mm未満の動脈瘤の見逃しが減少したと報告しており，重要なポイントである。その一方で，頭蓋底の骨に隣接する内頸動脈のophthalmic arteryセグメントとcavernousセグメントのほか，中大脳動脈遠位部，前脈絡叢動脈，後下小脳動脈などの動脈瘤，そして，頭蓋内動脈の遠位部にある小さな動脈瘤が見落とされやすいことを指摘している。

Yangらが指摘するように骨に隣接する動脈瘤の検出には課題を有しているが，その課題を回避する方法として骨を差分するsubtraction CT angiographyがある。メタアナリシス報告を行ったTian-Yingら[25]は，subtraction CT angiographyが頭蓋内動脈瘤の診断および評価において，高い感度と特

臨床編―Ⅳ．疾患・病態別の標準造影プロトコール

異度（99％，94％）を有した非侵襲的な方法であると論じている。この骨を差分する手法には大きく2つの手法があり，1つはmatched mask bone elimination（MMBE）法[26-27]と，もう1つはdual-energy CT angiography[21,28,29]があり，どちらも自動かつ恣意的な要素を排除した方法といえる。しかし前者は単純CTの撮像が必要であることから被ばく増加の課題を有している。後者は1回の撮像のみで骨を除去できるため，被ばくの観点では有利といえるが，本手法による脳動脈瘤の検出に関する報告は2010年以降で2篇[21,29]のみで，広く普及している手法とは言い難い。

破裂脳動脈瘤（くも膜下出血）

くも膜下出血における破裂脳動脈瘤の検出に対する頭部CT angiographyの重要性とそのパフォーマンスに関してはいくつかの研究で報告されている。2011年にメタアナリシス報告を行ったWesterlaanら[30]は，頭部CT angiographyがくも膜下出血の破裂脳動脈瘤の存在診断に関して，感度：98％，特異度：100％を備え，くも膜下出血症例に対する一次検査ツールとして使用できると報告をしている。一方で，2017年にPhilipら[31]は破裂脳動脈瘤の検出における頭部CT angiographyの精度は，それ以前の報告よりも低い可能性があることを報告している。特に骨構造に隣接するサイズが5mm未満の動脈瘤，および小径の親血管から発生した動脈瘤に対しては感度が低くなることを報告し，破裂した頭蓋内動脈瘤の診断において頭部CT angiographyを単独で使用する場合には注意して使用することを推奨している。

要約すると，頭部CT angiographyは小さな動脈瘤や骨構造に近接する動脈瘤ではその検出感度が低くなる可能性があるが，破裂した脳動脈瘤を検出するための貴重な診断ツールであり，治療計画や患者管理に重要な情報が得られる。

脳動脈瘤クリッピング評価

脳動脈瘤クリッピング術後のフォローアップ検査において，頭部CT angiographyは非侵襲的な診断ツールとして活用されている。ここでは，脳動脈瘤クリッピング術後のフォローアップ検査における頭部CT angiographyの重要性とそのパフォーマンスについて，これまでの報告をもとに整理する。

頭部CT angiographyは，脳動脈瘤クリッピング術後のフォローアップ検査で重要な役割を果たしている。この検査の主な役割は2つある。まず，手術を受けた患者に新たに形成される可能性のある新規動脈瘤（de novo aneurysm）[32-36]形成の評価である。このリスクは長期にわたって注視する必要があり，Zaliら[37]の研究によると，頭部CT angiographyはこれらのde novo aneurysmを効果的に検出できる報告している。次に，この検査はクリップ留置後の残存動脈瘤や再発する動脈瘤の有無を評価するためにも使用される。Zachenhoferら[38]は，チタン合金クリップを使用した場合，85％の症例でわずかなアーチファクトの高い画質を得ることができ，小さな残存動脈瘤を検出することが可能であることを報告し，digital subtraction angiography（DSA）に代わって頭部CT angiographyが術後のルーチン評価に使用できる可能性があると論じている。またKimら[39]は，256列のmulti-slice CTによる頭部CT angiographyでは，残存ないし再発動脈瘤の検出に対するCTAの感度は79.2〜83.3％であったとし，チタン合金クリップで治療された脳動脈瘤を評価するための価値ある非侵襲ツールであると論じている。

しかし，Uricchioら[40]が2019年に報告したメタアナリシスでは，頭部CT angiographyが残存動脈瘤を検出した場合，その所見は正しい可能性が非常に高いことを示唆する一方で，その感度は69％と比較的低く，存在する残存動脈瘤を見逃す可能性があり，すべての残存ないし再発動脈瘤を検出で

頭部CT angiographyにおける標準造影プロトコール

きるわけではないことを報告している。そして頭部CT angiographyで異常が見つからなかった場合，DSAを行って完全に除外する必要があるため，残存ないし再発動脈瘤の評価においてDSAはゴールドスタンダードのままであると論じている。つまり頭部CT angiographyは残存ないし再発動脈瘤の「確認」には適しているが，「除外」には不向きであるということを示唆している。

脳梗塞

　頭部CT angiographyは，急性期脳梗塞の診断と管理に重要な役割を果たしている。多くの施設では，急性期脳梗塞患者に対する評価において，従来の血管造影に先行して頭部CT angiographyが行われている。この理論的根拠は，血栓溶解療法や機械的血栓除去術などの治療の介入を行う前に血管の解剖学的構造および閉塞部位に関する情報を収集することである[41]。このような状況における頭部CT angiographyの診断的価値に関しても広く研究が行われており，その診断精度，臨床判断に影響を与える能力，患者の転帰に与える影響をなどが議論されている。

　診断精度についてBashら[15]は，頭部CT angiographyはmagnetic resonance angiography（MRA）と比較して，頭蓋内血管の閉塞部位の同定において，感度，陽性的中率，および評価者間信頼性が高いと報告している。また，2014年にシステマティックレビューにて急性期脳梗塞における閉塞血管の検出能について報告したSabarudinら[42]によると，頭部CT angiographyが高度な脳動脈狭窄病変の検出に高い診断価値を有していることを示している。これらの報告は，CTAが急性期脳梗塞における閉塞血管の検出において，真陽性を検出する信頼性が高く，偽陽性を最小限に抑える効果があることを示すものである。

　そして狭窄の程度の評価や閉塞血管の同定は，血栓溶解療法や機械的血栓除去術などの治療的介入を計画するうえできわめて重要である。頭部CT angiographyが血管の解剖学的構造および病理学的構造に関する重要な情報を提供することによって，臨床的な意思決定に大きな影響を与えることが報告されている[41-43]。

　さらに急性期脳梗塞の際の頭部CT angiographyの施行は，血管内治療の転帰を改善することも示されている[1,43-48]。閉塞部位を正確に突き止めることで，標的を絞った治療介入とよりよい血行再建をもたらし，梗塞の範囲を縮小させる可能性があることや，頭部CT angiographyを早期に施行することで，適切な治療の開始を早めることができ，臨床転帰を改善するために重要な再灌流までの時間を短縮することができる[1,43]。さらに頭部CT angiographyで描出される閉塞血管より遠位側で視覚化される側副動脈の状態が臨床転帰を決定する強力な因子であることも報告されている[1,44-48]。

　このように頭部CT angiographyは，高い診断精度，臨床判断への影響力，および患者の転帰改善への寄与から，急性期脳梗塞の管理において不可欠な診断ツールとなっている。

脳出血

　急性期脳出血の検出に頭部単純CTが第1選択の検査として受け入れられ，現在も広く用いられている[49-51]。そして頭部単純CTで脳出血が確認された場合，脳動脈瘤や脳血管奇形を除外する目的で頭部CT angiographyが広く用いられていることが推測される。

　頭部CT angiographyで撮像された血腫内に小さな造影塊（spot sign）が確認されることがある。これは持続的な出血を示唆する所見とされ[52-55]，Wadaらの研究によって血腫拡大の強力な予測因子であることが示された（感度：91％，特異度：89％）。spot signは血腫拡大や予後予測の指標として，また脳出血の凝固療法におけるイメージングバイオマーカーとしての利用が研究されている[56]。現

在，米国心臓協会（American Heart Association：AHA）と米国脳卒中協会（American Stroke Association：ASA）のガイドライン[57]では，頭部CT angiographyの推奨レベルは2bとされている。これは，頭部CT angiographyが血腫の拡大リスクの評価に有用である可能性があることを示す一方で，利益がリスクや他の要因によって上回られる可能性がある臨床状況でその活用が限定されることを意味する。またすべての脳出血症例においてspot signがみられるわけではないほか，spot signがみられない場合でも血腫の拡大が起こる可能性があることは留意すべき点である。またfirst pass CTAのみでの評価，delayed phaseやpost-contrast CTを組み合わせての評価など撮像方法[58-60]に関して一定の見解には達していないほか，評価画像の表示方法[61, 62]に関しても明確な基準は示されていない。

参考文献

1) Demchuk AM, Menon BK, Goyal M. Comparing Vessel Imaging. Stroke 2016；47：273-281. doi：10.1161/strokeaha. 115.009171.

2) Otake S, Yamana D, Mizutani H, et al. Reference lines for oblique axial MR imaging of the brain. Radiology 1996；198：906-907. doi：10.1148/radiology.198.3.8628892.

3) Suzuki S, Furui S, Ishitake T, et al. Lens exposure during brain scans using multidetector row CT scanners：methods for estimation of lens dose. AJNR American journal of neuroradiology 2010；31：822-826. doi：10.3174/ajnr.a1946

4) Kaneko N, Kurita H, Hino K, et al. ［Our current technique for basic pterional craniotomy］. Shinkei Geka Neurological Surg 2005；33：885-892. doi：10.11477/mf.1436100121.

5) Tang K, Li R, Lin J, et al. The value of cerebral CT angiography with low tube voltage in detection of intracranial aneurysms. BioMed research international 2015；2015：876796-6. doi：10.1155/2015/876796.

6) Kayan M, Demirtas H, Tuürker Y, et al. Carotid and cerebral CT angiography using low volume of iodinated contrast material and low tube voltage. Diagn Interv Imaging 2016；97：1173-1179. doi：10.1016/j.diii.2016.06.005.

7) Wang X, Zhu C, Li J, et al. Knowledge-based iterative model reconstruction：Comparative image quality with low tube voltage cerebral CT angiography. Medicine 2018；97：e11514. doi：10.1097/md.0000000000011514.

8) Luo S, Zhang LJ, Zhang LJ, et al. Low tube voltage and low contrast material volume cerebral CT angiography. European Radiology 2014；24：1677-1685. doi：10.1007/s00330-014-3184-z.

9) Ramgren B, Björkman-Burtscher IM, Holtås S, et al. CT angiography of intracranial arterial vessels：impact of tube voltage and contrast media concentration on image quality. Acta Radiol 2012；53：929-934. doi：10.1258/ar.2012.120218.

10) Ramgren B, Siemund R, Nilsson OG, et al. CT angiography in non-traumatic subarachnoid hemorrhage：the importance of arterial attenuation for the detection of intracranial aneurysms. Acta Radiol 2015；56：1248-1255. doi：10.1177/0284185114551976.

11) Anderson GB, Findlay JM, Steinke DE, et al. Experience with Computed Tomographic Angiography for the Detection of Intracranial Aneurysms in the Setting of Acute Subarachnoid Hemorrhage. Neurosurgery 1997；41：522-528. doi：10.1097/00006123-199709000-00003.

12) Villablanca JP, Jahan R, Hooshi P, et al. Detection and characterization of very small cerebral aneurysms by using 2D and 3D helical CT angiography. AJNR Am J Neuroradiol 2002；23：1187-1198.

13) Yuan D, Li L, Zhang Y, et al. Image quality improvement in head and neck CT angiography：Individualized post-trigger delay versus fixed delay. Eur J Radiol 2023；168：111142. doi：10.1016/j.ejrad.2023.111142.

14) Fleischmann D. Use of high concentration contrast media：principles and rationale — vascular district. Eur J Radiol 2003；45：S88-S93. doi：10.1016/s0720-048x（02）00365-0.

15) Bash S, Villablanca JP, Jahan R, et al. Intracranial vascular stenosis and occlusive disease：evaluation with CT angiography, MR angiography, and digital subtraction angiography. AJNR Am J Neuroradiol 2005；26：1012-1021.

16) Enterline DS, Kapoor G. A Practical Approach to CT Angiography of the Neck and Brain. Tech Vasc Interv Radiol 2006；9：192-204. doi：10.1053/j.tvir.2007.03.003.

17) 放射線技術学スキルUPシリーズ X線CT撮像ガイドライン ～GALACTIC～（改訂3版）．オーム社，2024.

18) Yang ZL, Ni QQ, Schoepf UJ, et al. Small Intracranial Aneurysms：Diagnostic Accuracy of CT Angiography. Radiology 2017；285：941-952. doi：10.1148/radiol.2017162290.

19) White PM, Wardlaw JM, Easton V. Can Noninvasive Imaging Accurately Depict Intracranial Aneurysms? A Systematic Review. Radiology 2000；217：361-370. doi：10.1148/radiology.217.2.r00nv06361.

20) Teksam M, McKinney A, Cakir B, et al. Multi-slice CT angiography of small cerebral aneurysms：is the direction of aneurysm important in diagnosis? Eur J Radiol 2005；53：454-462. doi：10.1016/j.ejrad.2004.05.002.

21) Zhang LJ, Wu SY, Niu J-B, et al. Dual-Energy CT Angiography in the Evaluation of Intracranial Aneurysms：Image Quality, Radiation Dose, and Comparison With 3D Rotational Digital Subtraction Angiography. Am J Roentgenol 2010；194：23-30. doi：10.2214/ajr.08.2290.

22) Donmez H, Serifov E, Kahriman G, et al. Comparison of 16-row multislice CT angiography with conventional angiography for detection and evaluation of intracranial aneurysms. European Journal of Radiology 2011；80：455-461. doi：10.1016/j.ejrad.2010.07.012.

23) Wang H, Li W, He H, et al. 320-Detector row CT angiography for detection and evaluation of intracranial aneurysms：Comparison with conventional digital subtraction angiography. Clin Radiol 2013；68：e15-e20. doi：10.1016/j.crad.2012.09.001.

24) Pradilla G, Wicks RT, Hadelsberg U, et al. Accuracy of Computed Tomography Angiography in the Diagnosis of Intracranial Aneurysms. World Neurosurg 2013；80：845-852. doi：10.1016/j.wneu.2012.12.001.

25) FENG TY, HAN XF, LANG R, et al. Subtraction CT angiography for the detection of intracranial aneurysms：A meta-analysis. Exp Ther Med 2016；11：1930-1936. doi：10.3892/etm.2016.3166.

26) Venema HW, Hulsmans FJH, Heeten GJ den. CT Angiography of the Circle of Willis and Intracranial Internal Carotid Arteries：Maximum Intensity Projection with Matched Mask Bone Elimination — Feasibility Study. Radiology 2001；218：893-898. doi：10.1148/radiology.218.3.r01mr30893.

27) Romijn M, Andel HAFG van, Walderveen MA van, et al. Diagnostic Accuracy of CT Angiography with Matched Mask Bone Elimination for Detection of Intracranial Aneurysms：Comparison with Digital Subtraction Angiography and 3D Rotational Angiography. Am J Neuroradiol 2008；29：134-139. doi：10.3174/ajnr.a0741.

28) Watanabe Y, Uotani K, Nakazawa T, et al. Dual-energy direct bone removal CT angiography for evaluation of intracranial aneurysm or stenosis：comparison with conventional digital subtraction angiography. Eur Radiol 2009；19：1019-1024. doi：10.1007/s00330-008-1213-5.

29) Zhang LJ, Wu SY, Poon CS, et al. Automatic Bone Removal Dual-Energy CT Angiography for the Evaluation of Intracranial Aneurysms. J Comput Assist Tomogr 2010；34：816-824. doi：10.1097/rct.0b013e3181eff93c.

30) Westerlaan HE, Dijk JMC van, Dijk MJ van, et al. Intracranial Aneurysms in Patients with Subarachnoid Hemorrhage：CT Angiography as a Primary Examination Tool for Diagnosis—Systematic Review and Meta-Analysis. Radiology 2011；258：134-145. doi：10.1148/radiol.10092373.

31) Philipp LR, McCracken DJ, McCracken CE, et al. Comparison Between CTA and Digital Subtraction Angiography in the Diagnosis of Ruptured Aneurysms. Neurosurgery 2017；80：nyw113-. doi：10.1093/neuros/nyw113.

32) Graf CJ, Hamby WB. Report of a case of cerebral aneurysm in an adult developing apparently de novo. J Neurol, Neurosurg Psychiatry 1964；27：153. doi：10.1136/jnnp.27.2.153.

33) Gurdjian ES, Lindner DW, Thomas LM. Experiences with Ligation of the Common Carotid Artery for Treatment of Aneurysms of the Internal Carotid Artery：With Particular Reference to Complications. J Neurosurg 1965；23：311-318. doi：10.3171/jns.1965.23.3.0311.

34) Maiuri F, Spaziante R, Iaconetta G, et al. 'De novo' aneurysm formation：report of two cases. Clin Neurol Neurosurg 1995；97：233-238. doi：10.1016/0303-8467 (95) 00035-i.

35) Heiskanen O, Marttila I. Risk of Rupture of a Second Aneurysm in Patients With Multiple Aneurysms. J Neurosurg 1970；32：295-299. doi：10.3171/jns.1970.32.3.0295.

36) Rinne JK, Hernesniemi JA. De Novo Aneurysms：Special Multiple Intracranial Aneurysms. Neurosurgery 1993；33：981-985. doi：10.1227/00006123-199312000-00004.

37) Zali A, Khoshnood RJ, Zarghi A. De Novo Aneurysms in Long-Term Follow-Up Computed Tomographic Angiography of Patients with Clipped Intracranial Aneurysms. World Neurosurg 2014；82：722-725. doi：10.1016/j.wneu.2013.06.008.

38) Zachenhofer I, Cejna M, Schuster A, et al. Image quality and artefact generation post-cerebral aneurysm clipping using a 64-row multislice computer tomography angiography (MSCTA) technology A retrospective study and review of the literature. Clin Neurol Neurosurg 2010；112：386-391. doi：10.1016/j.clineuro.2010.02.001.

39) Kim HJ, Yoon DY, Kim ES, et al. 256-row multislice CT angiography in the postoperative evaluation of cerebral aneurysms treated with titanium clips：using three-dimensional rotational angiography as the standard of reference. European Radiology 2020；30：2152-2160. doi：10.1007/s00330-019-06560-7.

臨床編—Ⅳ. 疾患・病態別の標準造影プロトコール

40) Uricchio M, Gupta S, Jakowenko N, et al. Computed Tomography Angiography Versus Digital Subtraction Angiography for Postclipping Aneurysm Obliteration Detection. Stroke 2019；50：381-388. doi：10.1161/strokeaha.118.023614.

41) Tan IYL, Demchuk AM, Hopyan J, et al. CT Angiography Clot Burden Score and Collateral Score：Correlation with Clinical and Radiologic Outcomes in Acute Middle Cerebral Artery Infarct. Am J Neuroradiol 2009；30：525-531. doi：10.3174/ajnr.a1408.

42) Sabarudin A, Subramaniam C, Sun Z. Cerebral CT angiography and CT perfusion in acute stroke detection：a systematic review of diagnostic value. Quant Imaging Med Surg 2014；4：28290-28290. doi：10.3978/j.issn.2223-4292.2014.07.10.

43) Dias BA, Bezerra KB, Bezerra AS de A, et al. Importance of computed tomography angiography in acute/hyperacute ischemic stroke. Radiol Bras 2021；54：360-366. doi：10.1590/0100-3984.2020.0168.

44) Maas MB, Lev MH, Ay H, et al. Collateral Vessels on CT Angiography Predict Outcome in Acute Ischemic Stroke. Stroke 2009；40：3001-3005. doi：10.1161/strokeaha.109.552513.

45) Miteff F, Levi CR, Bateman GA, et al. The independent predictive utility of computed tomography angiographic collateral status in acute ischaemic stroke. Brain 2009；132：2231-2238. doi：10.1093/brain/awp155.

46) Lima FO, Furie KL, Silva GS, et al. The Pattern of Leptomeningeal Collaterals on CT Angiography Is a Strong Predictor of Long-Term Functional Outcome in Stroke Patients With Large Vessel Intracranial Occlusion. Stroke 2010；41：2316-2322. doi：10.1161/strokeaha.110.592303.

47) Menon BK, Smith EE, Modi J, et al. Regional Leptomeningeal Score on CT Angiography Predicts Clinical and Imaging Outcomes in Patients with Acute Anterior Circulation Occlusions. AJNR American journal of neuroradiology 2011；doi：10.3174/ajnr.a2564.

48) Menon BK, Qazi E, Nambiar V, et al. Differential Effect of Baseline Computed Tomographic Angiography Collaterals on Clinical Outcome in Patients Enrolled in the Interventional Management of Stroke III Trial. Stroke 2015；46：1239-1244. doi：10.1161/strokeaha.115.009009.

49) Hacke W, Kaste M, Fieschi C, et al. Randomised double-blind placebo-controlled trial of thrombolytic therapy with intravenous alteplase in acute ischaemic stroke (ECASS II). Lancet 1998；352：1245-1251. doi：10.1016/s0140-6736 (98) 08020-9.

50) Fiebach JB, Schellinger PD, Gass A, et al. Stroke Magnetic Resonance Imaging Is Accurate in Hyperacute Intracerebral Hemorrhage. Stroke：J Am Hear Assoc 2004；35：502-506. doi：10.1161/01.str.0000114203.75678.88.

51) Berkhemer OA, Fransen PSS, Beumer D, et al. A Randomized Trial of Intraarterial Treatment for Acute Ischemic Stroke. N Engl J Med 2015；372：11-20. doi：10.1056/nejmoa1411587.

52) Demchuk AM, Dowlatshahi D, Rodriguez-Luna D, et al. Prediction of haematoma growth and outcome in patients with intracerebral haemorrhage using the CT-angiography spot sign (PREDICT)：a prospective observational study. Lancet Neurol 2012；11：307-314. doi：10.1016/s1474-4422 (12) 70038-8.

53) Brouwers HB, Goldstein JN, Romero JM, et al. Clinical Applications of the Computed Tomography Angiography Spot Sign in Acute Intracerebral Hemorrhage. Stroke 2012；43：3427-3432. doi：10.1161/strokeaha.112.664003.

54) Radmanesh F, Falcone GJ, Anderson CD, et al. Risk Factors for Computed Tomography Angiography Spot Sign in Deep and Lobar Intracerebral Hemorrhage Are Shared. Stroke 2014；45：1833-1835. doi：10.1161/strokeaha.114.005276.

55) Wada R, Aviv RI, Fox AJ, et al. CT Angiography "Spot Sign" Predicts Hematoma Expansion in Acute Intracerebral Hemorrhage. Stroke 2007；38：1257-1262. doi：10.1161/01.str.0000259633.59404.f3.

56) Gladstone DJ, Aviv RI, Demchuk AM, et al. Effect of Recombinant Activated Coagulation Factor VII on Hemorrhage Expansion Among Patients With Spot Sign-Positive Acute Intracerebral Hemorrhage. JAMA Neurol 2019；76：1493-1501. doi：10.1001/jamaneurol.2019.2636.

57) Greenberg SM, Ziai WC, Cordonnier C, et al. 2022 Guideline for the Management of Patients With Spontaneous Intracerebral Hemorrhage：A Guideline From the American Heart Association/American Stroke Association. Stroke 2022；53：e282-e361. doi：10.1161/str.0000000000000407.

58) Du F-Z, Jiang R, Gu M, et al. The Accuracy of Spot Sign in Predicting Hematoma Expansion after Intracerebral Hemorrhage：A Systematic Review and Meta-Analysis. PLoS ONE 2014；9：e115777. doi：10.1371/journal.pone.0115777.

59) Orito K, Hirohata M, Nakamura Y, et al. Leakage Sign for Primary Intracerebral Hemorrhage. Stroke 2016；47：958-963. doi：10.1161/strokeaha.115.011578.

60) Kim H, Goo JH, Kwak HS, et al. Correlation between Spot Sign and Intracranial Hemorrhage Expansion on Dual-Phase CT Angiography. Diagnostics 2019；9：215. doi：10.3390/diagnostics9040215.

頭部CT angiographyにおける標準造影プロトコール

61) Almandoz JED, Yoo AJ, Stone MJ, et al. The Spot Sign Score in Primary Intracerebral Hemorrhage Identifies Patients at Highest Risk of In-Hospital Mortality and Poor Outcome Among Survivors. Stroke 2010；41：54-60. doi：10.1161/strokeaha.109.565382.

62) Sorimachi T, Osada T, Baba T, et al. The Striate Artery, Hematoma, and Spot Sign on Coronal Images of Computed Tomography Angiography in Putaminal Intracerebral Hemorrhage. Stroke 2013；44：1830-1832. doi：10.1161/strokeaha.113.001498.

臨床編 — **IV** 疾患・病態別の標準造影プロトコール

頭部CT灌流画像（CT perfusion imaging：CTP）における標準造影プロトコール

篠原祐樹

頭部CTPの標準的造影プロトコール

造影剤量	350mgI/mL以上の高濃度非イオン性ヨード造影剤を使用，40〜50mL
造影剤注入レート	3〜5mL/秒
生理食塩水による後押し	40mL，造影剤と同じ注入レート（3〜5mL/秒）
撮像範囲	基底核と側脳室体部が撮像できる断面を含めた設定可能な最大範囲，眼窩より上のスライスを撮像
撮像タイミング	造影剤投与5秒後から撮像開始，5〜10秒で造影剤到達前のベースライン画像を取得
撮像時間	50〜70秒，リアルタイム再構成が可能であれば活用 ボリュームスキャン：1秒撮像，1秒休止の間欠撮像，静脈相は間隔を空ける シャトルスキャン：最初から最後のスライスまで1.5秒，同一スライスで3.0秒間隔まで

解説

●頭部CTP

　頭部CTPは，末梢静脈よりヨード造影剤を急速静注しながら頭部CT水平断像を連続撮像し，CT値の経時変化から脳循環を解析する検査である[1]。標準的なCT装置と解析ソフトウェアがそろえば実施可能という利便性に加え，急性期脳梗塞に対する再灌流療法の適応決定に有用とするエビデンスの確立もあって，近年，救急の現場を中心に実施される頻度が増えている[2-8]。

　急性期脳梗塞の他，慢性期主幹脳動脈狭窄・閉塞症，もやもや病，くも膜下出血といった脳血管障害が主な対象疾患で，上述の表に示すようなプロトコールで行われる[9-16]。

●ヨード造影剤の投与方法

　現在主流のデコンボリューション法による解析では，動脈入力関数（arterial input function：AIF）を得るための正常主幹脳動脈の時間濃度曲線（time-attenuation curve：TAC），静脈出力関数（venous output function：VOF）取得のための正常脳静脈のTAC，そして脳組織のTACが必要となる（図1）。これらTACと，ベースラインの画像ノイズによる画素値の変動を明確に区別できるように造影剤の投与方法を設定することは，CTPの解析精度を担保するうえで重要である。また同一断面を複数回撮像するため，被ばく線量を考慮した撮像時間を心掛けることが必要である[9-16]。

　造影剤投与ルートは，右肘正中皮静脈に20G以上の留置針で確保する。左肘静脈からの投与は，内

頭部CT灌流画像（CT perfusion imaging：CTP）における標準造影プロトコール

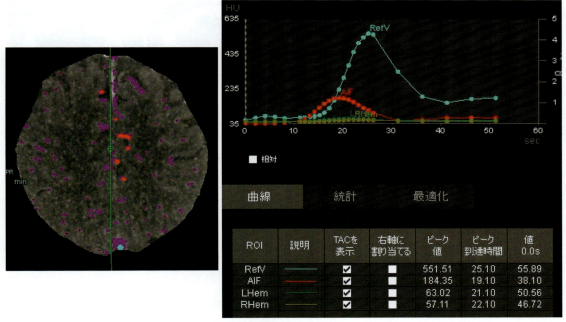

図1　頭部CT灌流画像（CT perfusion：CTP）の解析
突然の左片麻痺のために救急搬送された80歳代，女性に対して，発症から1時間15分後に頭部CTPを施行した。動脈入力関数（arterial input function：AIF）と静脈出力関数（venous output function：VOF）を取得するための関心領域は自動的に，頭蓋内の動脈（赤色）と静脈（水色）に設定された。なおCT装置は320列CT（Aquilion ONE，キヤノンメディカルシステムズ）を，解析ソフトウェアは*syngo*.via（シーメンスヘルスケア）を使用。

　頸静脈への逆流が起こりやすいことや心臓までの距離が長いことなどから，造影剤のボーラス性が損なわれて解析結果の精度に影響を及ぼす可能性がある。造影剤は3〜5mL/秒の注入レートで40〜50mL程度の量を投与するが，体格（体重），腎機能，穿刺部位などに応じて調整する。標準体重もしくは体重50〜70kgでは，体重規定法（250〜300mgI/kg，注入時間10秒）による投与も参考になる[9-16]。
　使用するヨード造影剤の種類としては，350mgI/mL以上の高濃度非イオン性造影剤が妥当である。300mgI/mLなど中濃度造影剤でも十分に解析結果は得られるが，少ない量の高濃度造影剤を高速注入したほうが解析結果の信頼性は高く，撮像時間の短縮により被ばく線量を抑えることができる。また，頭部CTPのダイナミックデータからCT血管造影（CT angiography：CTA）画像を作成することもできるため，高濃度造影剤を使用したほうが脳血管の画像コントラストは向上する（図2）[9-16]。
　使用する造影剤量が少ないことから，静脈経路での造影剤残留を少なくするために，2筒式の自動注入器を用いて生理食塩水の後押しを行う。ヨード造影剤注入直後から，生理食塩水40mL程度を造影剤と同じ注入レートで投与するのが一般的である[9-16]。

● **撮像方法**
　頭部CTPの撮像方法はCT装置のスペックによっても異なる。
　撮像範囲は，基底核と側脳室体部のレベルを含む設定可能な最大範囲とし，検出器幅の広さや性能に応じてボリュームスキャンあるいはシャトルスキャンを行う。同一断面の連続撮像を行うため，局

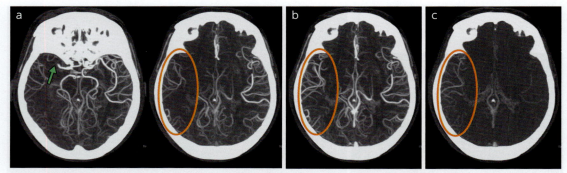

図2　頭部CTPのダイナミックデータから作成したmultiphase CTAのslab-MIP画像
図1と同一症例。動脈相（a）において，右中大脳動脈水平部に閉塞を認める（→）。閉塞部以遠の右中大脳動脈は，側副血行路を介して対側よりやや遅れて造影され，静脈相（b）で対側とほぼ同等の造影効果となり，遅延相（c）では造影効果の遷延を認める（intermediate collaterals, ○）。

所線量，特に水晶体被ばくに留意する必要があり，眼窩上縁と外耳孔の中心を結ぶ眼窩上縁外耳孔線（supraorbitomeatal line：SM lineもしくはSOM line）を基準として，眼窩より上のスライスを撮像する[9-16]。

造影剤投与を始めてから5秒後より撮像を開始し，5〜10秒の間で造影剤が頭蓋内に到達する前のベースライン画像を取得する[9-16]。

造影剤の脳内初回循環動態を連続的に撮像するため，撮像時間は1分前後となる。撮像中の画像をリアルタイムで視認できるCT装置であれば，上矢状静脈洞などの大きな静脈に注目して，造影剤の初回通過が終了した時点で撮像を止める。これによって被ばく低減を図ることができる。

撮像間隔は，検出器幅が8〜16cmと広く，同一断面のボリュームスキャンが可能なCT装置の場合，1秒撮像，1秒休止の間欠撮像が妥当とされ，静脈相の間隔は被ばく線量を考慮して2〜3秒程空ける。狭い検出器幅でもテーブル移動によるシャトルスキャンが可能なCT装置であれば，最初から最後の断面までが1.5秒，同一断面で3.0秒までに収まるような間隔が推奨される[9-16]。

● 撮像条件

被ばく低減と造影コントラスト向上を目的として，80kV程度の低管電圧で撮像することが多い[9-17]。最適な管電流の設定については明確なエビデンスはないものの，解析精度を左右する要因となるため，線量と画像ノイズとのバランスには注意する必要がある。最近では，逐次近似画像再構成による画像ノイズの低減によって低線量での撮像が可能になったものの，連続撮像における1回転あたりの管電流は100mAs程度が妥当であろう[9-16]。

一方，ボリュームスキャンやシャトルスキャンが可能な装置では，ヨード造影剤を追加することなく1回の検査で，CTPによる組織灌流の評価とCTAによる脳血管の評価の両者を同時に行うことができる（図2）。3Dあるいは4DのCTAによる血管情報をより重視したCTP撮像を行う際には，ビームハードニングの影響を抑えるために，やや電圧を上げた撮像条件（100〜120kV）を考慮してもよい[9-16]。その際，低管電圧（80kV程度）の条件におけるCTDI$_{vol}$（volume CT dose index）と同一になるように，線量を調整することが望ましい。

頭部CT灌流画像（CT perfusion imaging：CTP）における標準造影プロトコール

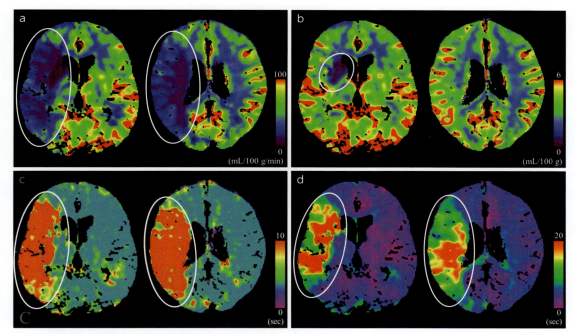

図3　頭部CTPで得られる灌流パラメータとそのマップ
図1，2と同一症例。脳血流量（cerebral blood flow；CBF）マップ（a）にて，尾状核，レンズ核，放線冠を含む右中大脳動脈領域にCBFの低下を認める（○）。脳血液量（cerebral blood volume：CBV）マップ（b）では，右尾状核頭〜レンズ核にCBV低下を認め（○），それ以外の右中大脳動脈領域のCBVは保たれている。平均通過時間（mean transit time：MTT）マップ（c）と最大濃度到達時間（time-to-maximum：Tmax）マップ（d）では，CBF低下のみられる右中大脳動脈領域に一致して，MTTとTmaxの延長を認める（○）。

●解析法

　頭部CTPは，急速静注されたヨード造影剤が脳組織を初回循環する間のTACから解析を行う。脳組織TACは，AIFと組織残留関数の畳み込み（コンボリューション）によって成り立つと考えられていることから，残留関数は実測による脳組織TACおよびAIFの逆畳み込み（デコンボリューション）により求めることができる。そして得られた残留関数曲線の幅，面積，および高さから，それぞれ，造影剤の通過時間を表す平均通過時間（mean transit time：MTT，単位：秒），脳血液量（cerebral blood volume：CBV，単位：mL/100g），および脳血流量（cerebral blood flow：CBF，単位：mL/100g/分）といった灌流パラメータが求められる（図3）。これら3つの灌流パラメータの間にはcentral volume principleとよばれる関係式（CBV＝CBF×MTT）が成り立つため，いずれか2つを何らかの方法で求めれば，他の1つは間接的に算出される。またVOFは，AIF設定時に生じる部分容積効果を補正することができるため，灌流パラメータの定量評価において必要となる[15, 16, 18, 19]。

　AIFやVOFを得るための関心領域設定を手動で行う場合には，AIFでは正常側の中大脳動脈や前大脳動脈を，VOFでは上矢状静脈洞など，比較的大きな血管を選択する。最近では，複数の関心領域を自動設定する解析ソフトウェアも普及している。AIFやVOFの曲線形状は各灌流パラメータの解析結果に大きな影響を与えるため，歪みのない一峰性のピークが作成されているか，視覚的に確認する必要がある（図1）[15, 16, 18, 19]。

臨床編—Ⅳ．疾患・病態別の標準造影プロトコール

　CTPの定量解析に影響を及ぼす要因の1つとして，造影剤遅延効果はよく知られている。脳組織への造影剤の到達が遅れた状態，すなわちAIFと脳組織TACとの間に時間のずれが生じた状態では，残留関数も遅延するために見かけ上MTTが延長し，CBFを過小評価（CBF低下を過剰評価）してしまう。近年のCTP解析ソフトウェアには，この造影剤遅延効果の影響を補正もしくは排除したアルゴリズムが実装されており，実際にCTP画像を作成・読影する際には確認が必要である[15,16,20,21]。

　また，CTPで得られる灌流パラメータ，特にCBFの定量性を担保するためには，血管除去法の重要性についても認識する必要がある。ヨード造影剤は，血液脳関門の保たれている状態では脳組織へ拡散せずに血管内に滞留する，いわゆる血管内トレーサーとしての特性をもつ。したがって，解析画像に対して血管除去の処理を加えないと，CBFの定量評価に誤差を生じる要因となる。現在のCTP解析ソフトウェアの多くは，画像処理の過程で血管除去を行えるようになっているが，血管除去の方法や閾値によって定量値が変わる可能性があることにも留意する[15,16,22]。

　デコンボリューション法の解析アルゴリズムとしては，singular value decomposition（SVD）法が最も一般的である。近年では，造影剤の到達遅延や残留関数のノイズを低減することができ，SVD法よりも正確な画像判定を行うことができる解析アルゴリズムとして，Bayes推定法が注目されている[23,24]。

●評価法

　頭部CTPは，急性期脳梗塞，慢性期主幹動脈狭窄閉塞，もやもや病，くも膜下出血後の遅発性脳虚血など，脳血管障害に対する脳循環の評価目的で行われることが最も多い。得られる灌流パラメータの結果がその後の治療方針を左右するため，各疾患におけるCTPの診断ポイントを把握しておく必要がある[9,10,25]。

急性期脳梗塞

　急性期脳主幹動脈閉塞に対する機械的血栓回収療法は，治療手技や使用デバイスの進歩により治療成績が向上し，従来の時間経過重視から画像所見重視の患者選択へ移行して治療適応も拡大した。例えば2018年には，最終健常確認時刻から6時間以降（～24時間以内）の"late time window"に対する血栓回収療法の有効性と安全性が発表された[6,7]。その適応基準のなかには，頭部CTPもしくはMR灌流画像（MR perfusion：MRP）によって，虚血コア範囲や虚血コアと灌流異常のミスマッチの容積を評価することが含まれている（図4）[6,7]。

　また最近では，中大脳動脈M2部以遠などmedium vessel occlusion（MeVO）に対する血栓回収療法の有効性も報告された[26,27]。MeVOの同定は，single-phase CTAのみだけでなく，multiphase CTAやCTP画像，なかでも最大濃度到達時間（time-to-maximum：Tmax，単位：秒）マップを参考にすることで，正確な診断につながるといわれている[28]。

　なお，海外のランダム化比較試験では，灌流画像の評価にRapid AI社の自動解析ソフトウェア（RAPID™）が用いられている。しかしRAPID™以外の自動解析ソフトウェアもCT装置メーカーなどから販売されており，ユーザーは，使用ソフトの違いによる閾値の差異を理解し，患者個々の病態も考慮したうえで，治療適応判定を行う必要がある[3-5,29-32]。

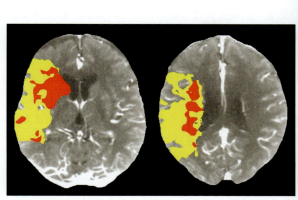
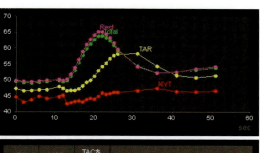

図4　虚血コア/灌流異常ミスマッチの評価
図1〜3と同一症例。CBFとTmaxの閾値[30]を設定すると自動的に，虚血コア領域（non-viable tissue：NVT，赤色）と灌流異常領域（tissue-at-risk：TAR，黄色）が表示され，虚血コア/灌流異常ミスマッチ（ペナンブラ）領域の有無や範囲がわかる。これらの領域の容積も自動的に算出される。解析ソフトウェアは*syngo*.via（シーメンスヘルスケア）を使用した。

その他，高度の虚血によってMTTが延長するはずの病態において，逆説的にMTTが低下する症例を経験することがある[33,34]。この現象はSVD法の原理そのものに起因した解析エラーと考えられており[33]，Bayes推定法を用いた解析ではこの現象がみられず，虚血によるMTT延長域として妥当に評価できることが知られている[35,36]。

慢性脳主幹動脈狭窄・閉塞症，もやもや病

頭蓋外・頭蓋内血管吻合術や経皮的血管形成・ステント留置術といった血行再建術の適応症例では，術前に狭窄・閉塞血管の状態やドナー血管とレシピエント血管の位置関係を，術後に血管吻合部の状態を，CTAで評価することが多い。

ボリュームスキャンやシャトルスキャンが可能なCT装置では，1回の検査でCTAとCTPの同時取得が可能なため，血行再建術前・後で治療対象領域の灌流状態も評価することができる[37,38]。

くも膜下出血後の遅発性脳虚血

脳動脈瘤破裂によるくも膜下出血後第4〜14病日に，遅発性脳虚血（delayed cerebral ischemia：DCI）によって神経症状の増悪をきたすことがある。遅発性脳血管攣縮によるDCIはよく知られているが，最近の研究により，脳血管攣縮以外にも，微小血管攣縮，微小血栓，自動調節能の破綻，皮質広汎性脱分極などさまざまな要因が複合的に関与してDCIを生じることがわかってきた[39-41]。

脳血管攣縮の早期診断を含めたDCIの可能性の予測には，経頭蓋超音波ドプラ検査や持続脳波モニタリングのほか，CTAとCTPも用いられる[42-45]。CTAとCTPの両者を照らし合わせることで，攣縮による脳動脈狭窄とDCIや急性期梗塞による灌流異常を複合的に評価することが可能となり，その後の治療方針の決定に役立つ[44,45]。

臨床編—Ⅳ．疾患・病態別の標準造影プロトコール

脳腫瘍

　脳腫瘍に対する灌流画像での評価は，MRPで行われることが多い。しかしCTPも，神経膠腫の悪性度や分子生物学的指標の評価，腫瘍進展範囲の推定，治療後変化と腫瘍再発との鑑別，悪性神経膠腫と悪性リンパ腫との鑑別などで，その有用性が報告されている[46-59]。そしてこれらの多くでは，CBV（あるいはtumor blood volume），CBF（もしくはtumor blood flow），MTTといった灌流パラメータに加え，透過性表面積（permeability surface area product：PS）や組織間移行定数（volume transfer constant：K^{trans}）などの血管透過性のパラメータも評価に用いられている[46-59]。

　なお，CTPで信頼性の高いPSやK^{trans}を算出するために，標準的な1分前後の連続撮像に加え，15秒ごとに2分間（8枚程度）の遅延相を撮像し，解析に用いることが推奨されている[47,49,59]。

参考文献

1) Nabavi DG, Cenic A, Craen RA, et al. CT assessment of cerebral perfusion：experimental validation and initial clinical experience. Radiology 1999；213：141-149. doi：10.1148/radiology.213.1.r99oc03141.

2) Powers WJ, Rabinstein AA, Ackerson T, et al. Guidelines for the early management of patients with acute ischemic stroke：2019 update to the 2018 guidelines for the early management of acute ischemic stroke：a guideline for healthcare professionals from the American Heart Association/American Stroke Association. Stroke 2019；50：e344-e418. doi：10.1161/STR.0000000000000211.

3) 日本脳卒中学会 脳卒中ガイドライン委員会．脳卒中治療ガイドライン2021［改訂2023］．協和企画．東京，2023.

4) 日本医学放射線学会 画像診断ガイドライン2021．金原出版株式会社．東京，2021.

5) 日本脳卒中学会，日本脳神経外科学会，日本脳神経血管内治療学会．経皮経管的脳血栓回収用機器 適正使用指針 第5版．脳卒中 2024；46：181-216．doi：10.3995/jstroke.11203.

6) Nogueira RG, Jadhav AP, Haussen DC, et al. Thrombectomy 6 to 24 hours after stroke with a mismatch between deficit and infarct. N Engl J Med 2018；378：11-21. doi：10.1056/NEJMoa1706442.

7) Albers GW, Marks MP, Kemp S, et al. Thrombectomy for stroke at 6 to 16 hours with selection by perfusion imaging. N Engl J Med 2018；378：708-718. doi：10.1056/NEJMoa1713973.

8) Ma H, Campbell BCV, Parsons MW, et al. Thrombolysis guided by perfusion imaging up to 9 hours after onset of stroke. N Engl J Med 2019；380：1795-1803. doi：10.1056/NEJMoa1813046.

9) American College of Radiology-American Society of Neuroradiology-Society for Pediatric Radiology（ACR-ASNR-SPR）. ACR-ASNR-SPR practice parameter for the performance of computed tomography（CT）perfusion in neuroradiologic imaging. https://www.acr.org/-/media/ACR/Files/Practice-Parameters/CT-Perfusion.pdf. Revised 2022. Accessed June 11, 2024.

10) American Association of Physicists in Medicine. CT scan protocols. https://www.aapm.org/pubs/CTProtocols/default.asp. Accessed June 11, 2024.

11) Christensen S, Lansberg MG. CT perfusion in acute stroke：practical guidance for implementation in clinical practice. J Cereb Blood Flow Metab 2019；39：1664-1668. doi：10.1177/0271678X18805590.

12) Wintermark M, Albers GW, Alexandrov AV, et al. Acute stroke imaging research roadmap. Stroke 2008；39：1621-1628. doi：10.1161/STROKEAHA.107.512319.

13) Campbell BCV, Lansberg MG, Broderick JP, et al. Acute stroke imaging research roadmap Ⅳ：imaging selection and outcomes in acute stroke clinical trials and practice. Stroke 2021；52：2723-2733. doi：10.1161/STROKEAHA.121.035132.

14) 日本放射線技術学会監修，高木　卓，編．X線CT撮像ガイドライン〜GALACTIC〜 改訂3版．オーム社．東京，2024：14-15.

15) CT/MR灌流画像実践ガイドライン合同策定委員会．CT/MR灌流画像実践ガイドライン2006．http://asist.umin.jp/data/guidelineCtpMrp2006.pdf.

16) 興梠征典，渡邉嘉之，佐々木真理．ASIST-Japan実践ガイドライン策定委員会．急性期脳梗塞画像診断実践ガイドライン2007．南江堂．東京，2007.

17) Wintermark M, Maeder P, Verdun FR, et al. Using 80 kVp versus 120 kVp in perfusion CT measurement of regional cerebral blood flow. AJNR Am J Neuroradiol 2000；21：1881-1884.

18) Konstas AA, Goldmakher GV, Lee TY, et al. Theoretic basis and technical implementations of CT perfusion in

106

頭部CT灌流画像（CT perfusion imaging：CTP）における標準造影プロトコール

acute ischemic stroke, part 1：theoretic basis. AJNR Am J Neuroradiol 2009；30：662-668. doi：10.3174/ajnr.A1487.

19) Konstas AA, Goldmakher GV, Lee TY, et al. Theoretic basis and technical implementations of CT perfusion in acute ischemic stroke, part 2：technical implementations. AJNR Am J Neuroradiol 2009；30：885-892. doi：10.3174/ajnr.A1492.

20) Sasaki M, Kudo K, Ogasawara K, et al. Tracer delay-insensitive algorithm can improve reliability of CT perfusion imaging for cerebrovascular steno-occlusive disease：comparison with quantitative single-photon emission CT. AJNR Am J Neuroradiol 2009；30：188-193. doi：10.3174/ajnr.A1274.

21) Kudo K, Sasaki M, Ogasawara K, et al. Difference in tracer delay-induced effect among deconvolution algorithms in CT perfusion analysis：quantitative evaluation with digital phantoms. Radiology 2009；251：241-249. doi：10.1148/radiol.2511080983.

22) Kudo K, Terae S, Katoh C, et al. Quantitative cerebral blood flow measurement with dynamic perfusion CT using the vascular-pixel elimination method：comparison with $H_2^{15}O$ positron emission tomography. AJNR Am J Neuroradiol 2003；24：419-426.

23) Boutelier T, Kudo K, Pautot F, et al. Bayesian hemodynamic parameter estimation by bolus tracking perfusion weighted imaging. IEEE Trans Med Imaging 2012；31：1381-1395. doi：10.1109/TMI.2012.2189890.

24) Sasaki M, Kudo K, Boutelier T, et al. Assessment of the accuracy of a Bayesian estimation algorithm for perfusion CT by using a digital phantom. Neuroradiology 2013；55：1197-1203. doi：10.1007/s00234-013-1237-7.

25) Huang APH, Tsai JC, Kuo LT, et al. Clinical application of perfusion computed tomography in neurosurgery. J Neurosurg 2014；120：473-488. doi：10.3171/2013.10.JNS13103.

26) Menon BK, Hill MD, Davalos A, et al. Efficacy of endovascular thrombectomy in patients with M2 segment middle cerebral artery occlusions：meta-analysis of data from the HERMES collaboration. J Neurointerv Surg 2019；11：1065-1069. doi：10.1136/neurintsurg-2018-014678.

27) Miura M, Yoshimura S, Sakai N, et al. Endovascular therapy for middle cerebral artery M2 segment occlusion：subanalyses of RESCUE-Japan Registry 2. J Neurointerv Surg 2019；11：964-969. doi：10.1136/neurintsurg-2018-014627.

28) Ospel JM, Nguyen TN, Jadhav AP, et al. Endovascular treatment of medium vessel occlusion stroke. Stroke 2024；55：769-778. doi：10.1161/STROKEAHA.123.036942.

29) Austein F, Riedel C, Kerby T, et al. Comparison of perfusion CT software to predict the final infarct volume after thrombectomy. Stroke 2016；47：2311-2317. doi：10.1161/STROKEAHA.116.013147.

30) Bathla G, Limaye K, Policeni B, et al. Achieving comparable perfusion results across vendors. The next step in standardizing stroke care：a technical report. J Neurointerv Surg 2019；11：1257-1260. doi：10.1136/neurintsurg-2019-014810.

31) Bathla G, Ortega-Gutierrez S, Klotz E, et al. Comparing the outcomes of two independent computed tomography perfusion softwares and their impact on therapeutic decisions in acute ischemic stroke. J Neurointerv Surg 2020；12：1028-1032. doi：10.1136/neurintsurg-2020-015827.

32) Rava RA, Snyder KV, Mokin M, et al. Assessment of a Bayesian Vitrea CT perfusion analysis to predict final infarct and penumbra volumes in patients with acute ischemic stroke：a comparison with RAPID. AJNR Am J Neuroradiol 2020；41：206-212. doi：10.3174/ajnr.A6395.

33) Murayama K, Katada K, Hayakawa M, et al. Shortened mean transit time in CT perfusion with singular value decomposition analysis in acute cerebral infarction：quantitative evaluation and comparison with various CT perfusion parameters. J Comput Assist Tomogr 2017；41：173-180. doi：10.1097/RCT.0000000000000498.

34) Doucet C, Roncarolo F, Tampieri D, et al. Paradoxically decreased mean transit time in patients presenting with acute stroke. J Comput Assist Tomogr 2016；40：409-412. doi：10.1097/RCT.0000000000000366.

35) Ichikawa S, Yamamoto H, Morita T. Comparison of a Bayesian estimation algorithm and singular value decomposition algorithms for 80-detector row CT perfusion in patients with acute ischemic stroke. Radiol Med 2021；126：795-803. doi：10.1007/s11547-020-01316-6.

36) 森下猛史, 田邉頌章, 増尾　修, ほか. 急性期脳梗塞患者におけるCT perfusionに対するベイズ推定法とSVD法の比較. 日放技学誌 2023；79：307-312. doi：10.6009/jjrt.2023-1301.

37) Shinohara Y, Ibaraki M, Ohmura T, et al. Whole-brain perfusion measurement using 320-detector row computed tomography in patients with cerebrovascular steno-occlusive disease：comparison with ^{15}O-positron emission tomography. J Comput Assist Tomogr 2010；34：830-835. doi：10.1097/RCT.0b013e3181ebd16a.

38) Chen Y, Xu W, Guo X, et al. CT perfusion assessment of Moyamoya syndrome before and after direct revascularization (superficial temporal artery to middle cerebral artery bypass). Eur Radiol 2016；26：254-261.

doi：10.1007/s00330-015-3802-4.

39）Budohoski KP, Guilfoyle M. Helmy A, et al. The pathophysiology and treatment of delayed cerebral ischaemia following subarachnoid haemorrhage. J Neurol Neurosurg Psychiatry 2014；85：1343-1353. doi：10.1136/jnnp-2014-307711.

40）櫻谷正明. くも膜下出血後の脳血管攣縮と遅発性脳虚血. 日集中医誌 2021；28：509-519. doi：10.3918/jsicm.28_509.

41）鈴木秀謙, 川北文博, 劉 磊, ほか. くも膜下出血後の遅発性虚血性脳障害をめぐる新展開. 脳外誌 2015；24：232-238. doi：10.7887/jcns.24.232.

42）Hoh BL, Ko NU, Amin-Hanjani S, et al. 2023 guideline for the management of patients with aneurysmal subarachnoid hemorrhage：a guideline from the American Heart Association/American Stroke Association. Stroke 2023；54：e314-e370. doi：10.1161/STR.0000000000000436.

43）Thilak S, Brown P, Whitehouse T, et al. Diagnosis and management of subarachnoid haemorrhage. Nat Commun 2024；15：1850. doi：10.1038/s41467-024-46015-2.

44）Mitchelle A, Gorolay VV, Aitken M, et al. CTP for the screening of vasospasm and delayed cerebral ischemia in aneurysmal SAH：a systematic review and meta-analysis. AJNR Am J Neuroradiol 2024；45：871-878. doi：10.3174/ajnr.A8249.

45）Heitkamp C, Geest V, Tokareva B, et al. CTA supplemented by CTP increases interrater reliability and endovascular treatment use in patients with aneurysmal SAH. AJNR Am J Neuroradiol 2024；45：284-290. doi：10.3174/ajnr.A8110.

46）Yeung TPC, Bauman G, Yartsev S, et al. Dynamic perfusion CT in brain tumors. Eur J Radiol 2015；84：2386-2392. doi：10.1016/j.ejrad.2015.02.012.

47）Jain R. Perfusion CT imaging of brain tumors：an overview. AJNR Am J Neuroradiol 2011；32：1570-1577. doi：10.3174/ajnr.A2263.

48）Chiu FY, Yen Y. Imaging biomarkers for clinical applications in neuro-oncology：current status and future perspectives. Biomark Res 2023；11：35. doi：10.1186/s40364-023-00476-7.

49）Jain R, Ellika SK, Scarpace L, et al. Quantitative estimation of permeability surface-area product in astroglial brain tumors using perfusion CT and correlation with histopathologic grade. AJNR Am J Neuroradiol 2008；29：694-700. doi：10.3174/ajnr.A0899.

50）Ding B, Ling HW, Chen KM, et al. Comparison of cerebral blood volume and permeability in preoperative grading of intracranial glioma using CT perfusion imaging. Neuroradiology 2006；48：773-781. doi：10.1007/s00234-006-0120-1.

51）Kaichi Y, Tatsugami F, Nakamura Y, et al. Improved differentiation between high- and low-grade gliomas by combining dual-energy CT analysis and perfusion CT. Medicine 2018；97：e11670. doi：10.1097/MD.0000000000011670.

52）Wang K, Li Y, Cheng H, et al. Perfusion CT detects alterations in local cerebral flow of glioma related to IDH, MGMT and TERT status. BMC Neurol 2021；21：460. doi：10.1186/s12883-021-02490-4.

53）Bisdas S, Yang X, Lim CCT, et al. Delineation and segmentation of cerebral tumors by mapping blood-brain barrier disruption with dynamic contrast-enhanced CT and tracer kinetics modeling-a feasibility study. Eur Radiol 2008；18：143-151. doi：10.1007/s00330-007-0726-7.

54）Jain R, Griffith B, Alotaibi F, et al. Glioma angiogenesis and perfusion imaging：understanding the relationship between tumor blood volume and leakiness with increasing glioma grade. AJNR Am J Neuroradiol 2015；36：2030-2035. doi：10.3174/ajnr.A4405.

55）Jain R, Scarpace L, Ellika S, et al. First-pass perfusion computed tomography：initial experience in differentiating recurrent brain tumors from radiation effects and radiation necrosis. Neurosurgery 2007；61：778-787. doi：10.1227/01.NEU.0000298906.48388.26.

56）Jain R, Narang J, Schultz L, et al. Permeability estimates in histopathology-proved treatment-induced necrosis using perfusion CT：can these add to other perfusion parameters in differentiating from recurrent/progressive tumors？ AJNR Am J Neuroradiol 2011；32：658-663. doi：10.3174/ajnr.A2378.

57）Vidiri A, Guerrisi A, Pinzi V, et al. Perfusion Computed Tomography（PCT）adopting different perfusion metrics：recurrence of brain metastasis or radiation necrosis？ Eur J Radiol 2012；81：1246-1252. doi：10.1016/j.ejrad.2011.02.068.

58）Schramm P, Xyda A, Klotz E, et al. Dynamic CT perfusion imaging of intra-axial brain tumours：differentiation of high-grade gliomas from primary CNS lymphomas. Eur Radiol 2010；20：2482-2490. doi：10.1007/s00330-010-1817-4.

59）Dankbaar JW, Hom J, Schneider T, et al. Dynamic perfusion CT assessment of the blood-brain barrier permeability：first pass versus delayed acquisition. AJNR Am J Neuroradiol 2008；29：1671-1676. doi：10.3174/ajnr.A1203.

臨床編 —— Ⅳ　疾患・病態別の標準造影プロトコール

転移性脳腫瘍の検索における標準造影プロトコール

粟井和夫

解説

　現在，脳や脊髄疾患については，多彩なコントラストの画像が収集でき機能情報も得られるMRIを第1選択とすることが一般的である。一方，肺癌や大腸癌などの悪性腫瘍のCT検査では，体幹部のスキャン後に脳転移の検索目的で頭部CTを追加することがしばしば行われている。脳転移の検出についてはCTよりもMRIのほうが優れていると報告されているが[1,2]，施設によってはMRIよりもCTのほうが利用しやすいなどの理由で頭部CTが実施されているものと思われる。

　脳転移の検索目的の造影CTにおける造影剤量を検討した研究は少ないが，Hayakawaらは肺癌の脳転移の検索目的の頭部CTにて視覚評価および脳動脈のCT値の定量評価を行い，ヨード投与量が30g[*]と24gの場合は両者で視覚評価および定量評価に統計学的有意差がなかったが，投与量が15グラムのときは劣っていたと報告している[3]。

[*]ヨード投与量30gは，ヨード含量300mg/mLの造影剤を100mL投与することに該当する。

　これに対して，田村らは患者の体重を50kg未満，50〜59.9kg，60kg以上に分けて頭部CTにおける至適な造影剤量の検討を行っており（疾患については記載なし），60kg未満の患者では300mgI/mLの造影剤50mL（ヨード量15g）でも診断に必要な造影効果が得られたと報告している[4]。近年，体幹部腫瘍の評価のためには500〜600mgI/mL（体重60kgの患者で30〜36g）程度投与されるのが一般的であることから，体幹部に引き続き頭部CTを実施する場合は脳の診断にも十分な造影剤量が投与されているものと思われる。ただし，心臓の冠動脈CTのように造影剤投与量が少ないときに心臓に引き続き頭部造影CTを実施する場合は，脳に関する診断能は十分ではない可能性があることに留意が必要である。

　頭部CTの至適な撮像タイミングについては，グリオーマおよび転移性脳腫瘍を検討したNormanらの研究では，腫瘍のCT値は造影剤注入後5〜20分ではあまり変化はみられなかった[5]。このことからは，体幹部を撮像し終わってから，頭部CTの撮像を行ってもタイミング的には問題はないものと思われる。

参考文献

1) Yokoi K, Miyazawa N, Arai T. Brain metastasis in resected lung cancer：value of intensive follow-up with computed tomography. Ann Thorac Surg 1996；61：546-550；discussion 551. doi：10.1016/0003-4975（95）01096-3

2) 中村　徹，大野良治，遠藤正浩，ほか. 肺癌の脳転移検索にCTは必要か？　MRIとの対比. 肺癌 1996；36：393-399.

3) Hayakawa K, Shiozaki T, Yamamoto A, Kubo S, Osako T. Comparative study of vascular enhancement on post-contrast CT using three dosages of iodinated contrast media for the aim of detecting brain metastasis in patients with lung cancer. Radiat Med 2006；24：128-132. doi：10.1007/BF02493279

4) 田村泰治，対馬義一，小南公人，ほか. 頭部造影CTにおける至適造影剤投与量の検討　体重による投与量決定. 日本医学放射線学会雑誌 1999；59：245-249.

5) Norman D, Stevens EA, Wing SD, Levin V, Newton TH. Quantitative aspects of contrast enhancement in cranial computed tomography. Radiology 1978；129：683-688. doi：10.1148/129.3.683

臨床編 — IV 疾患・病態別の標準造影プロトコール

心臓CTにおける標準造影プロトコール

吉田和樹，田邊裕貴

冠動脈疾患が疑われる場合の冠動脈CT（冠動脈バイパス術後も含め）

撮像方法	心電図同期造影CT（CTA）
造影剤量	通常の冠動脈評価の場合：300〜400mgI/kg，22〜26mgI/kg/秒 冠動脈バイパス術後の場合：400〜450mgI/kg
造影剤注入時間	通常の冠動脈評価の場合：10〜15秒 冠動脈バイパス術後の場合：17〜20秒
造影剤注入速度	4〜5mL/秒
撮像タイミング	ボーラストラッキング法：Tr* + 4〜7秒 テストボーラス法：Tpeak** + 2〜4秒
後押し生理食塩水量	40〜50mL
生理食塩水注入速度	4〜5mL/秒
撮像範囲	通常の冠動脈評価の場合 ・気管分岐部下/左肺動脈中間位から心臓下縁直下まで 冠動脈バイパス術後の場合　グラフトに応じて調整する ・内胸動脈グラフト：鎖骨下動脈から心臓下縁直下まで ・大伏在静脈グラフト：上行大動脈から心臓下縁直下まで ・胃大網動脈グラフト：心臓下縁直下より胃大網動脈起始部が含まれるように腹部まで

*Tr（トリガー）：ボーラストラッキング法において上行大動脈または下行大動脈のCT値が100〜150HUに達した時間
**Tpeak（ピーク時間）：テスト撮像において上行大動脈の造影効果が最大となる時間

●解説

　冠動脈CTは安定狭心症患者におけるファーストラインの画像検査として循環器診療において広く用いられている[1]。メタアナリシスによると，侵襲的冠動脈造影検査における50%以上の狭窄病変を有意狭窄とした場合，冠動脈CTの感度は95〜99%，特異度は68〜93%，陽性適中率は75〜93%，陰性適中率は96〜99%であり，高い診断能を有している[2]。さらに，心臓CTは冠動脈バイパス術後のグラフト開存評価にも有用であり，グラフト閉塞または狭窄評価における心臓CTの診断能は，侵襲的冠動脈造影検査をゴールドスタンダードとした場合，感度・特異度ともに98〜99%と高い診断能を有していると報告されている[3]。

　冠動脈CTの場合，冠動脈内腔の至適造影効果は350HU程度とされており，造影効果が500HU以上と高すぎる場合では狭窄率を過小評価する恐れがある[4]。一方，造影効果が低すぎる場合も問題となるため，250HU以上の造影効果を担保することが推奨されている[5]。必要な造影剤量の計算方法には，症例の体格を考慮した体重換算法や，体格と注入速度の両方を考慮したfractional dose法が一般的に使用されており，冠動脈CTの場合，体重換算法では300〜400mgI/kg程度[6-8]，fractional dose法

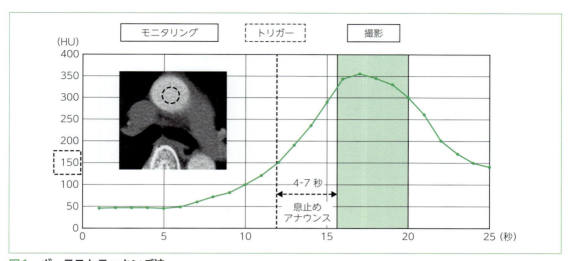

図1 ボーラストラッキング法
上行大動脈に関心領域（ROI）を設定し，造影剤注入開始後にCT値のモニタリングを行う。造影効果が閾値（150HU）を超えたところをトリガーとし，その4〜7秒後に撮像を行う。

では22〜26mgI/kg/秒程度が推奨されている[9-11]。造影剤の注入時間については最短でも10秒以上が望ましく，10〜15秒程度で投与するのが妥当とされている[5,7,8]。冠動脈バイパス術後の心臓CTの場合には，冠動脈CTと比較して撮像範囲が長くなるため撮像時間が延長される。そのため，より多くの造影剤をより長く注入する必要がある。具体的には400〜450mgI/kg程度の造影剤を17〜20秒程度で注入することが推奨されている[7]。造影剤の注入速度に関しては，4〜5mL/秒程度の高速注入が望ましいとされており，18〜20Gの注射針を用いて静脈ルートを確保する必要がある[5,7]。冠動脈CTに使用する造影剤濃度に関しては，270〜400mgI/mLと多岐にわたっているが[12]，本邦においては350〜370mgI/mLの高濃度造影剤が使用されている場合が多い[7,8]。後押し生理食塩水に関しては，上大静脈や右心系に残存した高濃度造影剤に起因するビームハードニングアーチファクトによる画質劣化を避けるために用いられる。注入レートは4〜5mL/秒程度で40〜50mLの生理食塩水が使用される[5,7]。

撮像タイミングの決定に関しては，一般的な方法としてボーラストラッキング法とテストボーラス法がある[13]。ボーラストラッキング法では，上行大動脈または下行大動脈に関心領域（ROI）を設定し，造影剤の注入開始からCT値のモニタリングを行い，同部の造影効果が閾値（100〜150HU）を超えたことをトリガーとして，その4〜7秒後に撮像が行われる（図1）[13,14]。ボーラストラッキング法は簡便であるが，個々の症例の臨床背景の違いによる影響が大きく，例えば心機能低下症例では最適な撮像タイミングを逃してしまうおそれがある[15]。テストボーラス法では，最初に少量造影剤（通常10〜20mL）をボーラス静注後，後押し生理食塩水（約50mL）の投与を行う。注入速度はいずれも本撮像に準じて設定する。テスト撮像に関しては，呼吸停止下で上行大動脈レベルのシングルスライス画像を1〜2秒ごとに連続撮像し，上行大動脈の造影効果が最大となる時間（ピーク時間）を算出する[12]。本撮像はテスト撮像におけるピーク時間に2〜4秒を追加して撮像する報告が多い（図2）[12,16-18]。テストボーラス法では，ボーラストラッキング法と比較して個々の症例の臨床背景の違いによる影響が少なく，より正確な撮像タイミングの決定が可能と考えられるが，造影剤投与が2回必要となりやや煩雑になるという欠点がある[7]。

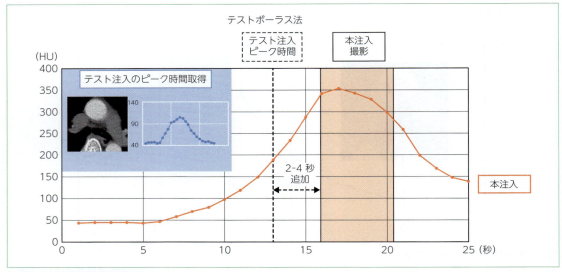

図2 テストボーラス法
最初に少量造影剤のテスト注入を行う．上行大動脈レベルで画像を連続撮像し，上行大動脈における造影効果のピーク時間を算出する．次に，テスト撮像におけるピーク時間に一定の遅延時間を追加して本撮像を撮像する．

　冠動脈CTの場合の撮像範囲に関しては，気管分岐部下または左肺動脈中間位から心臓下縁直下までの範囲で撮像される．一方で，冠動脈バイパス術後の心臓CTの場合には使用しているグラフトに合わせて撮像範囲を調整する必要がある[12]．冠動脈バイパス術には，内胸動脈，大伏在静脈，胃大網動脈などが一般的にグラフト血管として用いられている．内胸動脈グラフトを使用している場合は，内胸動脈が鎖骨下動脈から分岐することから鎖骨下動脈近位が撮像範囲に含まれるように頭側の撮像範囲を広げて撮像する．大伏在静脈グラフトを使用している場合は，上行大動脈のグラフト吻合部を撮像範囲に含めて撮像する．胃大網動脈グラフトを使用している場合は，胃大網動脈起始部が撮像範囲に含まれるように尾側の撮像範囲を広げて撮像する[8]．

心筋梗塞が疑われる場合の心筋遅延造影CT

撮像方法	心電図同期造影CT（遅延相）
造影剤量	300〜700mgI/kg
造影剤注入時間	10〜20秒
造影剤注入速度	冠動脈CTに準じる（4〜5mL/秒）
撮像タイミング	造影剤注入後5〜10分後
後押し生理食塩水量	冠動脈CTに準じる（40〜50mL）
生理食塩水注入速度	冠動脈CTに準じる（4〜5mL/秒）
撮像範囲	心筋

● 解説

　心筋線維化などの心筋性状を評価する方法として，心臓MRIを用いた心筋遅延造影評価が用いら

れてきた。しかし，MRIは金属デバイス留置症例や閉所恐怖症症例など使用が制限される場合がある。また，心臓MRIは心臓CTと比較すると臨床的に十分普及しているとはいえず，検査アクセスに制限がある。一方，心臓CTはわが国においては比較的アクセス性に優れる検査であり，近年のCT技術の発展に伴ってCTでも心筋遅延造影評価が可能となってきた[19]。

心筋遅延造影CTにおける造影剤量に関して一定の合意はないが，過去の報告によると300〜700mgI/kg程度の造影剤量が使用されている[19-21]。注入方法に関しては，従来は冠動脈CT撮像直後に不足分の造影剤を追加注入する方法が使用されていたが[22,23]，近年のCT装置や撮像技術の発展により，冠動脈CT撮像に使用した造影剤のみで追加注入を行わなくても心筋遅延造影CT評価が可能となってきた[20,24,25]。造影剤注入時間，造影剤注入速度，後押し生理食塩水の使用や，その量および注入速度に関しては，基本的には冠動脈CTの設定に準じるが[20,25]，一部，十分な造影剤量を確保するために造影剤の注入時間を20秒としている報告もある[26]。撮像タイミングに関しての一定の合意はないが，過去の報告によると造影剤注終了後から3〜10分後に撮像されることが多い[19-21]。ただし，3分では短いという報告もあるため[27]，造影剤注入終了後から5〜10分後の撮像が妥当であると考える。

撮像範囲に関しては心筋全体が含まれていれば十分であり，被ばく低減の観点からも冠動脈CT撮像よりは狭めるほうが望ましい[19,20,22,28]。

心筋虚血が疑われる場合の心筋CTパーフュージョン（CTP）

撮像方法	心電図同期造影CT
造影剤量	40〜70mL（350〜370mgI/mL）
造影剤注入時間	8〜10秒
造影剤注入速度	5〜6mL/秒
撮像タイミング	static CTP：ボーラストラッキング法 Tr*＋5秒 dynamic CTP：造影剤注入開始4〜5秒後から撮像（連続20〜30秒）
後押し生理食塩水量	冠動脈CTに準じる（40〜50mL）
生理食塩水注入速度	冠動脈CTに準じる（4〜5mL/秒）
撮像範囲	心筋

*Tr（トリガー）：事前に撮像したカルシウム画像などからベースラインのCT値を測定し，ベースラインから＋80-100HUを閾値として設定する。ボーラストラッキング法を使用し，上行大動脈または下行大動脈のCT値が設定した閾値に達した時間をトリガーとする。

● 解説

心筋虚血とは心筋の酸素需要に対して十分な酸素供給がなされていない状態である。冠動脈狭窄が必ずしも心筋虚血を誘発するわけではなく，冠動脈疾患の治療方針決定において心筋虚血評価は重要となる[29]。従来，心筋虚血の診断において，負荷心筋シンチグラフィが用いられてきていたが，近年CTでも心筋虚血を評価する方法として負荷心筋CTパーフュージョン（CTP）が開発された。負荷心筋CTPは薬剤負荷をかけながら造影剤を投与し，心筋内を通過する造影剤のファーストパスを描出することによって，心筋虚血を診断する方法である。メタアナリシスによると，侵襲的冠動脈造影検

臨床編—Ⅳ. 疾患・病態別の標準造影プロトコール

査における冠血流予備量比（fractional flow reserve：FFR）を答えとした場合，冠動脈CT単独の感度は87％，特異度は61％，負荷心筋CTP単独の感度は81％，特異度は86％で，冠動脈CTと負荷心筋CTPを組み合わせた場合の感度は82％，特異度は88％と報告されている[30]。

　負荷心筋CTPの撮像法には，心筋における造影剤のファーストパスのうち1時相のみ撮像するstatic CTPと，複数時相を連続撮像するdynamic CTPがある。static CTPはdynamic CTPと比較すると低被ばくで撮像できるという利点があるが，撮像タイミングの最適化が難しいといった課題がある[31]。一方，dynamic CTPでは至適撮像タイミングを逃すことなく撮像可能で，心筋血流を定量化できるという利点があるが，被ばく線量が比較的多くなるといった課題がある。心筋CTPにおける造影方法に関する一定の合意はないが，過去の報告によると，40～70mLの高濃度造影剤（350～370mgI/mL）を5～6mL/秒の速度で8～10秒間注入する方法が取られている[8, 32, 33]。

　撮像タイミングの設定に関しては，static CTPの場合にはボーラストラッキング法を使用する。事前に撮像したカルシウム画像などからベースラインのCT値を測定し，ベースラインから＋80-100HUを閾値として設定する。ボーラストラッキングを使用し，上行大動脈または下行大動脈のCT値が閾値に達した時間をトリガーとし，そこから5秒後に撮像を行う方法が推奨されている[33]。また，dynamic CTPの場合には，造影剤投与開始4～5秒後から約20～30秒間の連続撮像を行う方法や[8, 34]，テストボーラス法を用いて造影剤が上行大動脈に達する時間を算出し，その6秒前から約30秒間の連続撮像を行う方法が報告されている[32]。

　後押し生理食塩水の量や速度に関しては，基本的には冠動脈CTの設定に準じる[33]。

　撮像範囲に関しては心筋全体が含まれていれば十分であり，被ばく低減の観点からも冠動脈CT撮像よりは狭めるほうが望ましい[33]。

経カテーテル的大動脈弁植え込み術 (transcatheter aortic valve implantation：TAVI) 術前のCT

撮像方法	心電図同期造影CT（冠動脈CT＋頚部-骨盤部CTA）
造影剤量	50～100mL（350～370mgI/mL） 300～400mgI/kg（体重換算法）
造影剤注入時間	64/128列1管球CT（2回撮像法） ・2管球CT（ハイピッチモードを使用しない）（2回撮像法） 　　→約16～22秒（造影剤90～100mLを注入速度4.5～5.5mL/秒） ・2管球CT（ハイピッチモードを使用する）（2回撮像法） 　　→約27秒（造影剤45mLを注入速度3.0mL/秒，次に25mLを 　　　2.5mL/秒，最後に5mLを2.5mL/秒で） ・Wide-detector CT（2回撮像法） 　　→約18.～25秒（造影剤70～90mLを注入速度4.0～5.0mL/秒） ・Wide-detector CT（1回撮像法） 　　→約12～13秒（造影剤40～50mLを注入速度3.0～5.0mL/秒）
造影剤注入速度	3～6mL/秒
撮像タイミング	冠動脈CTに準ずる（ボーラストラッキング/テストボーラス法）
後押し生理食塩水量	20～50mL

生理食塩水注入速度	3〜5mL/秒
撮像範囲	・1回撮像法 心電図同期で鎖骨下動脈を含む大動脈弓上〜心臓下端を撮像し，連続して心電図非同期で心臓下端〜総大腿動脈分岐部下まで撮像する。 ・2回撮像法 心電図同期で上行大動脈中間部〜心臓下端を撮像し，改めて心電図非同期で鎖骨下動脈を含む大動脈弓上〜総大腿動脈分岐部下まで撮像する。

●解説

　TAVI術前の最適なCT撮像プロトコールはCT装置によって異なるが，共通する撮像のポイントは，アーチファクトの少ない大動脈基部を含む心臓CT画像（弁の評価など）および鎖骨下動脈を含む大動脈弓上〜総大腿動脈分岐部下までの大血管CT画像（アクセス評価など）を撮像することである。TAVI術前CTには大きく2つの撮像方法があり，施設やスキャナの特性に合わせて撮像方法を選択する[35,36]。1つは，まず心電図同期で心臓CTを撮像した後，改めて心電図非同期で胸部-鼠径部のCT撮像を行う方法（2回撮像法）で，もう1つは，心電図同期で胸部（大動脈基部-心臓が含まれる）の撮像後に，連続して心電図非同期で腹部-鼠径部のCT撮像を行う方法（1回撮像法）である（図3）[35]。

　TAVI術前CTの造影剤量に関しては，単純に高濃度造影剤（350〜370mgI/mL）を50〜100mL使用する方法や[35,36]，体重換算法で300〜400mgI/kg程度を使用する方法がある[37,38]。注入速度に関しても，3〜6mL/秒程度とかなりの幅がみられるが[35,37,39]，これは使用するCT装置や撮像プロトコールに大きく依存するためと考えられる[35,36]。例えば，64/128列1管球CTまたは2管球CT（ハイピッチモードを使用しない）を用いて2回撮像法で行う場合は，造影剤90〜100mLを注入速度4.5〜5.5mL/秒で約16〜22秒かけて投与することが推奨されている[36]。2管球CT（ハイピッチモードを使用する）を用いて2回撮像法で行う場合は，造影剤45mLを注入速度3.0mL/秒，次に25mLを2.5mL/秒，最後に5mLを2.5mL/秒で合計約27秒かけて投与することが推奨されている[36]。Wide-detector CTを用いて

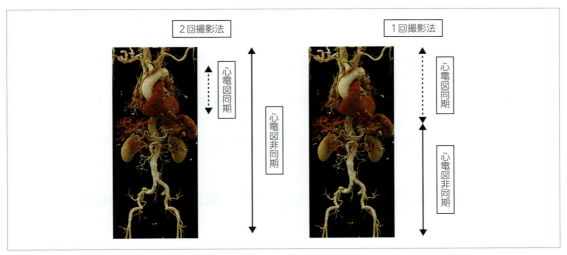

図3　TAVI術前の撮像
2回撮像法（図左側）では，心電図同期で心臓CTを撮像した後，改めて心電図非同期で胸部-鼠径部のCT撮像を行い，1回撮像法（図右側）では，心電図同期で胸部の撮像後に，連続して心電図非同期で腹部-鼠径部のCT撮像を行う。

臨床編―Ⅳ. 疾患・病態別の標準造影プロトコール

2回撮像法で行う場合は，造影剤70～90mLを注入速度4.0～5.0mL/秒で約18～25秒かけて投与することが推奨されている[36]。Wide-detector CTを用いて1回撮像法で行う場合は，造影剤40～50mLを注入速度3.0～5.0mL/秒で約12～13秒かけて投与することが推奨されている[37,39]。

後押し生理食塩水に関しては，過去の文献に基づくと20～50mLを3～5mL/秒で投与するのが妥当と考えられる[37,39]。

撮像範囲に関しては，心電図同期で撮像された心臓画像と鎖骨下動脈を含む大動脈弓上-総大腿動脈分岐部下までの血管画像が得られるように撮像を行う[35,36]。

triple rule outが必要な場合の心臓CT

撮像方法	triple rule out CT
造影剤量	70～90mL (350～370mgI/mL) 525～600mgI/kg (体重換算法)
造影剤注入時間	1相目に100％造影剤を10～15秒注入し，2相目に30～50％希釈造影剤を10～15秒注入する
造影剤注入速度	4～6mL/秒
撮像タイミング	冠動脈CTに準じる (ボーラストラッキング/テストボーラス法)
後押し生理食塩水量	使用する場合は25～50mL
生理食塩水注入速度	4～5mL/秒
撮像範囲	肺尖部-横隔膜下端

●解説

triple rule out CTは，急性胸痛を呈する患者で急性冠症候群/肺動脈血栓塞栓症/急性大動脈解離の診断/除外を目的として行われる[40,41]。triple rule out CTでは，冠動脈だけでなく (目標300HU)，肺動脈の造影効果も維持する必要があり (目標200HU)，冠動脈CTよりも多めの造影剤量 (350～370mgI/mLなどの高濃度造影剤で70～90mL，体重換算法では525～600mgI/kg) を，長い注入時間 (20秒以上) をかけて投与する[7,41-45]。最近では，高濃度造影剤50～70mLを4～6mL/秒の速度で10～15秒かけて投与した後，30～50％程度に希釈した造影剤を同じ速度で10～15秒かけて投与する二相造影法が一般的に使用されている[7,43-45]。

後押し生理食塩水に関しては一定の合意はないが，用いる場合には25～50mLを4～5mL/秒の速度で5～10秒程度投与する[44,45]。

撮像範囲に関しては，肺尖部-横隔膜下端までの胸部広範囲を心電図同期で撮像する[7,45]。

心臓CTにおける造影プロトコール (低電圧撮像，dual-energy CT)

●低電圧撮像

低電圧撮像は，標準電圧 (120kV) より低い電圧を使用して撮像する検査のことを指す。低電圧を用いるとノイズ増加などの画質劣化が問題となっていたが，低電圧でも高い管電流を出力できるCT装

置の登場や，逐次近似再構成を代表とする画像再構成技術の発展により，近年では低管電圧撮像の臨床応用が可能となってきている[12,46]。特に冠動脈CT撮像の場合には，体重100kgまたはBMI30kg/m²未満の症例においては，積極的に100kVの低管電圧を使用することが推奨されており，60kg未満の症例においてはさらに低い管電圧（70〜90kV）の使用を考慮することが推奨されている[12]。

TAVI術前CTの場合でも同様に，体重90kgまたはBMI30kg/m²未満の症例に対しては積極的に100kVの低管電圧を用いた撮像を行うことが推奨されている[35]。さらに，低管電圧撮像を用いることでコントラストが上昇するため造影剤の減量が可能となる。特に，腎機能低下症例など造影剤減量が推奨される症例においては，低管電圧撮像が有用であり[12]，100kVで約20％，80kVで約40％の造影剤減量が期待できると報告されている[47]。

●dual-energy CT（仮想単色X線画像）

従来のsingle-energy CT（SECT）では多くのエネルギースペクトラムを含んだ多色X線画像を表示するのに対して，dual-energy CT（DECT）では仮想的にターゲットとするエネルギースペクトラムだけの画像（仮想単色X線画像）を作成することができる。SECTでの120kV画像はDECTにおける70keVの仮想単色X線画像に相当する。さらにDECTでは，低エネルギーレベルの仮想単色X線画像（40〜55keV）を用いることで，造影CTにおける造影効果を向上させることができる。

120kV画像と比較した場合，55keVの仮想単色X線画像では約1.6倍，40keVの仮想単色X線画像では約3倍の造影効果が得られると報告されている[8]。そのため，低エネルギーレベルの仮想単色X線画像を用いることで造影剤の減量が可能となり[48]，特に造影剤の低減が必要な症例においてはDECTおよび仮想単色X線画像の使用も選択肢の1つとして考慮される。

参考文献

1) Nakano S, Kohsaka S, Chikamori T, et al. JCS 2022 Guideline focused update on diagnosis and treatment in patients with stable coronary artery disease. Circ J 2022；86：882-915. doi：10.1253/circj.CJ-21-1041
2) Knuuti J, Wijns W, Saraste A, et al. 2019 ESC Guidelines for the diagnosis and management of chronic coronary syndromes. Eur Heart J 2020；41：407-77. doi：10.1093/eurheartj/ehz425
3) Barbero U, Iannaccone M, d'Ascenzo F, et al. 64 slice-coronary computed tomography sensitivity and specificity in the evaluation of coronary artery bypass graft stenosis：A meta-analysis. Int J Cardiol 2016；216：52-7. doi：10.1016/j.ijcard.2016.04.156
4) Fei X, Du X, Yang Q, et al. 64-MDCT Coronary Angiography：Phantom Study of Effects of Vascular Attenuation on Detection of Coronary Stenosis. American Journal of Roentgenology 2008；191：43-9. doi：10.2214/ajr.07.2653
5) Abbara S, Arbab-Zadeh A, Callister TQ, et al. SCCT guidelines for performance of coronary computed tomographic angiography：a report of the Society of Cardiovascular Computed Tomography Guidelines Committee. J Cardiovasc Comput Tomogr 2009；3：190-204. doi：10.1016/j.jcct.2009.03.004
6) Nakaura T, Awai K, Yauaga Y, et al. Contrast injection protocols for coronary computed tomography angiography using a 64-detector scanner：comparison between patient weight-adjusted- and fixed iodine-dose protocols. Invest Radiol 2008；43：512-9. doi：10.1097/RLI.0b013e3181727505
7) 宇都宮大輔，編．これだけは知っておきたい心臓・血管疾患の画像診断．秀潤社．2016.
8) 粟井和夫監修．CT縦横無尽．MEDICAL VIEW. 2023.
9) Maeda E, Tomizawa N, Kanno S, et al. The feasibility of Forward-projected model-based Iterative Reconstruction SoluTion（FIRST）for coronary 320-row computed tomography angiography：A pilot study. J Cardiovasc Comput Tomogr 2017；11：40-5. doi：10.1016/j.jcct.2016.11.002
10) Kitagawa K, Nakamura S, Ota H, et al. Diagnostic performance of dynamic myocardial perfusion imaging using

臨床編—Ⅳ. 疾患・病態別の標準造影プロトコール

dual-source computed tomography. J Am Coll Cardiol 2021；78：1937-49. doi：10.1016/j.jacc.2021.08.067

11）日本医学放射線科学会編. 画像診断ガイドライン2021年版. 金原出版株式会社. 2021.

12）Abbara S, Blanke P, Maroules CD, et al. SCCT guidelines for the performance and acquisition of coronary computed tomographic angiography：A report of the society of Cardiovascular Computed Tomography Guidelines Committee：Endorsed by the North American Society for Cardiovascular Imaging（NASCI）. J Cardiovasc Comput Tomogr 2016；10：435-49. doi：10.1016/j.jcct.2016.10.002

13）Cademartiri F, Nieman K, van der Lugt A, et al. Intravenous contrast material administration at 16-detector row helical CT coronary angiography：test bolus versus bolus-tracking technique. Radiology 2004；233：817-23. doi：10.1148/radiol.2333030668

14）Tatsugami F, Awai K, Takada H, et al. Reduction of interpatient variability of arterial enhancement using a new bolus tracking system in 320-detector computed tomographic coronary angiography. J Comput Assist Tomogr 2013；37：79-83. doi：10.1097/RCT.0b013e318278e996

15）Escher F, Fink N, Maurus S, et al. Optimization of Preprocedural Full-cycle Computed Tomography in Patients Referred for Transcatheter Tricuspid Valve Repair：Test Bolus Versus Bolus Tracking. J Thorac Imaging 2023；38：174-8. doi：10.1097/RTI.0000000000000682

16）Kidoh M, Nakaura T, Awai K, et al. Compact-bolus dynamic CT protocol with a test bolus technique in 64-MDCT coronary angiography：comparison of fixed injection rate and duration protocol. Jpn J Radiol 2013；31：115-22. doi：10.1007/s11604-012-0158-4

17）Nakaura T, Awai K, Yanaga Y, et al. Low-dose contrast protocol using the test bolus technique for 64-detector computed tomography coronary angiography. Jpn J Radiol 2011；29：457-65. doi：10.1007/s11604-011-0579-5

18）Shirasaka T, Nagao M, Yamasaki Y, et al. Feasible scan timing for 320-row coronary CT angiography generated by the time to peak in the ascending aorta. Clin Imaging 2019；54：153-8. doi：10.1016/j.clinimag.2019.01.005

19）Oyama-Manabe N, Oda S, Ohta Y, et al. Myocardial late enhancement and extracellular volume with single-energy, dual-energy, and photon-counting computed tomography. J Cardiovasc Comput Tomogr 2024；18：3-10. doi：10.1016/j.jcct.2023.12.006

20）Nishii T, Kobayashi T, Tanaka H, et al. Deep Learning-based Post Hoc CT Denoising for Myocardial Delayed Enhancement. Radiology 2022；305：82-91. doi：10.1148/radiol.220189

21）Emoto T, Kidoh M, Oda S, et al. Myocardial extracellular volume quantification in cardiac CT：comparison of the effects of two different iterative reconstruction algorithms with MRI as a reference standard. Eur Radiol 2020；30：691-701. doi：10.1007/s00330-019-06418-y

22）Ohta Y, Kitao S, Yunaga H, et al. Myocardial Delayed Enhancement CT for the Evaluation of Heart Failure：Comparison to MRI. Radiology 2018；288：682-91. doi：10.1148/radiol.2018172523

23）Matsuda T, Kido T, Itoh T, et al. Diagnostic accuracy of late iodine enhancement on cardiac computed tomography with a denoise filter for the evaluation of myocardial infarction. Int J Cardiovasc Imaging 2015；31：177-85. doi：10.1007/s10554-015-0716-9

24）Oda S, Kidoh M, Takashio S, et al. Quantification of Myocardial Extracellular Volume With Planning Computed Tomography for Transcatheter Aortic Valve Replacement to Identify Occult Cardiac Amyloidosis in Patients With Severe Aortic Stenosis. Circ Cardiovasc Imaging 2020；13：e010358. doi：10.1161/CIRCIMAGING.119.010358

25）Takafuji M, Kitagawa K, Nakamura S, et al. Feasibility of extracellular volume fraction calculation using myocardial CT delayed enhancement with low contrast media administration. J Cardiovasc Comput Tomogr 2020；14：524-8. doi：10.1016/j.jcct.2020.01.013

26）Oda S, Emoto T, Nakaura T, et al. Myocardial Late Iodine Enhancement and Extracellular Volume Quantification with Dual-Layer Spectral Detector Dual-Energy Cardiac CT. Radiol Cardiothorac Imaging 2019；1：e180003. doi：10.1148/ryct.2019180003

27）Hamdy A, Kitagawa K, Goto Y, et al. Comparison of the different imaging time points in delayed phase cardiac CT for myocardial scar assessment and extracellular volume fraction estimation in patients with old myocardial infarction. Int J Cardiovasc Imaging 2019；35：917-26. doi：10.1007/s10554-018-1513-z

28）Tanabe Y, Kido T, Kurata A, et al. Impact of knowledge-based iterative model reconstruction on myocardial late iodine enhancement in computed tomography and comparison with cardiac magnetic resonance. Int J Cardiovasc Imaging 2017；33：1609-18. doi：10.1007/s10554-017-1137-8

29）Yamagishi M, Tamaki N, Akasaka T, et al. JCS 2018 guideline on diagnosis of chronic coronary heart diseases. Circ J 2021；85：402-572. doi：10.1253/circj.CJ-19-1131

30）Celeng C, Leiner T, Maurovich-Horvat P, et al. Anatomical and functional computed tomography for diagnosing hemodynamically significant coronary artery diease：a meta-analysis. JACC Cardiovasc Imaging 2019；12：

1316-25. doi：10.1016/j.jcmg.2018.07.022

31) Tanabe Y, Kurata A, Matsuda T, et al. Computed tomographic evaluation of myocardial ischemia. Jpn J Radiol 2020；38：411-33. doi：10.1007/s11604-020-00922-8

32) Tanabe Y, Kido T, Uetani T, et al. Differentiation of myocardial ischemia and infarction assessed by dynamic computed tomography perfusion imaging and comparison with cardiac magnetic resonance and single-photon emission computed tomography. Eur Radiol 2016；26：3790-801. doi：10.1007/s00330-016-4238-1

33) Patel AR, Bamberg F, Branch K, et al. Society of cardiovascular computed tomography expert consensus document on myocardial computed tomography perfusion imaging. J Cardiovasc Comput Tomogr 2020；14：87-100. doi：10.1016/j.jcct.2019.10.003

34) Coenen A, Rossi A, Lubbers MM, et al. Integrating CT Myocardial Perfusion and CT-FFR in the Work-Up of Coronary Artery Disease. JACC Cardiovasc Imaging 2017；10：760-70. doi：10.1016/j.jcmg.2016.09.028

35) Blanke P, Weir-McCall JR, Achenbach S, et al. Computed tomography imaging in the context of transcatheter aortic valve implantation（TAVI）/transcatheter aortic valve replacement（TAVR）：an expert consensus document of the Society of Cardiovascular Computed Tomography. J Cardiovasc Comput Tomogr 2019；13：1-20. doi：10.1016/j.jcct.2018.11.008

36) Francone M, Budde RPJ, Bremerich J, et al. CT and MR imaging prior to transcatheter aortic valve implantation：standardisation of scanning protocols, measurements and reporting-a consensus document by the European Society of Cardiovascular Radiology（ESCR）. Eur Radiol 2020；30：2627-50. doi：10.1007/s00330-019-06357-8

37) Zhang Y, Li Z, You Y, et al. Image quality and diagnostic performance evaluation in transcatheter aortic valve implantation candidates with atrial fibrillation using a whole-heart coverage CT scanner. Eur Radiol 2022；32：1034-43. doi：10.1007/s00330-021-08187-z

38) Yoshiura T, Masuda T, Kobayashi Y, et al. Iodine contrast volume reduction in preoperative transcatheter aortic valve implantation computed tomography：Comparison with 64- and 256-multidetector row computed tomography. Radiography（Lond）2024；30：408-15. doi：10.1016/j.radi.2023.12.017

39) Matsumoto S, Yamada Y, Hashimoto M, et al. CT imaging before transcatheter aortic valve implantation（TAVI）using variable helical pitch scanning and its diagnostic performance for coronary artery disease. Eur Radiol 2017；27：1963-70. doi：10.1007/s00330-016-4547-4

40) Maroules CD, Rybicki FJ, Ghoshhajra BB, et al. 2022 use of coronary computed tomographic angiography for patients presenting with acute chest pain to the emergency department：An expert consensus document of the Society of cardiovascular computed tomography（SCCT）：Endorsed by the American College of Radiology（ACR）and North American Society for cardiovascular Imaging（NASCI）. J Cardiovasc Comput Tomogr 2023；17：146-63. doi：10.1016/j.jcct.2022.09.003

41) Halpern EJ. Triple-rule-out CT angiography for evaluation of acute chest pain and possible acute coronary syndrome. Radiology 2009；252：332-45. doi：10.1148/radiol.2522082335

42) Palmisano A, Vignale D, Tadic M, et al. Myocardial late contrast enhancement CT in troponin-positive acute chest pain syndrome. Radiology 2022；302：545-53. doi：10.1148/radiol.211288

43) Wnorowski AM, Halpern EJ. Diagnostic Yield of Triple-Rule-Out CT in an Emergency Setting. AJR Am J Roentgenol 2016；207：295-301. doi：10.2214/AJR.15.15717

44) Si-Mohamed S, Greffier J, Bobbia X, et al. Diagnostic performance of a low dose triple rule-out CT angiography using SAFIRE in emergency department. Diagn Interv Imaging 2017；98：881-91. doi：10.1016/j.diii.2017.09.006

45) Martin SS, Mastrodicasa D, van Assen M, et al. Value of Machine Learning-based Coronary CT Fractional Flow Reserve Applied to Triple-Rule-Out CT Angiography in Acute Chest Pain. Radiol Cardiothorac Imaging 2020；2：e190137. doi：10.1148/ryct.2020190137

46) Tatsugami F, Higaki T, Kawashita I, et al. Improvement of spatial resolution on coronary CT angiography by using super-resolution deep learning reconstruction. Acad Radiol 2023. doi：10.1016/j.acra.2022.12.044

47) Itatani R, Oda S, Utsunomiya D, et al. Reduction in radiation and contrast medium dose via optimization of low-kilovoltage CT protocols using a hybrid iterative reconstruction algorithm at 256-slice body CT：phantom study and clinical correlation. Clin Radiol 2013；68：e128-35. doi：10.1016/j.crad.2012.10.014

48) Raju R, Thompson AG, Lee K, et al. Reduced iodine load with CT coronary angiography using dual-energy imaging：a prospective randomized trial compared with standard coronary CT angiography. J Cardiovasc Comput Tomogr 2014；8：282-8. doi：10.1016/j.jcct.2014.06.003

臨床編 — **IV** 疾患・病態別の標準造影プロトコール

心大動脈（心臓以外）における標準造影プロトコール

折居　誠，吉岡邦浩

大動脈瘤が疑われる場合

●上行大動脈瘤：術前

撮像方法	ダイナミックCT（単純，造影早期相，後期相）		
造影剤量	450mgI/kg		
造影剤注入時間	注入時間30〜35秒		
	単純	造影早期相	造影後期相
撮像タイミング		ボーラストラッキング法	注入終了後60秒
撮像範囲	胸部（造影早期相は心電図同期）		
生理食塩水の後押し	有り，35mL（速度は造影剤と同じ）		
スライス厚（mm）	5	1	5（2）*

*特殊大動脈瘤（炎症性や感染性大動脈瘤など）の造影後期相は2mm

●弓部〜胸部下行大動脈瘤：術前

撮像方法	ダイナミックCT（単純，造影早期相，後期相）		
造影剤量	450mgI/kg		
造影剤注入時間	注入時間30〜35秒		
	単純	造影早期相	造影後期相
撮像タイミング		ボーラストラッキング法	注入終了後60秒
撮像範囲	胸部（心電図非同期）		
生理食塩水の後押し	有り，35mL（速度は造影剤と同じ）		
スライス厚（mm）	5	1	5（2）*

*特殊大動脈瘤の造影後期相は2mm

●胸部大動脈瘤（上行，弓部〜胸部下行）：術後

撮像方法	ダイナミックCT（単純，造影早期相，後期相）		
造影剤量	450mgI/kg		
造影剤注入時間	注入時間30〜35秒		
	単純	造影早期相	造影後期相
撮像タイミング		ボーラストラッキング法	注入終了後60秒
撮像範囲	胸部（心電図非同期）		
生理食塩水の後押し	あり，35mL（速度は造影剤と同じ）		
スライス厚（mm）	5	1*	5（2）**

*冠動脈が再建されている場合には，造影早期相を心電図同期とし，冠動脈吻合部の開存性を確認。
**ステントグラフト内挿術後初回，特殊大動脈瘤の造影後期相は2mm

●腹部大動脈瘤：術前，術後

撮像方法	ダイナミックCT（単純，造影早期相，造影後期相）		
造影剤量	450mgI/kg		
造影剤注入時間	注入時間30〜35秒		
	単純	造影早期相	造影後期相
撮像タイミング		ボーラストラッキング法	注入終了後60秒
撮像範囲	腹部〜骨盤		
生理食塩水の後押し	有り，35mL（速度は造影剤と同じ）		
スライス厚（mm）	5	1	5（2）*

＊ステントグラフト内挿術後初回，特殊大動脈瘤の造影後期相は2mm

●解説

　大動脈瘤は「大動脈の壁の一部が，全周性，または局所性に（径）拡大または突出した状態」と定義される[1]。成人の大動脈の正常径としては，一般に胸部で30mm，腹部で20mmとされており，壁の一部が囊状に拡大した場合，または直径が正常径の1.5倍（胸部で45mm，腹部で30mm）を超えて紡錘状に拡大した場合に「瘤」と称する。大動脈瘤は形態から真性，仮性，解離性に分類される。真性は瘤壁が大動脈壁成分（内膜・中膜・外膜の3層構造）からなるもの，仮性は瘤壁には大動脈壁成分がなく本来の大動脈腔の外にできた「新たな腔」と定義される。

　大動脈壁が中膜のレベルで2層に剥離して，本来の大動脈腔（真腔）以外に，壁内に生じた新たな腔（偽腔）をもつものが大動脈解離である。その状態で，大動脈径（主に偽腔径）が拡張して突出（囊状拡張，限局型解離）または全周の拡張（紡錘状拡張，広範型解離）をきたした場合，「解離性大動脈瘤」とよぶ。大動脈解離の慢性期にみられる病態である。大動脈瘤の最も重要な臨床的問題は破裂である。「破裂」を厳密に定義することは困難であるが，一般的には血管外に血液の漏出を認めた場合を「破裂」，血液の漏出はないが痛みの位置が瘤の存在部位と一致する場合を「切迫破裂」とよぶ。

　大動脈瘤のCTは，存在診断に加え，大きさと進展範囲，瘤壁の石灰化やその他の状況（炎症性，感染性大動脈瘤など），壁在血栓の量や状態，瘤と周辺臓器や主要分枝との位置関係などのさまざまな情報を得ることができる[1,2]。紡錘状瘤の場合，瘤径は手術適応を決める重要な因子であり，計測に精確さと客観性が要求される。大動脈瘤CTは重篤な状況や時間的に限られた状況でも実施されることがあるため，各施設において，24時間対応可能でかつ一定の質が担保される撮像プロトコールを作成することが望まれる。施設ごとにCT機種性能や検査環境は異なり，特に血管系の標準プロトコールを作成する際には，自施設の特徴を十分に把握したうえで行うべきである。

　急性期や治療前後では，単純と造影早期相および後期相を撮像する。単純CTは壁の石灰化の程度，切迫破裂を疑わせる壁の高濃度域の評価に必須である[3,4]。大動脈基部や上行大動脈は心拍動の影響によりアーチファクトを生じ，造影早期相において正確な評価が難しい場合がある。その場合回転速度を0.5秒以下にして，ピッチを上げた高速撮像が有効とされている[5]。当院では心電図同期撮像によって，拍動の影響を最小限にしている。被ばく線量，条件設定，検査ワークフロー，スループットなどの観点から議論の余地があるが，詳細については大動脈解離の項で後述する。瘤内の血流

臨床編—Ⅳ．疾患・病態別の標準造影プロトコール

停滞や血栓の評価，特殊大動脈瘤（炎症性や感染性大動脈瘤など）の評価では平衡相が有用である。

通常100〜120kVで撮像されるが，当院では120kVを用いている。早期相においては，大動脈内腔およびその分枝において，高くかつ均一な造影効果（大動脈内腔のCT値の目安は200〜300HU以上を達成することを目指す[6]）。当院では300HU以上と設定している。造影剤は高濃度造影剤（370mgI/mLもしくは350mgI/mL）を使用し，450mgI/kg，注入時間を30〜35秒としている。通常2〜3mL/secの注入速度で造影剤を注入し，撮像タイミングはボーラストラッキング法を基軸に最適化を行う。下行大動脈に関心領域をおいたボーラストラッキング法を利用することが一般的である。関心領域のCT値100〜150HUの到達を目安として，約5〜10秒後に撮像する。ただし，血行動態（心機能）や大動脈容積（瘤のサイズ）によっては，スキャンが造影剤を追い越す可能性もあることを常に留意する必要がある[5,7]。関心領域を尾側におく，トリガー後の待機時間を長くする，さらに造影剤注入時間の延長，動脈相の撮像結果を確認したうえで再度撮像する，などの工夫も必要である。

後押し生理食塩水を35mL（速度は造影剤と同じ）注入することにより，造影剤のボーラス性を維持することで造影効果の上昇や均一化し，造影剤通過部位の右心系からのアーチファクトを減らすことができる。一般的に造影剤注入後60〜180秒の造影後期相を撮像するが，当院では，注入終了後60秒で撮像している。当院のスライス厚は単純を5mm，造影早期相を1mm，造影後期相を5mmに設定している。術前および術後初回の三次元画像作成のため早期相は1mm，特殊大動脈瘤を評価する場合，平衡相のスライス厚を通常の5mmから2mmに変更している。

大動脈弓部に及ぶ大動脈瘤の侵襲的治療では，弓部分枝の再建を考慮する必要があり，瘤の進展範囲を正確に評価しなければならない。三次元画像では任意の方向から観察可能であり，大動脈瘤の形態や広がりを立体的に把握でき，瘤と弓部分枝との位置関係を評価することが可能である。瘤径の計測では，横断像に加え多断面再構成画像（multi-planar reconstruction：MPR）が有用である。近位下行大動脈瘤では弓部分枝との距離が問題になるため，近位側への進展に注意する。

胸部および腹部ステントグラフト内挿術の適応と留置計画には，CT検査が最も有用である。ステントグラフトの種類によって適応基準は異なるが，術前に評価すべき項目は，①瘤の存在部位と中枢側および末梢側の大動脈径と性状（屈曲・蛇行，石灰化，壁在血栓の有無と程度），②瘤と主要分枝の位置関係と距離（胸部大動脈瘤では弓部分枝との距離，腹部大動脈瘤では低位腎動脈との距離），③アクセスルートである腸骨動脈〜総大腿動脈の血管径と性状（屈曲・蛇行，石灰化，壁在血栓の有無と程度）である[1]。これらの把握には，volume rendering（VR）を用いた三次元画像が有用である（図1左，中）。術後は瘤径変化，エンドリーク，開存性，ずれや破損を評価する。エンドリークはtypeⅡエンドリーク（大動脈分枝からの逆流）を鑑別するため，造影CT後期相を含めて評価することが推奨される（図1右）。エンドリークの種類を鑑別することはその後の治療方針を決定するため，当院では術後初回の造影後期相を2mmスライス厚で評価している。

大動脈CTの特に緊急検査では迅速な画像評価が必要であり，撮像後の再構成や転送，後処理を自動化しておくことで，造影後の患者の容態を十分に観察しながら迅速な画像提供が可能になる。

心大動脈（心臓以外）における標準造影プロトコール

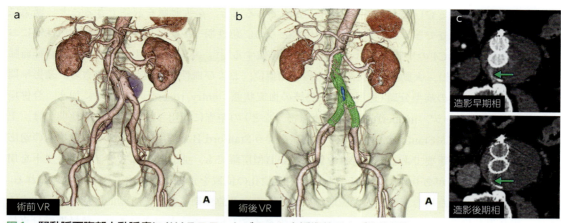

図1　腎動脈下腹部大動脈瘤におけるステントグラフト内挿術前および術後評価
術前VR (a) で瘤と腎動脈との距離，アクセスルートの血管径と性状を把握する。術後VR (b) でステントグラフト（緑）とコイル塞栓された下腸間膜動脈（青），造影早期相および後期相 (c) で type II エンドリークを評価する（→）。

大動脈解離が疑われる場合

●大動脈解離：初回診断時

撮像方法	ダイナミックCT（単純，造影早期相，後期相）		
造影剤量	450mgI/kg		
造影剤注入時間	注入時間30〜35秒		
	単純	造影早期相	造影後期相
撮像タイミング		ボーラストラッキング法	注入終了後60秒
撮像範囲	胸部〜骨盤（造影早期相の胸部は心電図同期）*		
生理食塩水の後押し	あり，35mL（速度は造影剤と同じ）		
スライス厚 (mm)	5	1	2

●解説

　大動脈解離とは，「大動脈壁が中膜で二層に剥離し，大動脈の走行に沿って長さのある二腔になった状態」で，大動脈壁内に血流または血腫が存在する動的な病態である[8]。大動脈解離は本来の大動脈内腔（真腔）と新たに生じた壁内腔（偽腔）からなり，両者は剥離した解離フラップ（内膜と中膜の一部からなる隔壁）により隔てられる。解離フラップは，通常1〜数個の内膜裂孔（tear）をもち，これにより真腔と偽腔が交通するが，内膜tearが不明で真腔と偽腔の交通がみられない例も存在する。真腔から偽腔へ血液が流入する主な内膜tear（initial tear）をエントリー（entry）と称し，真腔へ再流入する内膜tearをリエントリー（re-entry）と称する。大動脈解離は，解離の範囲からみた分類（Stanford分類，DeBakey分類）や，偽腔の血流状態による分類（「偽腔開存型」，「偽腔閉塞型」，「ulcer-like projection (ULP)型」），さらに病期によって分類され，これらの3つの要素を組み込んで病型・病態を表現する。

臨床編—Ⅳ. 疾患・病態別の標準造影プロトコール

　大動脈解離におけるCTは信頼性が高く非侵襲的であること，全大動脈を評価できること，緊急に対応して短時間で検査できることから診断の中心となる。急性期や亜急性期，さらに術後急性期においては，単純と造影CTの早期相，および後期相を撮像する[8-10]。単純CTによって偽腔内の新鮮血腫（三日月状の高濃度域），大動脈内膜石灰化の内腔側偏位，および血性心嚢液が診断できる。造影早期相は上記の存在診断の病型分類（進展範囲，偽腔の血流状態，entry/re-entryの同定）に加え，合併症（破裂，心タンポナーデ，malperfusion＜灌流障害＞など）の精査に使用される。特に急性期では，上行大動脈に解離の及ぶStanford A型解離や合併症を伴うStanford B型解離のような，緊急手術の適応となる病態の診断が重要である。合併症を伴わないB型解離でも，亜急性期にステントグラフトを用いた治療を行う場合があり，エントリーとなる内膜裂孔の位置を正確に把握することが求められる。内科治療が選択された場合でも，大動脈解離は急性期から亜急性期にかけても動的に病態が変化するため，繰り返し検査が必要である。動脈相は真腔のタイミングで撮像が望まれるが，急性期では真偽腔の区別が難しいことも経験する。つまり，偽腔開存型解離のなかには偽腔の血流が非常に遅い場合がある。このような症例においては，造影早期相には偽腔が造影されず，後期相で造影剤の流入を認める。このように後期相は，偽腔血流の状態や臓器灌流障害の有無を評価するために重要である。

　通常100〜120kVで撮像されるが，当院では120kVで撮像している。造影剤は高濃度造影剤（370mgI/mLもしくは350mgI/mL）を使用する。一般的に造影剤は，520〜600mgI/kgを30秒間で注入することが推奨[1]されているが，当院では450mgI/kg，注入時間を30〜35秒としている。さらに後押し生理食塩水を35mL（速度は造影剤と同じ）注入して造影剤のボーラス性を維持することで，造影効果を上げて右心系の造影剤残留からのアーチファクトを減らす。通常2〜3mL/secの注入速度で造影剤を注入し，撮像タイミングはボーラストラッキング法を基軸に最適化する。撮像タイミングの決定には，ボーラストラッキング法またはテストインジェクション法のどちらかを使用することができる。急性期は高い即時性が求められるため，下行大動脈に関心領域をおいたボーラストラッキング法を使用することが一般的である。当院でももっぱらボーナストラッキング法を用いているが，同法を用いる場合には適切なモニタリング位置を設定する必要がある。単純画像のみで真腔・偽腔を判別できない症例や真腔が狭小化している症例などでは，最適な撮像タイミングを逃してしまう危険性がある。対策としては，手動スタートに変更，モニタリング関心領域を複数設定，あるいはテストインジェクション法やテストボーラストラッキング法に変更などが考慮される。当院でも診療放射線技師の判断で，モニタリング関心領域を複数設定する場合がある。

　動脈相では大動脈内腔やその分枝において，高くかつ均一な造影効果を目指す。大動脈内腔のCT値の目安は200〜300HU以上[12]であるが，当院では300HU以上を目指している。単純撮像を行い，造影剤注入後の60〜180秒の後期相を撮像するが，当院では注入後60秒で撮像している。

　当院のスライス厚は単純を5mm，造影早期相を1mm，造影後期相を2mmに設定している。造影早期相はエントリーを正確にとらえるため，2mm以下の画像は必須と考える。上行大動脈では剥離内膜が撮像面と垂直になるため，横断像上でエントリーをとらえやすい。一方，弓部大動脈では撮像面が剥離内膜と平行になるため認識しにくく，MPR像での評価が有用である。MPRは偽腔やULPの頭尾側への進展，大動脈分枝への進展を把握する際にも有用である。

　心電図同期CTは上行大動脈におけるモーションアーチファクトを軽減するため，大動脈解離におけるエントリー診断に有用である。prospective心電図同期撮像は，心周期のうち特定の位相の情報を取得す

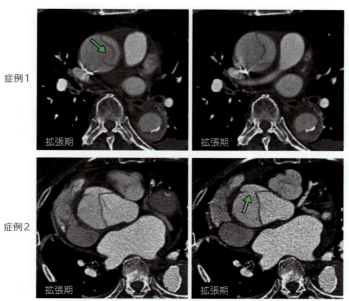

図2　心電図同期CTによる大動脈解離のエントリー診断
一般的に上行大動脈のモーションアーチファクトは拡張期位相で軽減するが（症例1），症例によっては収縮期位相でエントリーの描出が良好な場合もある（症例2）。

る。一般的に上行大動脈のモーションアーチファクトは拡張期位相で軽減するため，同位相でのprospective心電図同期撮像が推奨されている[13]（図2症例1）。一方retrospective心電図同期撮像は，拡張期から収縮期で心位相ごとの情報を得ることが可能である。ULPやエントリーの診断精度は，retrospective心電図同期撮像を用いることで向上するとされている[14]。筆者らの検討でも，収縮期位相でエントリーの描出が良好な症例も存在する（図2症例2）[15]。一方，ルーチン検査とするためには，被ばく線量や検査ワークフローの改善，画像転送や読影すべき画像の量など解決すべき課題は多い。特に正確な診断が求められる救急症例や手術を考慮される症例では，積極的な心電図同期撮像が必要と考える。

　大動脈解離のCTは重篤な状況や時間的に限られた状況でも実施されるため，各施設で24時間対応可能で，一定の質が担保される撮像プロトコールを作成しておく必要がある。そのためプロトコール設定にあたっては，施設の装置性能を把握しておく必要がある。

臨床編—Ⅳ．疾患・病態別の標準造影プロトコール

●大動脈解離：経過観察もしくは術後初回

撮像方法	ダイナミック CT（単純，造影早期相，後期相）		
造影剤量	450mgI/kg		
造影剤注入時間	注入時間30〜35秒		
	単純	造影早期相	造影後期相
撮像タイミング		ボーラストラッキング法	注入終了後60秒
撮像範囲	胸部〜骨盤（心電図非同期）		
生理食塩水の後押し	あり，35mL（速度は造影剤と同じ）		
スライス厚 (mm)	5	1 (2)*	5

*術後初回以降もしくは内科治療後の経過観察では，造影早期相を2mm

●解説

　手術もしくは内科治療開始後，経過観察のCTでは，心電図非同期とする。例外として冠動脈が再建されている場合には，心電図同期撮像で冠動脈吻合部の開存性を確認する場合がある。手術後初回は三次元画像を作成するため，造影早期相のスライス厚は1mmとしている。事前に術中エントリーが同定されているか，さらに切除されているかを把握することも重要である。術後初回以降もしくは，内科治療開始後の経過観察では，ノイズと被ばく低減のため造影早期相を2mmとする。その他撮像条件は，初回診断時と同様である。

　単純CTでは偽腔内血腫の状態や血性心嚢液の有無，造影後期相では臓器灌流障害の有無について評価することが重要である。単純CT，造影早期相，後期相を通じて，解離の進展範囲と大動脈瘤形成を含めた形態評価も併せて行う。術中エントリーが確認できていない場合，術後CTで検索することも重要である。

大動脈術前（Adamkiewicz動脈の描出が必要な場合）

撮像方法	CTA
造影剤量	650〜700mgI/kg
造影剤注入時間	注入時間30〜35秒
撮像タイミング	ボーラストラッキング法
撮像範囲	大動脈弓部から第3腰椎
生理食塩水の後押し	あり，35mL（速度は造影剤と同じ）
スライス厚 (mm)	0.25〜1.0（当院では0.5で必要時0.25）

●解説

　Adamkiewicz動脈は，脊髄の尾側1/3を栄養する太さ1m前後の細い血管で，肋間動脈もしくは腰動脈から分岐する。個人差が大きいが，その多くは第7肋間動脈から第2腰動脈の間から分岐し，左側から起始することが多い。走行経路は大動脈—肋間（腰）動脈—肋間（腰）動脈の後枝—根髄質動脈—前根髄質動脈—前脊髄動脈であり，前根髄質動脈の中で最も太いのがAdamkiewicz動脈である。

128

Adamkiewicz動脈は前脊髄動脈と合流する際に特徴的な「ヘアピンカーブ」を描く。胸腹部大動脈瘤の手術において，重篤な合併症の1つに脊髄虚血に起因する対麻痺がある。胸・腰髄の主たる栄養血管である，Adamkiewicz動脈の血流を手術操作によって障害することで発生すると考えられている。Adamkiewicz動脈を術前に同定することで，術後の対麻痺を回避できる可能性がある。わが国での大規模臨床研究では，Adamkiewicz動脈の再建が術後対麻痺発症のリスクを減少させることが証明されている[16]。

　造影剤は高濃度製剤（370mgI/mLもしくは350mgI/mL）を使用し高速注入することで高い描出率が得られる[17]。Adamkiewicz動脈は椎間孔から脊柱管内に流入するところで椎体と近接しており，この部分で血管と骨構造との分離が困難になりやすい。高い造影効果を得ることで椎体と血管の分離が可能となるため，当院では造影剤量は650〜700mgI/kg，注入時間を30〜35秒に設定している。撮像タイミングの決定にはボーラストラッキング法を用いる。第7胸椎レベルの下行大動脈にROIを設置し，トリガーCT値250HUに到達してから15〜20秒後に撮像開始としている。大動脈瘤や大動脈解離プロトコールと同様に，後押し生理食塩水を35mL（速度は造影剤と同じ）注入する。撮像範囲は大動脈弓部から第3腰椎とする。Adamkiewicz動脈を分岐する肋間（腰）動脈が閉塞し，側副血行路が形成されている症例は大動脈瘤症例の約20〜25％と報告されている[18, 19]。したがって，大動脈瘤のサイズや血流状態に加え，側副血行路の存在を想定した設定が求められる。CT装置の検出器が0.25mm×160列（0.5mm×80列相当）の場合，撮像時間は大動脈弓部から第3腰椎の範囲で約10秒程度である。造影条件や撮像タイミングは，各施設の装置によって適宜調節が必要となる。

　診療ガイドラインではAdamkiewicz動脈を描出するために，薄いスライス厚で広範囲撮像が可能な16列以上のMDCTが推奨されている[20]。1mm前後の細い血管を対象とするため，撮像スライス厚は0.5〜1.0mm程度が必要である。スライス厚0.5mmと1.0mmでAdamkiewicz動脈の描出能に有意差は報告されていない[17, 18, 21]。一方，スライス厚0.25mmの高精細CTを用いることで描出能が向上し，ヘアピンターンの描出を診断根拠とした場合で80〜90％，連続性の証明を診断根拠とした場合でも90％程度と報告された[22]。したがって，可能であれば，より薄いスライス厚での撮像が望ましい。

脊椎と大動脈が含まれるよう，FOVは200mm程度に拡大再構成する。側副血行路の多くは脊椎周囲に分布しているが，15％程度の頻度で胸背動脈や内胸動脈など胸壁を走行する血管が経路となっており[19]，その際は適宜FOVの調節が必要となる。Adamkiewicz動脈CTにおいて作成される再構成画像では，MPRは斜位冠状断を作成することで脊髄前面を走行するヘアピンカーブを探索することが可能である（図3a）。VRでは，術前に大動脈瘤，Adamkiewicz動脈を分岐する肋間（腰）動脈，腹部主要血管の解剖学的位置関係を把握するのに有用である（図3b）。curved planar reconstruction（CPR）では，前脊髄動脈，Adamkiewicz動脈，根髄質動脈，肋間（腰）動脈の後枝，肋間（腰）動脈，大動脈を「一筆書き」のように描出する（図3c）。

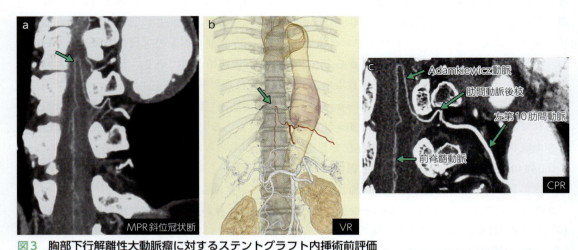

図3　胸部下行解離性大動脈瘤に対するステントグラフト内挿術前評価
MPR (a) とVR (b) で，脊髄前面を走行するヘアピンカーブ（→），大動脈瘤，Adamkiewicz動脈を分岐する肋間動脈，腹部主要血管の解剖学的位置関係を把握する。CPRは前脊髄動脈，Adamkiewicz動脈，肋間動脈の後枝，肋間動脈，大動脈を「一筆書き」のように描出する。

参考文献

1) 日本循環器学会，日本心臓血管外科学会，日本胸部外科学会，日本血管外科学会．大動脈瘤・大動脈解離診療ガイドライン（2020年改訂版）

2) Isselbacher EM, Preventza O, Hamilton Black J 3rd, et al. Peer Review Committee Members. 2022 ACC/AHA Guideline for the Diagnosis and Management of Aortic Disease：A Report of the American Heart Association/American College of Cardiology Joint Committee on Clinical Practice Guidelines. Circulation 2022；146：e334-e482. doi：10.1161/CIR.0000000000001106.

3) Mehard WB, Heiken JP, Sicard GA. High-attenuating crescent in abdominal aortic aneurysm wall at CT：a sign of acute or impending rupture. Radiology 1994；192：359-62. doi：10.1148/radiology.192.2.8029397.

4) Ko JP, Goldstein JM, Latson LA Jr, et al. Chest CT Angiography for Acute Aortic Pathologic Conditions：Pearls and Pitfalls. Radiographics 2021；41：399-424. doi：10.1148/rg.2021200055.

5) Nishii T, Watanabe Y, Shimoyama S, et al. Tailored Duration of Contrast Material Injection in High-Pitch Computed Tomographic Aortography With a Double-Level Test Bolus Method. Invest Radiol 2017；52：274-280. doi：10.1097/RLI.0000000000000340.

6) Nakayama Y, Awai K, Funama Y, et al. Lower tube voltage reduces contrast material and radiation doses on 16-MDCT aortography. AJR Am J Roentgenol 2006；187：W490-7. doi：10.2214/AJR.05.0471.

7) Bae KT. Intravenous contrast medium administration and scan timing at CT：considerations and approaches. Radiology 2010；256：32-61. doi：10.1148/radiol.10090908.

8) 日本循環器学会，日本心臓血管外科学会，日本胸部外科学会，日本血管外科学会．大動脈瘤・大動脈解離診療ガイドライン（2020年改訂版）

9) Ko JP, Goldstein JM, Latson LA Jr, et al. Chest CT Angiography for Acute Aortic Pathologic Conditions：Pearls and Pitfalls. Radiographics 2021；41：399-424. doi：10.1148/rg.2021200055.

10) Murillo H, Molvin L, Chin AS, et al. Aortic Dissection and Other Acute Aortic Syndromes：Diagnostic Imaging Findings from Acute to Chronic Longitudinal Progression. Radiographics 2021；41：425-446. doi：10.1148/rg.2021200138.

11) 日本放射線学会．放射線医療技術学叢書(27) X線CT撮影における標準化～GALACTIC～（改訂2版）．2015.

12) Nakayama Y, Awai K, Funama Y, et al. Lower tube voltage reduces contrast material and radiation doses on 16-MDCT aortography. AJR Am J Roentgenol 2006；187：W490-7. doi：10.2214/AJR.05.0471.

13) Blanke P, Bulla S, Baumann T, et al. Thoracic aorta：prospective electrocardiographically triggered CT angiography with dualsource CT-feasibility, image quality, and dose reduction. Radiology 2010；255：207-17. doi：10.1148/radiol.09090860

14) Yanagaki S, Ueda T, Masuda A, et al. Detection of the intimal tear in aortic dissection and ulcer-like projection in intramural hematoma：usefulness of full-phase retrospective ECG-gated CT angiography. Jpn J Radiol 2020；38：1036-45. doi：10.1007/s11604-020-01008-1.

15) Orii M, Sone M, Fujiwara J, et al. A Comparison of Retrospective ECG-Gated CT and Surgical or Angiographical Findings in Acute Aortic Syndrome. Int Heart J. 2023；64：839-46. doi：10.1536/ihj.23-002.

16) Tanaka H, Ogino H, Minatoya K, et al. Japanese Study of Spinal Cord Protection in Descending and Thoracoabdominal Aortic Repair investigators. The impact of preoperative identification of the Adamkiewicz artery on descending and thoracoabdominal aortic repair. J Thorac Cardiovasc Surg 2016；151：122-128. doi：10.1016/j.jtcvs.2015.07.079.

17) Utsunomiya D, Yamashita Y, Okumura S, et al. Demonstration of the Adamkiewicz artery in patients with descending or thoracoabdominal aortic aneurysm：optimization of contrastmedium application for 64-detector-row CT angiography. Eur Radiol 2008；18：2684-2690. doi：10.1007/s00330-008-1036-4.

18) Yoshioka K, Niinuma H, Ehara S, et al. MR angiography and CT angiography of the artery of Adamkiewicz：state of the art. Radiographics 2006；26 Suppl：S63-S73. doi：10.1148/rg.26si065506.

19) Yoshioka K, Tanaka R, Takagi H, et al. Systematic evaluation of collateral pathways to the artery of Adamkiewicz using computed tomography. Eur J Cardiothorac Surg 2018；54：19-25. doi：10.1093/ejcts/ezx509.

20) 日本循環器学会，日本心臓血管外科学会，日本胸部外科学会，日本血管外科学会．大動脈瘤・大動脈解離診療ガイドライン（2020年改訂版）

21) Yoshioka K, Niinuma H, Ohira A, et al. MR angiography and CT angiography of the artery of Adamkiewicz：noninvasive preoperative assessment of thoracoabdominal aortic aneurysm. Radiographics 2003；23：1215-1225. doi：10.1148/rg.235025031.

22) Yoshioka K, Tanaka R, Takagi H, et al. Ultra-high-resolution CT angiography of the artery of Adamkiewicz：a feasibility study. Neuroradiology 2018；60：109-115. doi：10.1007/s00234-017-1927-7.

臨床編 — IV 疾患・病態別の標準造影プロトコール

肺動脈造影CTにおける標準造影プロトコール

立神史稔

急性肺動脈塞栓症が疑われる場合（下肢深部静脈評価も含めて）（single-energy CT使用）

撮像方法	ダイナミックCT（動脈相，平衡相）	
造影剤量	600mgI/kg	
造影剤注入速度	3～4mL/sec	
生理食塩水後押し	30～40mL	
	動脈相	平衡相
撮像タイミング	Tr*を使用or 20～25秒後	180～240秒後
撮像範囲	肺尖～横隔膜下縁	横隔膜上～足関節付近まで

*Tr（トリガー）：肺動脈幹をターゲットとしたボーラストラッキング法を使用（閾値：120～150HU, scan delay 5秒に設定）

●解説

　肺動脈血栓塞栓症の多くは，骨盤や下肢の深部静脈血栓症を塞栓源として発症する。肺動脈血栓塞栓症は治療が遅れると死亡率は25～30％と高率であるが，適切に治療を行えば2～8％と減少するため，効率的な検査法の選択と早期診断が重要となる[1,2]。肺動脈血栓塞栓症に対する造影CTの位置づけに関しては，日本循環器病学会のガイドライン[3]に沿って記載する。

　急性肺動脈血栓塞栓症が疑われる患者が循環虚脱状態の場合は，緊急の肺動脈造影CTが適応となる。循環虚脱がなくても検査前臨床的確率が高い場合は造影CT，肺血流シンチグラフィ，肺動脈造影が勧められる。検査前臨床的確率が低あるいは中等度の場合はまずDダイマーを測定し，正常域を超えた場合は同様に上記の画像診断が勧められる。造影CTは緊急でも施行可能であり，大血管をはじめとする他部位の検索も行えるため，肺血流シンチグラフィよりスループットがよい。ただし，肺動脈造影CTで評価できるのは亜区域枝レベルまでの血栓で，より末梢の評価には肺血流シンチグラフィや後述するdual-energy CT（DECT）を用いた肺灌流血液量画像が有用である。

　下肢静脈血栓の評価においては，非侵襲的な下肢静脈超音波検査が第1選択である[3,4]。下肢静脈超音波検査で十分な観察ができない場合や施行が困難な場合，緊急性の高い場合はCTによる下大静脈～下肢静脈の撮像（CT venography）が施行される。CT venographyは下肢静脈超音波検査と比較して感度71～100％，特異度93～100％と遜色のない血栓検出能があり[5]，特に下大静脈，腸骨静脈領域では超音波検査よりも良好な診断能を有している[6]。CT venographyを追加することで造影剤量と被ばく線量が増加するが，肺動脈造影CT後に連続して撮像でき，塞栓源の検索に加え下大静脈フィルターの適応など治療方針の決定にも有用である。

　肺動脈血栓塞栓症のCTによる評価時は，深部静脈血栓症の検索も依頼されることが多い。造影剤

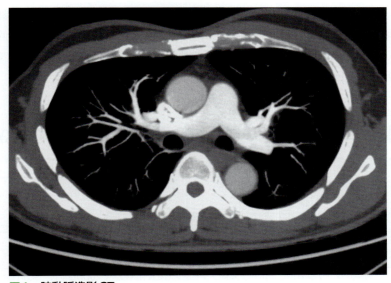

図1　肺動脈造影CT
肺動脈幹に関心領域を設定したボーラストラッキング法にて撮像（閾値130HU）。
肺動脈が良好に造影されており，大動脈への造影剤の流入は少ない。

投与法は施設や撮像機器によって異なるが，血栓のCT値がおおよそ70HUであるため[7]，下肢静脈にはそれ以上の100〜120HU程度の造影効果が必要である[7,8]。過去の文献では，120kVの撮像において下肢静脈の十分な造影効果を得るために600〜750mgI/kg程度の造影剤を使用しており[9-11]，少なくとも600mgI/kgのヨード量は必要と考えられる。

　肺動脈造影CTの撮像では造影剤を3〜4mL/secで注入し，肺尖〜横隔膜下縁の範囲で動脈相を撮像する。動脈相は，肺動脈が最も良好に造影されるタイミングで撮像を行う。右心系や肺動脈幹に関心領域を設定したボーラストラッキング法やテストインジェクション法を用いると撮像タイミングを外すことは少ない（図1）。ボーラストラッキング法やテストインジェクション法を使用できない場合は，造影剤注入開始後20〜25秒後に撮像を開始する。なお，撮像時にValsalva法による深い吸気息止めを行うと胸腔内圧が上昇し，上大静脈から右心系および肺動脈への流入が制限され，肺動脈の造影不良をきたすことがある。呼吸を深く止めずに小さく止めれば，この現象は最小限に抑えられる[12]。また，肺動脈造影CTに対しては，80〜100kVでの低電圧撮像が有用であると報告されている[13]。電圧を下げることで，通常の120kVと比較し，100kVで約20％，80kVで約60％，ヨード造影剤の増強効果が増加するためで[14]，被ばく線量低減と同時に血栓の検出能も向上する。さらには造影剤減量も可能とされ[15,16]，肺動脈血栓塞栓症のフォローアップ症例に対して，負担軽減につながると考えられる。

　CT venographyは，造影剤注入開始より180〜240秒後に横隔膜上〜足関節付近まで撮像する。撮像後に下肢静脈の造影効果が不良の場合は，さらに1〜2分ほど時間をおいて撮像を追加する。CT venographyに対しても，80〜100kVでの低電圧撮像が有用であることが報告されている[9,11,17]。肺動脈造影CT同様，低電圧撮像によりヨード造影剤の増強効果が増加し，被ばく線量低減と同時に血栓の検出能も向上する。低電圧撮像では，画像ノイズ上昇に伴う画質の劣化が懸念されるが，管電流を

臨床編—Ⅳ．疾患・病態別の標準造影プロトコール

高く設定する，あるいは逐次近似画像再構成法を併用して画質を担保する工夫が必要である[10, 18, 19]。近年広まりつつあるdeep learning技術を利用した画像再構成法の併用も画像ノイズ低減に有効である可能性がある。低電圧撮像は，より少ない造影剤量で下肢静脈内の血栓を検出可能であるため，特に腎機能低下の症例や妊婦に対して推奨される。

急性肺動脈塞栓症以外の疾患が疑われる場合 (single-energy CT 使用)

撮像方法	ダイナミックCT (動脈相，後期相)	
造影剤量	400mgI/kg程度	
造影剤注入速度	3〜4mL/sec	
	動脈相	後期相
撮像タイミング	Tr*を使用or 25〜30秒後	100秒前後
撮像範囲	肺尖〜横隔膜下縁	

*Tr (トリガー)：下行大動脈をターゲットとしたボーラストラッキング法を使用 (閾値：200HU前後，scan delay 5秒に設定)

●解説

　急性肺動脈塞栓症以外で，肺動脈造影CTが必要となる疾患としては，慢性血栓塞栓性肺高血圧症 (chronic thromboembolic pulmonary hypertension：CTEPH) をはじめとする肺高血圧症，肺分画症や肺動静脈奇形といった血管奇形，気管支動脈塞栓術の術前マッピングなどが挙げられる。CTEPHや肺動静脈奇形に対しては，肺動脈血栓塞栓症の撮像法と同様，肺動脈をターゲットとしたボーラストラッキング法を使用するか，造影剤注入開始後20〜25秒後に撮像を開始するのが望ましい。その他の疾患の場合も動脈相を撮像するが，造影剤が肺静脈や左心系，大動脈へ流入しても読影の際に問題は生じないため，定まった造影プロトコールがないのが現状である。ここでは下行大動脈をターゲットとしたボーラストラッキング法を使用するか，注入開始後25〜30秒後に撮像を開始するプロトコールを挙げておく。

肺動脈造影CTおける造影プロトコール (dual-energy CT 使用)

　近年，従来のsingle-energy CT (SECT) に加え，DECT撮像が可能な装置も普及してきている。DECT撮像は，1回の検査で肺動脈血栓の検出のみならず肺血流評価も同時に可能であり，さらにはCT venographyにおける深部静脈血栓の評価にも有用である。DECT撮像を行ううえで，造影プロトコールや撮像タイミングは基本的には通常CTと変わらないが，ヨードマップにより肺灌流評価が可能となり，仮想単色X線画像は肺動脈血栓や深部静脈血栓の検出能向上に寄与する。

●ヨードマップ

　ヨードマップは物質弁別によりヨード含有量を定量化したもので，肺実質内のヨード分布を表す肺灌流血液量 (pulmonary blood volume：PBV) マップを作成することができる。PBVは一時点における肺実質の造影効果を反映しているが，特に肺動脈血栓症 (図2) やCTEPHにおける肺灌流を評価する

肺動脈造影CTにおける標準造影プロトコール

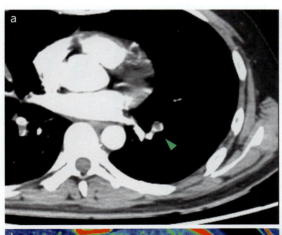

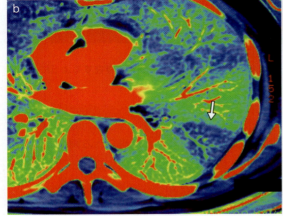
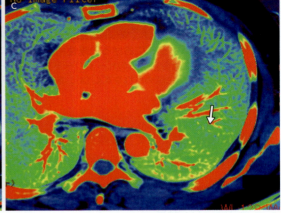

図2　肺動脈血栓塞栓症
a：肺動脈造影CTにて左肺動脈下葉枝に血栓（▶）を認める。
b：PBVマップでは，末梢肺野に楔状の灌流低下を呈している（→）。
c：抗凝固薬にて加療後4カ月のフォローアップCTでは，灌流低下域は消失している（→）。

のに有用である[20]。SECTでは肺動脈造影CTで評価できるのはおおよそ亜区域枝レベルまでの血栓であるが，PBVマップは微細な末梢の血栓も肺灌流低下域として評価でき，肺血流シンチグラフィーとほぼ同等の診断能を有すると報告されている[21,22]。なお，PBVマップにおいてすべての低下域が真の灌流異常を反映しているわけではないことに留意する必要がある。まず，撮像タイミングが適切でない場合には造影不良域を灌流低下があると誤認しうる。肺動脈に十分な造影効果があることを確認してから読影を行う。次に，腕頭静脈や上大静脈内に存在する高濃度造影剤からのビームハードニングアーチファクトによって，灌流異常が存在するようにみえるときがある（図3）。放射状の低下域を示し，解剖学的な分布に一致しないことから鑑別は可能であることが多い[12]。このビームハードニングアーチファクトを回避するには，やや煩雑ではあるが，肺動脈造影CTとCT venographyとで造影剤を分割して注入するとよい。はじめに造影剤400mgI/kg程度を注入後に生理食塩水で後押しを行い，横隔膜下から肺尖部に向かって肺動脈造影CTを撮像する。これにより上大静脈内に生理食水が流入するタイミングで撮像可能となる。その後，造影剤200mgI/kgを追加投与し，CT venographyを撮像する。

135

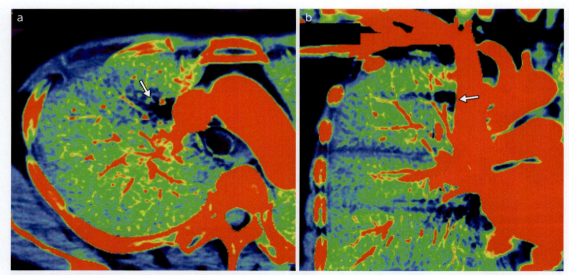

図3 肺灌流血液量マップにおける偽陽性所見
上大静脈内の高濃度造影剤からのビームハードニングアーチファクトによって，灌流異常が存在するようにみえる（→）。高吸収体の近傍に認められやすく（a），放射状の低下域を示すことが多い（b）。

　DECT撮像の課題として，撮像機種や解析手法，画像の表示条件が異なれば得られる画像の印象が大きく異なることが挙げられる。フォローアップ時には同じ機種・解析法で比較するなど，工夫が必要である。

●仮想単色X線画像

　X線管球から発生するX線は多色X線のため，従来のSECT画像はさまざまな強度のX線エネルギー（keV）の情報が混ざり合った画像となっている。通常，120kVで撮像を行ったSECTの場合，おおよそ65〜70keVで撮像したような画像となる。DECTではこれより低いエネルギーレベルの画像を仮想単色X線画像として作成することで，低電圧撮像と同様，造影効果を増強させることができる。なお低エネルギーレベルの仮想単色X線画像はノイズの増加を伴うため，逐次近似画像再構成法やdeep learning技術を利用した画像再構成法を併用して画質を担保する工夫が必要である。

　肺動脈造影CTにおいては，低エネルギーレベルの仮想単色X線画像を用いることで，肺動脈血栓検出の感度が向上し，偽陽性が減少すると報告されている[23]。また50keVの仮想単色X線画像を使用することで，従来のSECTでの撮像と比べ50％程度まで造影剤の減量が可能との報告もある[24]。CT venographyにおいても同様に，40〜50keVの仮想単色X線画像を使用することで，深部静脈血栓の検出能が向上することが報告されている（図4）[25,26]。一方，CT venographyに関しては，低keV画像を用いて造影剤減量が可能かどうかの検討は現時点で報告されていない。おそらく低keV画像で問題となる画像ノイズの上昇と造影剤減量の影響により，血栓の検出能が担保できない可能性があるからと思われるが，今後の検討が待たれる。なお，各施設で仮想単色X線画像を使用する際の最適keVは，使用する装置や画像再構成法，患者の体格によって異なることが予想されるため，事前のシミュレーションが必要である。

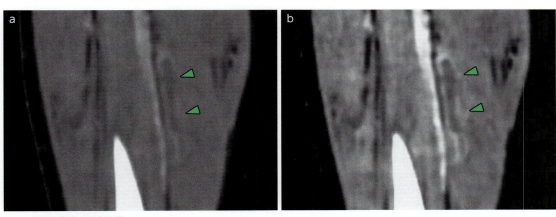

図4　仮想単色X線画像
a：70keV画像（120kV相当）
b：40keV画像
造影剤600mgl/kgを30秒で注入後，240秒後に撮像。低keV画像では造影剤のCT値が上昇するため，右下肢の深部静脈血栓（▶）がより明瞭に描出されている。

参考文献

1) Goldhaber SZ, Morpurgo M. Diagnosis, treatment, and prevention of pulmonary embolism. Report of the WHO/International Society and Federation of Cardiology Task Force. JAMA 1992；268(13)：1727-33.
2) Barritt DW, Jordan SC. Clinical features of pulmonary embolism. Lancet 1961；1：729-32.
3) 日本循環器学会．肺血栓塞栓症および深部静脈血栓症の診断，治療，予防に関するガイドライン（2017年改訂版）．
4) 日本医学放射線学会．画像診断ガイドライン2021年版（第3版）．
5) Thomas SM, Goodacre SW, Sampson FC, et al. Diagnostic value of CT for deep vein thrombosis：results of a systematic review and meta-analysis. Clin Radiol 2008；63：299-304.
6) Lim KE, Hsu WC, Hsu YY, et al. Deep venous thrombosis：comparison of indirect multidetector CT venography and sonography of lower extremities in 26 patients. Clin Imaging 2004；28：439-44.
7) Tran TT, Kristiansen CH, Thomas O, et al. Indirect CT venography of the lower extremities：impact of scan delay and patient factors on contrast enhancement and examination quality. Eur Radiol 2022；32：7946-55.
8) Yankelevitz DF, Gamsu G, Shah A, et al. Optimization of combined CT pulmonary angiography with lower extremity CT venography. AJR Am J Roentgenol 2000；174：67-9.
9) Oda S, Utsunomiya D, Awai K, et al. Indirect computed tomography venography with a low-tube-voltage technique：reduction in the radiation and contrast material dose--a prospective randomized study. J Comput Assist Tomogr 2011；35：631-6.
10) Oda S, Utsunomiya D, Funama Y, et al. Evaluation of deep vein thrombosis with reduced radiation and contrast material dose at computed tomography venography：Clinical application of a combined iterative reconstruction and low-tube-voltage technique. Circ J 2012；76：2614-22.
11) Cho ES, Chung JJ, Kim S, et al. CT venography for deep vein thrombosis using a low tube voltage (100 kVp) setting could increase venous enhancement and reduce the amount of administered iodine. Korean J Radiol 2013；14：183-93.
12) Taslakian B, Latson LA, Truong MT, et al. CT pulmonary angiography of adult pulmonary vascular diseases：Technical considerations and interpretive pitfalls. Eur J Radiol 2016；85：2049-63.
13) Schueller-Weidekamm C, Schaefer-Prokop CM, Weber M, et al. CT angiography of pulmonary arteries to detect pulmonary embolism：improvement of vascular enhancement with low kilovoltage settings. Radiology 2006；241：899-907.
14) Bae KT. Intravenous contrast medium administration and scan timing at CT：Considerations and approaches. Radiology 2010；256：32-61.
15) Hunsaker AR, Oliva IB, Cai T, et al. Contrast opacification using a reduced volume of iodinated contrast material and low peak kilovoltage in pulmonary CT angiography：objective and subjective evaluation. AJR Am J Roentgenol 2010；195：W118-24.

臨床編—Ⅳ. 疾患・病態別の標準造影プロトコール

16) Szucs-Farkas Z, Schibler F, Cullmann J, et al. Diagnostic accuracy of pulmonary CT angiography at low tube voltage：Intraindividual comparison of a Normal-dose protocol at 120 kVp and a low-dose protocol at 80 kVp using reduced amount of contrast medium in a simulation study. AJR Am J Roentgenol 2011；197：W852-9.

17) Jeong YJ, Choo KS, Nam KJ, et al. Image quality and radiation dose of CT venography with double dose reduction using model based iterative reconstruction：comparison with conve ntional CT venography using filtered back projection. Acta Radiol 2018；59：546-52.

18) Kim JH, Choo KS, Moon TY, et al. Comparison of the image qualities of filtered back-projection, adaptive statistical iterative reconstruction, and model-based iterative reconstruction for CT venography at 80 kVp. Eur Radiol 2016；26：2055-63.

19) Chen D, Zhou J, Wang P, et al. Low-tube-voltage combined with adaptive statistical iterative reconstruction-V technique in CT venography of lower limb deep vein thrombosis. Sci Rep 2018；8：11174.

20) Vlahos I, Jacobsen MC, Godoy MC, et al. Dual-energy CT in pulmonary vascular disease. Br J Radiol 2022；95：20210699. 10.1259/bjr.20210699.

21) Zhang LJ, Zhou CS, Schoepf UJ, et al. Dual-energy CT lung ventilation/perfusion imaging for diagnosing pulmonary embolism. Eur Radiol 2013；23：2666-75.

22) Masy M, Giordano J, Petyt G, et al. Dual-energy CT (DECT) lung perfusion in pulmonary hypertension：concordance rate with V/Q scintigraphy in diagnosing chronic thromboembolic pulmonary hypertension (CTEPH). Eur Radiol 2018；28：5100-110.

23) Ma G, Dou Y, Dang S, et al. Influence of Monoenergetic Images at Different Energy Levels in Dual-Energy Spectral CT on the Accuracy of Computer-Aided Detection for Pulmonary Embolism. Academic radiology 2019；26：967-73.

24) Yuan R, Shuman WP, Earls JP, et al. Reduced iodine load at CT pulmonary angiography with dual-energy monochromatic imaging：Comparison with standard CT pulmonary angiography--a prospective randomized trial. Radiology 2012；262：290-7.

25) Kulkarni NM, Sahani DV, Desai GS, et al. Indirect computed tomography venography of the lower extremities using single-source dual-energy computed tomography：advantage of low-kiloelectron volt monochromatic images. J Vasc Interv Radiol 2012；23：879-86.

26) Tanoue S, Nakaura T, Iyama Y, et al. Diagnostic performance of dual-layer computed tomography for deep vein thrombosis in indirect computed tomography venography. Circulation Journal 2020；84：636-41.

臨床編——**Ⅳ** 疾患・病態別の標準造影プロトコール

胸部（心臓・大血管以外）における標準造影プロトコール

梁川雅弘

胸部領域（心臓・大血管以外）の標準的な検査の場合

	初回精査	経過観察時
撮像方法	ダイナミックCT（単純，造影1相）	造影1相のみ
造影剤量	600mgI/kg（管電圧120kVの場合）	
造影剤注入時間・速度	100mLを2mL/秒もしくは2mL/kg量の造影剤を50秒	
	単純	造影1相
撮像タイミング		注入から50〜80秒後
撮像範囲	鎖骨上窩から肺底部まで	鎖骨上窩から肺底部まで

●解説

　胸部CTは，現代医療において肺および縦隔領域の診断において不可欠なツールとして確立されている。近年，胸部CTの技術は飛躍的に進歩し，高速撮像や三次元再構成技術の導入により，より正確で迅速な診断が可能になった。単純CTや造影CTを撮像することで，病変の早期発見や治療計画の最適化が実現され，患者の治療成績が向上してきたといえる。胸部疾患を画像診断するうえで，通常スライス厚が2mm以下の高分解能CT（HRCT）を用いた形態診断が非常に重要なのはいうまでもないが[1]，造影CTから得られるダイナミックなCT値の情報も腫瘍評価や血管解剖の理解には不可欠である。

　概して，胸部領域の検査時には，単純，造影を問わず，十分な呼吸停止下のもと鎖骨上窩から肺底部までの範囲が撮像される。しかしながら，撮像方法は使用するCT装置の性能に大きく依存するため，すべてのCT装置に共通のプロトコールを設定することは難しい。提示したプロトコールは，CT装置性能によらず，胸部領域（心臓・大血管以外）の標準的な検査に使用可能である。

　近年のCT装置の基本性能の進歩とともに，多くのCT装置が多列検出器を装備している。胸部領域では，スライス厚は5mmが汎用的に使用されているが，必要に応じて薄層CTを簡単に再構成できるほか，造影剤のボーラス投与による早期相の撮像も容易になってきている。CTによる臓器の増強効果には，患者側の因子として，体重，心機能，腎機能などが影響するが，撮像時の技術的な因子として，造影剤の注入速度や時間，注入方法の設定が重要となる[2]。胸部領域の造影CTにおいて，適正な造影剤量を検討した報告はないが，『X線CT撮像における標準化〜GALACTIC〜（改訂2版）』（2017年[3]）では，胸部領域の標準的な造影剤量は，520〜600mgI/kgであると記載されている。これは，多血性原発性肝細胞癌を十分に描出するために600mgI/kgの造影剤を30秒以下で注入する必要があることを示したYanaga Yら[4]の腹部領域での報告を参照にしたものと思われる。600mgI/kgを用いれば，造影剤量として，体格による造影効果の差はほぼないと考える。

臨床編―Ⅳ. 疾患・病態別の標準造影プロトコール

　造影剤量と同様に，造影剤の適正な注入速度や時間を検討した報告もない。こちらに関しても，これまでに腹部領域を中心に数多くの造影剤投与法の研究がなされているが，2mL/秒以上の注入速度に設定しても実質臓器の増強効果はあまり変わらず，臓器の増強効果は，主に体重あたりの総ヨード量に規定される[5]。胸部領域でも基本的にはこれらに準じ，管電圧120kVを使用する場合，標準的な体重（50kg前後）であれば，自動注入機を用いたボーラス注入法により，300mgI/mL濃度の造影剤100mLを2mL/秒の注入速度で使用することが多い。体重の非常に軽い患者，非常に重い患者には，上限150mLとして，2mL/kgの造影剤量を50秒で注入するとよいだろう。計算上の造影剤量が150mLを超える場合は，350mgI/mLや370mgI/mLの高濃度造影剤によりヨード量を調整することも有用である。

　なお，撮像タイミングであるが，造影剤注入から50～80秒後に撮像することで，肺動静脈や大動脈が造影された状態で撮像できる[3,6]。これは，腹部領域における門脈相に近いタイミングとなる。ただし，患者の心機能などにより造影剤到達時間に差異が生じる可能性があることは認識しておかねばならない。

肺腫瘍が疑われる場合，肺腫瘍術前

撮像方法	ダイナミックCT（単純，造影1相，造影2相，造影3相）			
造影剤量	600mgI/kg（管電圧120kVの場合）			
造影剤注入時間	60秒			
	単純	造影1相	造影2相	造影3相
撮像タイミング		注入から60秒後	注入から120秒後	注入から180秒後
撮像範囲	鎖骨上窩から肺底部まで	鎖骨上窩から肺底部まで	結節部分のみ*	結節部分のみ*

*撮像範囲内に結節の上下端が十分入る範囲とする。

●解説

　肺結節/腫瘍の有無を確認するだけが目的の場合は単純CT撮像で十分である。良性・悪性の質的診断においても，結節/腫瘍を高分解能CT（HRCT）で撮像し，辺縁の性状（分葉状・外に凸，棘状突起，胸膜陥入像など），内部の性状（すりガラス成分，充実成分，気管支透亮像，空洞，嚢胞，石灰化，脂肪），周囲の状態（肺気腫や間質性肺炎など背景肺の確認），そして，過去画像があれば経時的変化を評価することで鑑別診断を行うことがまず重要である[7]。肺腫瘍，特に，肺癌が疑われる部分充実型結節/腫瘍，充実型結節/腫瘍を有する患者には，初回時のCTでは，提示したプロトコールのようなダイナミックCTを行うとよい。造影検査を行う主な目的は，肺結節/腫瘍の充実成分の造影効果を判定すること以外に，リンパ節の腫脹や血管浸潤の有無を判定することにある。特に，肺門部では，腫瘍と血管構造やリンパ節の識別は，単純CTでは難しいことも多く，肺動静脈や大動脈などの主要血管をしっかりと造影する必要がある。なお，経過観察の肺結節/腫瘍においては，病変の大きさの比較やリンパ節転移の有無が検査目的となるため，単純CTのみ，あるいは既述の胸部領域（心臓・大血管以外）の標準的な検査プロトコールに従うとよい。

　悪性の結節は高い造影効果をもつという仮説のもとに，非石灰化肺結節の良悪性の鑑別診断をCT

胸部（心臓・大血管以外）における標準造影プロトコール

の造影効果から検討した報告がいくつかあるが，その中でも，SwensenらのダイナミックCTの撮像法が有名である[8]。Swensenらの原法では，造影剤を50秒で注入した後，CT撮像までの間に10秒のタイムラグがあるため，撮像開始時には肺動脈の造影効果が悪くなり，肺門部リンパ節転移の評価が困難になる可能性がある。したがって，提示したプロトコールのように造影1相目を造影剤注入から60秒後に撮像開始することを推奨する。また，Swensenらの原法では5分後まで撮像されているが，悪性腫瘍による肺結節/腫瘤は造影開始2分以内に造影効果が現れることが多く[9,10]，検査時間の短縮や患者の被曝低減を考慮すれば，3分後までの撮像で十分と考える。撮像範囲に関しては，造影2相と3相目は，基本的に結節/腫瘤の部分のみでよいが，患者の息止めなどの影響で，病変の位置が一定でない際には，撮像範囲をやや広めに設定しておくとよい。なお，Swensenらの報告では[8]，単純CTに比して，造影後の病変のCT値が15HU以上となれば，感度98％，特異度58％で悪性であると診断できるが，特異度は低い検査法でもある。造影効果が乏しければ良性病変のほかに，壊死の強い肺癌や粘液産生性の肺腺癌などの可能性もあるため注意を要する。現時点においては，造影CTを用いた肺癌の正診度や感度，特異度についてエビデンスの質の高い研究はない[11]。

　造影CT時の肺結節/腫瘤の評価において，もう1点注意すべきことがある。通常，CT検査では既述のように結節/腫瘤の質的評価のみならず，volumetryをはじめ結節/腫瘤の定量的な経時的変化を評価することも可能である。サイズ経過をみる指標として，腫瘍体積が2倍になるまでに要する時間である体積倍化時間の測定は有用であり[7,12]，典型的な悪性腫瘍の体積倍化時間が20〜400日であることを考慮すれば，良性悪性の鑑別にも役立つ情報となる。しかしながら，造影剤後の結節の体積は，単純CTよりも大きくなることが報告されており[13]，volumetryの評価やサイズ比較を行う際には注意が必要である。

前縦隔腫瘍が疑われる場合，前縦隔腫瘍術前

撮像方法	ダイナミックCT（単純，造影1相，造影2相，造影3相）			
造影剤量	600mgI/kg（管電圧120kVの場合）			
造影剤注入時間	60秒			
	単純	造影1相	造影2相	造影3相
撮像タイミング		注入から60秒後	注入から90秒後	注入から180秒後
撮像範囲	鎖骨上窩から肺底部	鎖骨上窩から肺底部	腫瘤部分のみ*	腫瘤部分のみ*

*腫瘤部分の範囲は甲状腺上極から腫瘍尾端まで（左腕頭静脈を含める）

●解説

　心臓・大血管以外の縦隔内腫瘍の発生母地となる代表的な臓器には，胸腺，甲状腺，副甲状腺，食道，気管気管支があるが，その他，血管，リンパ節，神経，脂肪，結合組織などの非特異的な組織を由来とした腫瘍も発生する。CTにて縦隔腫瘍の画像診断を行う際に，まず大切なのは，腫瘍の存在する縦隔区分（縦隔上部，前縦隔，中縦隔，後縦隔）を分けることである。病変の存在部位を正確に把握できれば，発生臓器の推定にもつながり，病変の形態情報と合わせて，質的診断への第一歩とな

141

臨床編—Ⅳ．疾患・病態別の標準造影プロトコール

る[14]。次いで，周囲臓器や組織との関連を把握することが重要であるが，肺野と異なり，低コントラスト領域の縦隔では，造影CTを行うことで肺動静脈，大動脈の区別が容易になり，肺門部の腫瘍と血管構造やリンパ節の識別が容易になることは，肺腫瘍の項目で既に述べたとおりである。そして，CTの特徴を生かした内部性状の評価を行うことで，嚢胞性腫瘍と充実性腫瘍に鑑別することができれば，鑑別を絞り込むうえで重要な情報となる。嚢胞性腫瘍と充実性腫瘍の鑑別をする場合，既述の胸部領域（心臓・大血管以外）の標準的な検査プロトコールを実施すれば可能である。しかしながら，造影CTを施行しても嚢胞性腫瘍と充実性腫瘍の区別が難しい場合がある。水に近い濃度を呈した均一な病変は，一般に単純な嚢胞と判断することは容易である。一方，造影効果を有する病変は，ほぼ充実性腫瘍であると判断できることが多いものの，例えば，上行大動脈など大きな血管に隣接する胸腺嚢胞では，ときに造影効果を有するようにみえることがあり，偽造影効果（pseudoenhancement）とよばれている[15]。この現象は，腎嚢胞で多く認められ，嚢胞のサイズが小さかったり，周囲臓器の造影効果によるビームハードニング効果が原因で生じるとされている[16]。ビームハードニング効果とは，X線が被写体を通過する過程で，低エネルギーの成分が吸収され，高エネルギーの成分が残る効果のことで，アーチファクトの発生や不確かなCT値の原因となるため理解しておく必要ある。造影CTにて，嚢胞性腫瘍と充実性腫瘍の区別が難しい場合は，MRIを用いた診断が鑑別に有用であり[17]，特に，拡散強調画像を用いた場合に，充実性腫瘍よりも嚢胞性腫瘍のADC値が有意に高いと報告されている[18]。なお，経過観察の縦隔腫瘤においては，病変の大きさの比較やリンパ節転移の有無が検査目的となるため，単純CTのみ，あるいは既述の胸部領域（心臓・大血管以外）の標準的な検査プロトコールに従うとよい。

　胸腺腫瘍は，全縦隔腫瘍の20〜30％を占め，胸腺腫はそのなかでも最も頻度が高い腫瘍である。胸腺腫は，主に前縦隔に発生することが多いため，特に，前縦隔腫瘍が疑われる場合，あるいは前縦隔腫瘍術前の際に有用なプロトコールを提示した。概して，患者の心機能などにより，造影剤の濃染タイミングがずれるデメリットを除けば，注入時間を一定にすることで体重差にかかわらず再現性の高い時間濃度曲線が得られるため[19]，このプロトコールでは，上限150mLとして，2mL/kgの造影剤量を60秒で注入する。Natsag Jらは[20]，胸腺腫術前の胸腺静脈の描出に最適な造影剤量を検討しており，造影剤90mL（600mgI/kg）を注入速度2mL/秒で投与し，注入開始後60秒後に撮像を行うことが，胸腺静脈描出に最適である可能性を示している（図1）。さらに，150mLの造影剤を使用すれば，胸腺静脈をよりよく視覚化できる可能性も述べている。提示のプロトコールを用いることで，腫瘍の内部性状と同時に，胸腺静脈の評価も可能である。概して，胸腺静脈は，通常，左腕頭静脈に流れ込むが，この静脈には大量の血流があり，術中に損傷すると大量出血の原因となる。特に，ビデオ支援胸腔鏡手術（video-assisted thoracic surgery：VATS）の場合に問題となり，胸腺静脈の解剖学的構造のばらつきと外科的視覚化の欠如により重度の術中失血を引き起こしてしまうと，開胸手術への変換を余儀なくされる。このため，術前に胸腺静脈の解剖を把握しておくことは重要である。腫瘍部分の範囲は甲状腺上極から腫瘍尾端までとするが，左腕頭静脈を含め，胸腺静脈の流入部を範囲内にしっかりと含める必要がある。

　次に，提示プロトコールのように注入から90秒後と180秒後の後期相を追加すれば，例えば，ビームハードニング効果で早期相での造影効果が正確に評価できない場合に有用となる[14]。また，MRIと比較すると，CTでの診断能は劣るものの，腫瘍内の線維性隔壁や被膜の評価にも後期相は有用であ

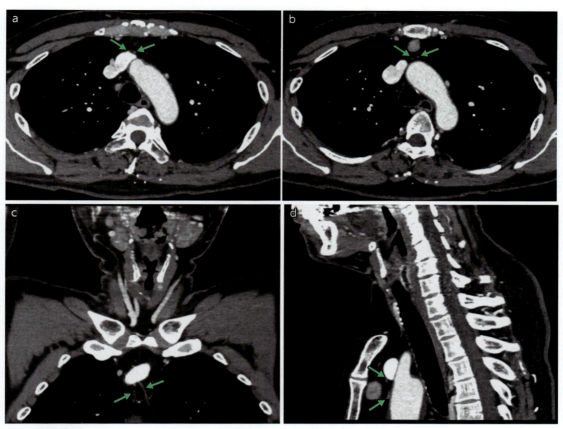

図1　胸腺静脈
50歳代，男性。胸腺癌。a，bは造影剤注入から90秒後の横断像，cは冠状断像，dは矢状断像を示す。左腕頭静脈より2本の胸腺静脈が分枝しているのがわかる。

り，これらの所見を検出できれば，低リスク胸腺腫の診断に有用であると報告されている[21]。この他，ダイナミック造影MRIでの検討では，胸腺上皮性腫瘍は早期相で濃染され，後期相でwashoutされるのに対し，悪性リンパ腫や悪性胚細胞腫瘍は漸増性の濃染パターンを呈すると報告されており[22]，造影CTにおいても，各相のCT値の変化が鑑別診断の情報として，参照になるかもしれない。

臨床編—Ⅳ. 疾患・病態別の標準造影プロトコール

上記以外の縦隔腫瘍が疑われる場合

撮像方法	ダイナミックCT（単純，造影1相，造影2相）		
造影剤量	600mgI/kg（管電圧120kVの場合）		
造影剤注入時間	60秒		
	単純	造影1相	造影2相
撮像タイミング		注入から60秒後	注入から180秒後
撮像範囲	鎖骨上窩から肺底部	鎖骨上窩から肺底部	腫瘤部分のみ*

*腫瘍部分の範囲は甲状腺上極から腫瘍尾端まで（左腕頭静脈を含める）

● 解説

縦隔腫瘍の撮像タイミングに関しては，エビデンスの質の高い研究はない。胸腺静脈の正確な評価が不要であれば，患者の被曝低減も考慮し，前項で紹介したプロトコールから，注入後から90秒後の相を省略した提示のプロトコールでもよいだろう。繰り返すが，既述の胸部領域（心臓・大血管以外）の標準的な検査プロトコールに従っても問題はない。ただし，中縦隔腫瘍として，食道癌の評価時には，撮像範囲には注意が必要である。病変の位置（頚部食道癌，胸部食道癌，腹部食道癌）や広がり，深達度の他，リンパ節転移や遠隔臓器転移など周囲臓器との関係をみるために，歯列から肝下縁までの範囲を撮像範囲とする。また，後縦隔腫瘍の代表的な病変として，神経原性腫瘍が挙げられるが，提示のプロトコールや胸部領域（心臓・大血管以外）の標準的な検査プロトコールに従って評価することが可能である。

比較的まれではあるが，横隔神経や迷走神経由来の神経原性腫瘍は，前縦隔や中縦隔の腫瘤として検出されるため，神経の走行や存在部位といった解剖を熟知しておくことも重要である。

胸部CT（心臓・大血管以外）における造影プロトコール（dual-energy CT）

single-energy CTは，1つの管電圧（通常は120kV）から得られるX線束を物質に透過させ，そのX線減弱の程度を可視化する撮像技術である。CTを撮像すれば，簡単にCT値の情報を得ることができるため，CT値からある程度の物質推定が可能となる。例えば，水は0HU，脂肪は−100HU，空気は−1000HUであることは有名であるが，これらのCT値は，X線エネルギーに依存する。一般に，X線は各電圧において，低から高エネルギーからなる連続的なスペクトルを形成しており，多色X線とよばれる。このため，既述の通りであるが，single-energy CTでは，ビームハードニング効果などによりCT値に不正確さが生じてしまう。次に，CT値は物質の元素組成に固有の線減弱係数により規定される。線減弱係数とは，X線が物質を通過した場合の単位長さあたりに減弱する割合のことを指し，同じ物質であっても密度により，その値が異なる。「線減弱係数」は，「質量減弱係数」×「密度」で表されるが，「質量減弱係数」は本来，物質固有の数値であるが，上式からも示されるように，撮像対象の密度状態によっては，異なる物質のCT値が同じになる場合があることがわかる。したがって，single-energy CTでは，物質弁別を行うには限界がある。

144

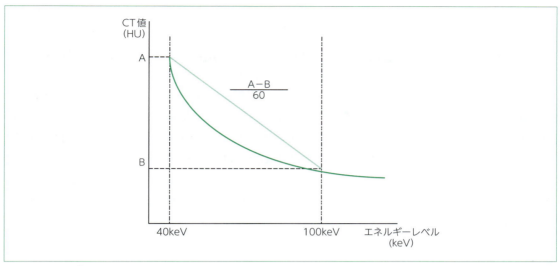

図2 spectral curve
曲線が示すようにX線エネルギーレベルごとにCT値は変化する。物質毎にこの曲線の形状は異なるため物質弁別が可能である。特に，40keVと100keVにおけるspectral curveの傾きをslope λHU curveとよび，物質に特異的な特徴を示すとされている。

　一方，dual-energy CTは，管電圧の異なる2種類のX線（80kVと140kV）でCTを撮像する技術であり，CT装置の撮像方式には，主に1管球型と2管球型がある。詳細は成書を参照されたい。物質が個別に有するエネルギーの透過性の違いを利用して，みたい物質を最適のエネルギー値で画像化することが可能になる。多色X線画像とは異なり，2種類のX線データからさまざまなエネルギーの単色X線画像を仮想的に合成することができるため，ビームハードニング効果を減弱させることができるほか，仮想単純画像，実効原子番号画像，電子密度画像などを作成することができる利点もある。図2は，dual-energy CTから得られるspectral Hu curveを示す。この図からわかるように，物質は，X線光子エネルギー（keV）ごとにCT値が変化する。dual-energy CTでは，この特性を利用して，物質を弁別することが可能である。また，一般にspectral Hu curve上の40keVと100keVにおけるCT値からspectral curveの傾きを計算することができ，これをslope λHU curveという[23]。この値は，物質に特異的な特徴を示すとされており，腫瘍の診断にも応用できることが報告されている[24]。

●仮想単色X線画像

　single-energy CTによる多色X線画像のCT値は，65ないし70keV画像のCT値に相当するとされている[25]。低電圧撮像のCT値上昇は昔から知られているが，120kVに比べて，100kVでは20〜25％，80kVでは45〜55％の造影効果が上昇するとされている[26]。同様に，低いエネルギーレベルの仮想単色X線画像は造影効果が増強するため，病変の検出向上や造影剤低減が可能である。Sekiguchiら[27]，造影剤投与後60秒後の仮想単色X線画像（40keV）は，肺門リンパ節の評価に有用で，肺血管とリンパ節の識別に役立つと報告している。また，低いエネルギーレベルの仮想単色X線画像を使用すれば，造影剤を50％に低減しても，通常量の造影剤を用いたsingle-energy CTの画像と比較して，腫瘍性病変の検出能は劣らないと報告されている[28,29]。しかしながら，コントラストを上昇させるた

臨床編—Ⅳ. 疾患・病態別の標準造影プロトコール

めに，低いエネルギーレベルの仮想単色X線画像を作成すると，イメージノイズも上昇するため注意が必要である。

　近年では，逐次近似画像再構成法や人工知能再構成法再構成法を仮想単色X線画像と併用することで，ノイズ低減が可能になってきており，画質やコントラストを維持したまま造影剤量の低減に期待がもてる[30,31]。例えば，240mgI/mLの低濃度ヨード造影剤を使用すれば，体重kgあたり1.25倍の造影剤量を使用することで，胸部領域の標準的な造影剤量である600mgI/kg[3]のちょうど半分の300mgI/kgとなる。低濃度ヨード造影剤を使用すれば，ヨード量を半分にしても，造影剤投与量を減らすことなく，造影CT検査が可能であり，生理食塩水の後押しをせずともボーラス性を担保できる点は大きな利点といえる。特に，腎機能低下症例では，dual-energy CTから得られる低いエネルギーレベルの仮想単色X線画像と低濃度ヨード造影剤を組み合わせた検査方法により得られる臨床的有用性は高いだろう。

●仮想非造影CT

　dual-energy CTでは，造影CTからヨードの濃度を除去することが可能であり，仮想非造影CT画像を再構成できる。縦隔リンパ節のCT値を仮想非造影CTと真の単純CTで比較した場合に，中程度の一致率が得られたとの報告もあり[32]，臨床使用では，評価項目を絞れば，真の単純CTの代替となる可能性が報告されている[33]。しかしながら，肺結節やリンパ節における石灰化を過少評価してしまう可能性も示唆されており[34]，現時点では通常の単純CTに完全に置き換えることができるレベルではない。ただ，造影CTのみを施行した場合であっても，単純CTの参照画像が容易に作成できるため，診断の一助にはなると思われる。今後の技術開発や画質改善に期待したい。

●ヨードマップ

　仮想非造影CTと同様に，dual-energy CTでは物質弁別によりヨード含有量を定量化できる（図3）。single-energy CTよりも正確なヨード量の評価が可能であり，腫瘍のvascularityによる良悪性の鑑別，リンパ節転移の予測にも期待されている[34]。また，ヨード量とPET/CTの糖代謝との関連性も報告されており，分子標的剤などの治療によりサイズ変化を起こさないような場合でも，正確な治療効果判定を行える可能性がある[34]。また，近年では，遺伝子変異検査や遺伝子パネル検査を通じて肺癌の遺伝子異常を調査することにより，個別化された治療計画に有望なバイオマーカーを特定することができる。もちろん，検体を用いた遺伝子検査は必要であるが，dual-energy CTを用いて，遺伝子予測の可能性を示した報告が多数なされており，precision medicineにおける非侵襲的な治療計画を立てる上で，dual-energy CTは有用な方法になる可能性がある。

　Yanagawaらは，dual-energy CT（平均注入速度1.84mL/s）を用いて，肺腺癌のヨード量を定量化することで，特に，造影剤投与後2分後，3分後のヨード値が，低酸素誘導遺伝子（HIF-1α）の発現と関連することを報告している[35]。ちなみに，投与した造影剤の腫瘍内分布や時間経過は，腫瘍組織への血液供給量や血管外液量に依存する。通常，造影剤を高速注入する場合は，早期に濃染ピークを迎え，注入後1～2分でほとんどのヨード分子は血管外スペースに分布するが，造影剤注入速度が1.84mL/sと，比較的緩やかな場合，造影剤の経時的な分布は高速注入する場合とは異なり，注入後2分程度であれば，腫瘍の血管と間質の両方に分布していると思われる。HIF-1αの発現の程度は，腫

胸部（心臓・大血管以外）における標準造影プロトコール

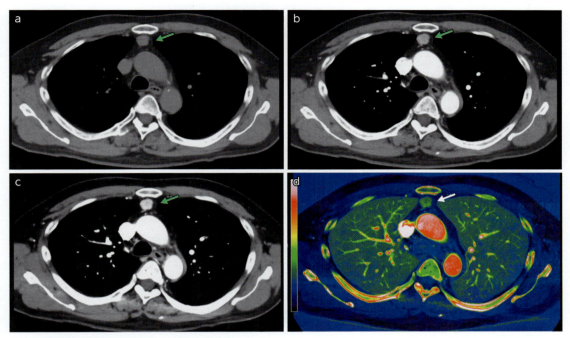

図3　仮想単色X線画像とヨードマップ画像
50歳代，男性。胸腺癌（→）。
a：単純CT（dual-energy CT）
b：造影剤注入後60秒後（70keV）
c：造影剤注入後60秒後（50keV）
d：造影剤注入後60秒のヨードマップ画像。同じ時相だが，cのほうがbよりも濃染されているのがわかる。

瘍の血管と間質の両方に分布したヨード密度に関連している可能性がある。一般にHIF-1αの過剰発現は腫瘍の悪性度や予後不良因子とみなされており，dual-energy CT画像解析は肺癌の予後や悪性度を低侵襲に予測できる可能性を秘めている。しかしながら，dual-energy撮像方式など装置スペックはさまざまであり，ヨード値のみならず，これまでの報告結果を絶対的な基準として臨床使用することは，まだまだ難しい状況だと考えられる。また，疾患によっては，single-energy CTと実質的な診断能に差はないところもある。dual-energy CTから得られる特有の多数の定量パラメータ解析値を上手く活用し，臨床的な有用性について検討していくことが今後も重要になっていくだろう。

臨床編—Ⅳ. 疾患・病態別の標準造影プロトコール

参考文献

1) Webb WR. Radiologic evaluation of the solitary pulmonary nodule. AJR Am J Roentgenol 1990；154：701-8. doi：10.2214/ajr.154.4.2107661. PMID：2107661.

2) Berland LL. Slip-ring and conventional dynamic hepatic CT：contrast material and timing considerations. Radiology 1995；195：1-8. doi：10.1148/radiology.195.1.7892446. PMID：7892446.

3) 放射線医療技術学叢書「X線CT撮影における標準化～GALACTIC～（改訂2版）」発刊日平成27年9月25日

4) Yanaga Y, Awai K, Nakayama Y, et al. Optimal dose and injection duration（injection rate）of contrast material for depiction of hypervascular hepatocellular carcinomas by multidetector CT. Radiat Med 2007；25：278-88. doi：10.1007/s11604-007-0138-2.

5) Heiken JP, Brink JA, McClennan BL, et al. Dynamic incremental CT：effect of volume and concentration of contrast material and patient weight on hepatic enhancement. Radiology 1995；195：353-7. doi：10.1148/radiology. 195.2.7724752. PMID：7724752.

6) Yi CA, Lee KS, Kim BT, et al. Efficacy of helical dynamic CT versus integrated PET/CT for detection of mediastinal nodal metastasis in non-small cell lung cancer. AJR Am J Roentgenol 2007；188：318-25. doi：10.2214/AJR.05.2081. PMID：17242237.

7) 梁川雅弘, 本多　修, 富山憲幸. 肺癌画像診断の"勘"どころ～最終診断への道しるべ　CT画像診断のコツ　肺野型肺癌：非小細胞肺癌（腺癌）—肺腺癌のCT画像：病理学的浸潤巣に基づいたCT所見. 2019年3巻4号論文ID：e00079. https://doi.org/10.24557/kokyurinsho.3.e00079

8) Swensen SJ, Viggiano RW, Midthun DE, et al. Lung nodule enhancement at CT：multicenter study. Radiology 2000；214：73-80.

9) Jeong YJ, Lee KS, Jeong SY, et al. Solitary pulmonary nodule：characterization with combined wash-in and washout features at dynamic multi-detector row CT. Radiology 2005；237：675-83. doi：10.1148/radiol. 2372041549. PMID：16244276.

10) Shan F, Zhang Z, Xing W, et al. Differentiation between malignant and benign solitary pulmonary nodules：use of volume first-pass perfusion and combined with routine computed tomography. Eur J Radiol 2012；81：3598-605. doi：10.1016/j.ejrad.2012.04.003. PMID：22608062.

11) 日本医学放射線学会. 画像診断ガイドライン2021年版：金原出版株式会社；2021.

12) Thunnissen FB, Schuurbiers OC, den Bakker MA. A critical appraisal of prognostic and predictive factors for common lung cancers. Histopathology 2006；48：779-86. doi：10.1111/j.1365-2559.2006.02386.x. PMID：16722925.

13) Honda O, Johkoh T, Sumikawa H, et al. Pulmonary nodules：3D volumetric measurement with multidetector CT--effect of intravenous contrast medium. Radiology 2007；245：881-7. doi：10.1148/radiol.2453062116. PMID：17951355.

14) 村田喜代史, 上甲　剛, 村山貞之, ほか. 胸部のCT第4版：メディカル・サイエンス・インターナショナル.

15) Wang C, Mao J, Yang S, et al. Thymic cyst：Is attenuation artifactually increased on contrast-enhanced CT？Front Oncol 2022；31；12：984770. doi：10.3389/fonc.2022.984770. PMID：36408188；PMCID：PMC9671109.

16) Wang ZJ, Coakley FV, Fu Y, et al. Renal cyst pseudoenhancement at multidetector CT：what are the effects of number of detectors and peak tube voltage？Radiology 2008；248：910-6. doi：10.1148/radiol.2482071583. PMID：18632527；PMCID：PMC2798095.

17) Tomiyama N, Honda O, Tsubamoto M, et al. Anterior mediastinal tumors：diagnostic accuracy of CT and MRI. Eur J Radiol 2009；69：280-8. doi：10.1016/j.ejrad.2007.10.002. Epub 2007 Nov 26. PMID：18023547.

18) Shin KE, Yi CA, Kim TS, et al. Diffusion-weighted MRI for distinguishing non-neoplastic cysts from solid masses in the mediastinum：problem-solving in mediastinal masses of indeterminate internal characteristics on CT. Eur Radiol 2014；24：677-84. doi：10.1007/s00330-013-3054-0. PMID：24177751.

19) Awai K, Hiraishi K, Hori S. Effect of contrast material injection duration and rate on aortic peak time and peak enhancement at dynamic CT involving injection protocol with dose tailored to patient weight. Radiology 2004；230：142-50. doi：10.1148/radiol.2301021008. PMID：14695390.

20) Natsag J, Tomiyama N, Inoue A, et al. Preoperative assessment of thymic veins on multidetector row CT：optimization of contrast material volume. Radiat Med 2007；25：202-10. doi：10.1007/s11604-007-0125-7. PMID：17581708.

21) Sadohara J, Fujimoto K, Müller NL, et al. Thymic epithelial tumors：comparison of CT and MR imaging findings of low-risk thymomas, high-risk thymomas, and thymic carcinomas. Eur J Radiol 2006；60：70-9. doi：10.1016/j.ejrad.2006.05.003. PMID：16766154.

22) Yabuuchi H, Matsuo Y, Abe K, et al. Anterior mediastinal solid tumours in adults：characterisation using dynamic contrast-enhanced MRI, diffusion-weighted MRI, and FDG-PET/CT. Clin Radiol 2015；70：1289-98.

doi：10.1016/j.crad.2015.07.004. PMID：26272529.

23）Matsuda I, Akahane M, Sato J, et al. Precision of the measurement of CT numbers：comparison of dual-energy CT spectral imaging with fast kVp switching and conventional CT with phantoms. Jpn J Radiol 2012；30：34-9. doi：10.1007/s11604-011-0004-0.

24）Zhang G, Cao Y, Zhang J, et al. Epidermal growth factor receptor mutations in lung adenocarcinoma：associations between dual-energy spectral CT measurements and histologic results. J Cancer Res Clin Oncol 2021；147：1169-1178. doi：10.1007/s00432-020-03402-8. PMID：32980961.

25）Forghani R, De Man B, Gupta R. Dual-Energy Computed Tomography：Physical Principles, Approaches to Scanning, Usage, and Implementation：Part 2. Neuroimaging Clin N Am 2017；27：385-400. doi：10.1016/j.nic.2017.03.003. PMID：28711200.

26）Lell MM, Jost G, Korporaal JG, et al. Optimizing contrast media injection protocols in state-of-the art computed tomographic angiography. Invest Radiol 2015；50：161-7. doi：10.1097/RLI.0000000000000119.

27）Sekiguchi T, Ozawa Y, Hara M, et al. Visibility of the hilar lymph nodes using advanced virtual monoenergetic low-keV images for preoperative evaluation of lung cancer. Br J Radiol 2019；92：20180734. doi：10.1259/bjr.20180734. PMID：31430185；PMCID：PMC6849687.

28）Noda Y, Goshima S, Miyoshi T, et al. Determination of the least amount of iodine load required for the detection of pancreatic adenocarcinoma at 80-kVp CT. Eur J Radiol 2016；85：901-5. doi：10.1016/j.ejrad.2016.02.014. PMID：27130049.

29）Nagayama Y, Nakaura T, Oda S, et al. Dual-layer DECT for multiphasic hepatic CT with 50 percent iodine load：a matched-pair comparison with a 120kVp protocol. Eur Radiol 2018；28：1719-1730. doi：10.1007/s00330-017-5114-3. PMID：29063254.

30）Noda Y, Nakamura F, Kawamura T, et al. Deep-learning image-reconstruction algorithm for dual-energy CT angiography with reduced iodine dose：preliminary results. Clin Radiol 2022；77：e138-e146. doi：10.1016/j.crad.2021.10.014. PMID：34782114.

31）Grant KL, Flohr TG, Krauss B, et al. Assessment of an advanced image-based technique to calculate virtual monoenergetic computed tomographic images from a dual-energy examination to improve contrast-to-noise ratio in examinations using iodinated contrast media. Invest Radiol 2014；49：586-92. doi：10.1097/RLI.0000000000000060. PMID：24710203.

32）Chae EJ, Song JW, Seo JB, et al. Clinical utility of dual-energy CT in the evaluation of solitary pulmonary nodules：initial experience. Radiology 2008；249：671-81. doi：10.1148/radiol.2492071956. PMID：18796658.

33）Graser A, Johnson TR, Hecht EM, et al. Dual-energy CT in patients suspected of having renal masses：can virtual nonenhanced images replace true nonenhanced images？Radiology 2009；252：433-40. doi：10.1148/radiol.2522080557. PMID：19487466.

34）Kim C, Kim W, Park SJ, et al. Application of Dual-Energy Spectral Computed Tomography to Thoracic Oncology Imaging. Korean J Radiol 2020；21：838-850. doi：10.3348/kjr.2019.0711. PMID：32524784；PMCID：PMC7289700.

35）Yanagawa M, Morii E, Hata A, et al. Dual-energy dynamic CT of lung adenocarcinoma：correlation of iodine uptake with tumor gene expression. Eur J Radiol 2016；85：1407-13. doi：10.1016/j.ejrad.2016.05.016. Epub 2016 May 26. PMID：27423680.

臨床編——**IV** 疾患・病態別の標準造影プロトコール

肝造影CTにおける標準造影プロトコール

中村優子

肝腫瘍が疑われる場合，肝腫瘍術前

撮像方法	ダイナミックCT（単純，動脈相，門脈相，平衡相）			
造影剤量	600mgI/kg（管電圧120kVの場合）			
造影剤注入時間	30秒			
	単純	動脈相	門脈相	平衡相
撮像タイミング		Tr*＋18〜20秒後	70〜80秒後	180秒後
撮像範囲	上腹部	上腹部	上腹部	上腹部 or 胸部〜骨盤**

*Tr（トリガー）：ボーラストラッキング法を使用し，L1レベルの腹部大動脈のCT値が150HUに到達した時間
**悪性肝腫瘍が疑われ，全身精査が必要な場合（門脈相でもよい）

●解説

　肝腫瘍は，典型的な原発性肝細胞癌であれば多血性，転移性肝腫瘍や胆管細胞癌などは乏血性となることが多いなど，腫瘍によって血流状態が異なる。特にB型・C型肝炎ウイルスによる慢性肝炎（あるいは肝硬変），ウイルス以外の原因による肝硬変症は原発性肝細胞癌の高危険群であり，この高危険群において，ダイナミックCTやMRIの動脈相において濃染，門脈相あるいは平衡相でwashoutを示す肝腫瘍は，画像所見のみで肝細胞癌と診断できることから，ダイナミックCTやMRIは肝細胞癌診療に必須の検査である[1-3]。また術前においては，血管解剖を詳細に把握するため，肝動脈や門脈，肝静脈の詳細な評価が可能な画像が求められる。よって肝腫瘍の精査目的や肝腫瘍術前の造影CTではダイナミック撮像（単純，動脈相，門脈相，平衡相）を行う必要がある。腫瘍のわずかな造影効果の有無を評価するためには単純CT撮像は必須である。また脂肪を含む肝腫瘍の多くは原発性肝細胞癌や肝細胞腺腫，血管筋脂肪腫に限定され[4-6]，胃癌や大腸癌など消化管の粘液を産生する腫瘍の肝転移では石灰化を伴うことが特徴的な所見であり[7]，転移性肝腫瘍は造影後に不明瞭となることもある。よって，肝腫瘍精査のCTに単純撮像は必須となる。

　造影剤量は多血性原発性肝細胞癌を十分に描出するためには，600mgI/kgの造影剤を30秒以下で注入する必要があると報告されており，これに準じればよい[8]。

　動脈相は撮像タイミングによって画質が大きく異なる。造影剤の注入時間を一定にすれば，大動脈の濃染のピークまでの時間および大動脈のピーク濃染強度がほぼ不変となるため[9]，肝ダイナミックCTでは造影剤の注入時間は30秒に固定することが一般的である。また造影剤が肝動脈に到達する時間は個人差が大きいため，動脈相はボーラストラッキング法で撮像開始時間を決定することが望ましい。具体的には，CT値のモニタリング用の関心領域（region of interest：ROI）を第1腰椎レベルの腹部大動脈内に設定し，造影剤注入開始後，ROI内のCT値が150HUに到達した時点から18〜20秒後に

撮像を開始することで多血性腫瘍の濃染が強い時期に動脈相を撮像することが可能である[10]。なお門脈相や平衡相は時間推移によるCT値の変化は少ないため，固定のスキャンタイミング（門脈相は造影剤注入開始後70～80秒，平衡相は180秒）で撮像して問題ない。肝内胆管癌は線維成分を多く含むため腫瘍の濃染が持続し[11]，造影剤注入開始後10～20分後の遅延相で周囲肝実質より相対的に高吸収となる[11,12]。血管腫も造影剤注入開始の3分では腫瘤全体の十分な濃染が得られず，判断に迷うことがあるため，これらの腫瘍が疑われる場合は必要に応じて造影剤注入開始後10分程度の遅い平衡相の撮像を追加すべきだろう。

　撮像範囲は良性腫瘍が疑われる場合は上腹部のみで十分である。悪性腫瘍が疑われる場合は全身精査（ステージング，また転移性肝腫瘍の場合は原発巣検索の意味も含む）のため門脈相あるいは平衡相で胸部から骨盤を撮像すればよい。ただし原発性肝細胞癌においては，新規症例で腫瘍マーカーが正常範囲，血管浸潤や多発病変，有症状例など危険因子のない症例では肝外転移の可能性は低く，上腹部以外のCT撮像は省略可能であり[13]，それぞれの症例に合わせ適切な撮像範囲を吟味しなければならない。

肝腫瘍治療後の経過観察目的

	原発性肝腫瘍治療後	転移性肝腫瘍治療後
撮像方法	ダイナミックCT （単純，動脈相，門脈相，平衡相）	原則門脈相のみ*
造影剤量	600mgI/kg（管電圧120kVの場合）	
造影剤注入時間・速度	30秒	2.0mL/sec
撮像範囲	原則上腹部**	胸部から骨盤

*必要時は適宜単純や動脈相を追加。
**肝外転移が疑われる場合は胸部から骨盤。

●解説

　原発性肝腫瘍の術後は，特に原発性肝細胞癌は肝内再発のリスクが高く，典型的な再発病変はダイナミックCTの動脈相において濃染，門脈相あるいは平衡相でwashoutを示すため，術後の経過観察においてもダイナミックCT撮像が必須である。撮像方法は肝腫瘍が疑われる場合に準じればよい。

　転移性肝腫瘍は乏血性腫瘍の頻度が多いため，治療後の経過観察のCTは十分な肝実質の濃染が得られる門脈相のみを撮像すればよい。肝実質の濃染を担保するために，造影剤量は600mgI/kgを投与することが望ましい。一方で門脈相のみ撮像する場合は注入速度を2.0mL/secより高速で注入しても肝実質の濃染はほとんど上昇しないため，2.0mL/sec程度で注入するのが適当である。上述のごとく，転移性肝腫瘍は造影後に不明瞭となるものもあり，神経内分泌腫瘍，腎細胞癌，甲状腺癌等の原発巣が多血性を示す腫瘍では，しばしば肝転移も多血性腫瘍を示す。また乏血性腫瘍の場合でも，動脈相を追加することにより転移性腫瘍の検出を向上させることができるとの報告もある[14]。よって腫瘍マーカーの上昇など臨床的に新たな転移が出現している可能性が高い場合や多血性転移性肝腫瘍術後などの経過観察CTでは，適宜単純や動脈相を追加する必要がある。動脈相を追加する場合は肝ダイナミックCTに準じた撮像プロトコールに準じればよい。

臨床編—Ⅳ. 疾患・病態別の標準造影プロトコール

　撮像範囲は，転移性肝腫瘍の術後経過観察は，大腸癌では術後5年間を目安とし，半年毎の胸部から骨盤までのCT撮像によるサーベイランスが推奨されている[15]。一方で原発性肝細胞癌の治療後経過観察は，治療後3～4カ月ごとの腫瘍マーカー測定，並びにダイナミックCTやMRIでの経過観察が推奨されている。撮像範囲は原則上腹部とし，肝外転移の可能性が疑われる場合（臨床症状を認めた場合や腫瘍マーカーが再上昇したにもかかわらず肝に再発を認めない場合など），上腹部以外のCT撮像を考慮すべきだろう[13]。

肝腫瘍の治療効果判定目的

	原発性肝腫瘍	転移性肝腫瘍
撮像方法	ダイナミックCT （単純，動脈相，門脈相，平衡相）	原則門脈相のみ*
造影剤量	600mgI/kg（管電圧120kVの場合）	
造影剤注入時間・速度	30秒	2.0mL/sec
撮像範囲	原則上腹部**	胸部から骨盤

*必要時は適宜単純や動脈相を追加。
**肝外転移が存在，あるいは疑われる場合は胸部から骨盤。

●解説

　原発性肝腫瘍の治療効果判定は，特に原発性肝細胞癌の薬物療法はサイズの縮小ではなく，腫瘍濃染の減弱が得られるものもあるため，ダイナミックCT撮像が必要となる。撮像方法は肝腫瘍が疑われる場合に準ずればよい。

　転移性肝腫瘍は乏血性腫瘍の頻度が多いため，十分な肝実質の濃染が得られる門脈相のみを撮像すればよい。腫瘍マーカーの上昇など臨床的にあらたな転移が出現している可能性が高い場合や多血性転移性肝腫瘍の治療効果判定においては，単純や動脈相を適宜追加する必要があるが，詳細は肝腫瘍治療後の経過観察目的の撮像方法を参照されたい。

　転移性肝腫瘍の画像診断による治療効果判定の時期は，治療の種類やスケジュールに応じて決められるべきであるが，おおむね2～4カ月ごとに行うことが妥当である[16,17]。一方で原発性肝細胞癌の治療効果判定目的のCTは，局所治療（穿刺局所療法）は治療直後（治療から2週間以内），肝動脈（化学）塞栓療法や薬物療法は治療後1～3カ月後に施行することが推奨されている[18]。撮像範囲に関しては，治療対象病変（肝内に病変が限局していれば上腹部のみ，すでに肝外転移が存在する場合は肝外を撮像範囲に含める）に準じればよいと考えられるが，臨床症状を認めた場合や治療対象病変がコントロールされているにもかかわらず腫瘍マーカーが再上昇する場合は新たな転移を疑い，撮像範囲を広げる必要がある。

びまん性肝疾患が疑われる場合，側副血行路の評価

	びまん性肝疾患の評価	側副血行路の評価
撮像方法	ダイナミックCT （単純，動脈相，門脈相，平衡相）	
造影剤量	600mgI/kg（管電圧120kVの場合）	
造影剤注入時間	30秒	
撮像範囲	上腹部	門脈相は評価対象に合わせ適宜広げる

●解説

　びまん性肝疾患そのものの診断のためにCTが実施されることは少なく，肝腫瘍の評価の際に併せてびまん性肝疾患の評価も行う場合がほとんどである。びまん性肝疾患は肝障害の原因となり，原発性肝細胞癌の発生リスクが生じることから，撮像方法は肝ダイナミックCTが行われることが多くなるだろう。また肝硬変などによる門脈の側副血行路を造影CTで評価することもしばしばあるが，側副血行路は門脈相で最もよく造影される。側副血行路の治療において，供血路や排血路を詳細に評価する必要があることから，対象となる側副血行路の範囲に合わせて門脈相の撮像範囲を広げる必要がある（例：食道静脈瘤であれば頭側に撮像範囲を広げ，直腸静脈瘤であれば撮像範囲は骨盤部まで広げる）。

　肝硬変患者などにおいて全身状態の評価が必要な場合，平衡相で胸部から骨盤まで撮像する必要があるかもしれないが，追加撮像で得られる情報が被ばくのリスクを上回るか，常に吟味する必要がある。

肝造影CTおける造影プロトコール（低電圧撮像，dual-energy CT）

　電圧を下げることでヨード造影剤の造影効果が増強するため，低電圧撮像では造影効果を保ちながら造影剤を減量することが可能である。また近年では従来のsingle-energy CT（SECT）に加え，dual-energy CT（DECT）が使用されることも少なくなっている。これらの撮像においても肝造影CTの撮像タイミングは基本的には変わらないが，画質やコントラストの改善により造影剤量は変わる可能性がある。以下に肝造影プロトコール決定にかかわる部分について概説する。

●低電圧撮像

　低電圧撮像とは，標準電圧（120kV）に比べて低い電圧（80kVや100kVなど）を使用して行う検査を指す[19]。電圧を下げることでヨード造影剤の増強効果が増加するが，これは電圧を低く設定することで光電効果の寄与する割合が増加し，高い原子番号であるヨード（原子番号53）のCT値が上昇するためである。CT装置により多少の違いはあるが，ヨード造影剤の造影効果は通常の120kVと比較し，100kVで25％程度，80kVで70％程度上昇する[20]。これを逆手にとり，低電圧撮像では造影効果を保ちながら造影剤を減量することが可能である。具体的には，通常電圧（120kV）と比較し，100kVでは20％，80kVでは40％造影剤を減量することができる[20,21]。管電流（mA）が一定であれば，電圧を低下

臨床編—Ⅳ. 疾患・病態別の標準造影プロトコール

させることにより被ばく線量が低下するため，低電圧CTは被ばく低減も期待されるが，過度な線量低下は画質劣化につながるため，診断能を担保するためにはなんらかの対策が必要となる。

管電流（mA）を高く設定してX線量不足を補うことで画質の改善が見込めるが[21]，CT装置の管電流出力には限界があり，体格が大きな患者では電流を上限まで上げても線量が不足する可能性があり，一般的に低電圧高管電流CTを適応できるのはおおむね体重70kg未満の患者である[22]。一方で画像再構成を使用することでも画質改善が期待できる。近年では逐次近似法を応用したCT画像再構成技術（hybrid iterative reconstruction：hybrid-IR）が広く普及し，従来のフィルタ補正逆投影法（filtered back projection：FBP）に代わり標準的なCT画像再構成法となっている。hybrid-IRはFBPと比較し，画像ノイズやアーチファクトを軽減することで画質を改善できるが[23]，標準的な肝ダイナミックCT画像（標準電圧＜120kV＞かつ標準造影剤量を使用し，FBPを併用）と比較し，低電圧（80kV）撮像にhybrid-IRを併用することで，画質を保ちながら造影剤量の減量（40％）が可能であり[24]，『腎障害患者におけるヨード造影剤使用に関するガイドライン2018』では，低電圧撮像と逐次近似画像再構成を併用し造影剤を減量することが推奨されている[20]。また近年では人工知能の一種であるdeep learning技術を搭載したあらたな画像再構成法（Advanced Intelligent Clear-IQ：AiCE，キヤノンメディカルシステムズ）やTrueFidelity（GEヘルスケア）が登場しており，hybrid-IRと比較してさらなる画質改善が報告されている[25-27]。この新たな画像再構成法は線量不足による画質改善にも応用することが可能であり[28-30]，今後この画像再構成が浸透することで低電圧画像のさらなる画質改善が期待される。

●dual-energy CT

仮想単色X線画像

従来のSECT（電圧120kV）の実効エネルギーはCT装置により多少の違いはあるが，65ないし70keV程度のことが多い[31]。低電圧撮像同様，より低いエネルギーレベル（40〜70keV）の仮想単色X線画像は造影効果が増強するため，病変の検出能の向上[32]，あるいは病変検出能を保ちながら造影剤量を低減させることが可能である。過去の報告では，DECTの低いエネルギーレベルの仮想単色X線画像（40, 55keV）を用いることで，造影剤量を半分にしても病変検出能が保たれていたとされている[33]。

低エネルギーレベルの仮想単色X線画像はノイズ増加を伴うことが問題であるが，近年では低エネルギー領域の画像ノイズの上昇を抑制した新たな解析アルゴリズムも開発されており[34]，従来の解析アルゴリズムと比較し，多血性HCCの描出やHCCの平衡相でのwashoutの描出の向上が報告されている[35-37]。

近年ではdeep learning技術がDECTの撮像技術や画像再構成に導入され，仮想単色X線画像の画質向上やコントラスト増強が報告されており[38,39]，画質やコントラストを維持したまま造影剤量の低減が期待される。実際にdeep learning技術によるノイズ低減とDECTの低いエネルギーレベルの仮想単色X線画像（50keV）を併用することで，HCCの検出能を保ちながら造影剤量を40％低減できたとの報告もあり[40]，技術開発に伴い必要な造影剤量は今後さらに低減される可能性はあるだろう。

ヨードマップ

ヨードマップは物質弁別によりヨード含有量を定量化したものであり，正確な造影効果の定量が望まれる状況での有用性が期待される。具体的には腫瘍の正確な血流評価[41]，腫瘍と背景肝のコントラ

ストの改善[42]，腫瘍栓と血栓の鑑別[43,44]，また腫瘍の治療効果判定における有用性が報告されており[45]，このような状況ではDECTによるヨードマップでの評価が望ましい。

しかしながら，DECTにおいて，撮像機種のみならず，解析手法によってもヨードの定量値は変化するため，現時点ではヨードの定量値は同じ機種・解析法であれば比較することが可能であるが，異なる機種や解析法では互換性は低いと考えておいたほうがよい。

仮想非造影CT

DECTでは物質弁別により造影CTからヨード（造影剤）の濃度を除去することで，仮想非造影CT画像を得ることができる。仮想非造影CT画像の精度が高いものであれば（すなわち正確にヨードの除去ができれば），非造影（単純）CT撮像を省略することができ，被ばく線量低減につながる。しかしながら，現在の仮想非造影CT画像はヨードの除去が不十分であったり，石灰化や金属の濃度が減弱すると報告されている[46,47]。また仮想非造影CT画像におけるCT値は真の非造影CTとは異なるとの報告も多い[48,49]。

機器の改良や発展とともに仮想非造影CTの正確性は向上が期待されるものの[50]，現時点では，仮想非造影CT画像により真の非造影（単純）CTを完全に代替するのは困難であり，特に単純CTが診断の要となるような状況では，DECT撮像であっても単純CTを省略することは難しいと考えておくほうが無難であろう。

参考文献

1) Heimbach JK, Kulik LM, Finn RS, et al. AASLD guidelines for the treatment of hepatocellular carcinoma. Hepatology 2018；67：358-80.
2) Marrero JA, Kulik LM, Sirlin CB, et al. Diagnosis, Staging, and Management of Hepatocellular Carcinoma：2018 Practice Guidance by the American Association for the Study of Liver Diseases. Hepatology 2018；68：723-50.
3) Radiology ACo. CT/MRI LI-RADS® v2018. 2018.
4) Kutami R, Nakashima Y, Nakashima O, et al. Pathomorphologic study on the mechanism of fatty change in small hepatocellular carcinoma of humans. Journal of hepatology 2000；33：282-9.
5) Raman SP, Hruban RH, Fishman EK. Hepatic adenomatosis：spectrum of imaging findings. Abdominal imaging 2013；38：474-81.
6) Xu PJ, Shan Y, Yan FH, et al. Epithelioid angiomyolipoma of the liver：cross-sectional imaging findings of 10 immunohistochemically-verified cases. World journal of gastroenterology 2009；15：4576-81.
7) Hale HL, Husband JE, Gossios K, et al. CT of calcified liver metastases in colorectal carcinoma. Clinical radiology 1998；53：735-41.
8) Yanaga Y, Awai K, Nakayama Y, Nakaura T, Tamura Y, Funama Y, et al. Optimal dose and injection duration (injection rate) of contrast material for depiction of hypervascular hepatocellular carcinomas by multidetector CT. Radiat Med. 2007；25（6）：278-88.
9) Awai K, Hiraishi K, Hori S. Effect of contrast material injection duration and rate on aortic peak time and peak enhancement at dynamic CT involving injection protocol with dose tailored to patient weight. Radiology 2004；230：142-50.
10) Sultana S, Awai K, Nakayama Y, et al. Hypervascular hepatocellular carcinomas：bolus tracking with a 40-detector CT scanner to time arterial phase imaging. Radiology 2007；243：140-7.
11) Lacomis JM, Baron RL, Oliver JH, 3rd, Nalesnik MA, Federle MP. Cholangiocarcinoma：delayed CT contrast enhancement patterns. Radiology 1997；203：98-104.
12) Keogan MT, Seabourn JT, Paulson EK, et al. Contrast-enhanced CT of intrahepatic and hilar cholangiocarcinoma：delay time for optimal imaging. AJR American journal of roentgenology 1997；169：1493-9.
13) 日本肝臓学会 一. 肝癌診療ガイドライン2021年版：金原出版株式会社；2021.
14) Honda Y, Higaki T, Higashihori H, et al. Re-evaluation of detectability of liver metastases by contrast-enhanced CT：added value of hepatic arterial phase imaging. Japanese journal of radiology 2014；32：467-75.

臨床編―Ⅳ. 疾患・病態別の標準造影プロトコール

15) 大腸癌研究会. 大腸癌治療ガイドライン 2022 年版：金原出版株式会社；2022.

16) Eisenhauer EA, Therasse P, Bogaerts J, et al. New response evaluation criteria in solid tumours：revised RE-CIST guideline (version 1.1). Eur J Cancer 2009；45：228-47.

17) がん対策における管理評価指標群の策定とその計測システムの確率に関する研究班. 診療の質指標 Quality Indicator.

18) Kudo M, Ikeda M, Ueshima K, et al. Response Evaluation Criteria in Cancer of the liver version 6 (Response Evaluation Criteria in Cancer of the Liver 2021 revised version). Hepatology research：the official journal of the Japan Society of Hepatology 2022；52：329-36.

19) Seyal AR, Arslanoglu A, Abboud SF, et al. CT of the Abdomen with Reduced Tube Voltage in Adults：A Practical Approach. Radiographics：a review publication of the Radiological Society of North America, Inc 2015；35：1922-39.

20) Isaka Y, Hayashi H, Aonuma K, et al. Guideline on the use of iodinated contrast media in patients with kidney disease 2018. Japanese journal of radiology 2020；38：3-46.

21) Nakaura T, Awai K, Maruyama N, et al. Abdominal dynamic CT in patients with renal dysfunction：contrast agent dose reduction with low tube voltage and high tube current-time product settings at 256-detector row CT. Radiology 2011；261：467-76.

22) Nakaura T, Awai K, Oda S, et al. Low-kilovoltage, high-tube-current MDCT of liver in thin adults：pilot study evaluating radiation dose, image quality, and display settings. AJR American journal of roentgenology 2011；196：1332-8.

23) Geyer LL, Schoepf UJ, Meinel FG, et al. State of the Art：Iterative CT Reconstruction Techniques. Radiology 2015；276：339-57.

24) Nakaura T, Nakamura S, Maruyama N, et al. Low contrast agent and radiation dose protocol for hepatic dynamic CT of thin adults at 256-detector row CT：effect of low tube voltage and hybrid iterative reconstruction algorithm on image quality. Radiology 2012；264：445-54.

25) Akagi M, Nakamura Y, Higaki T, et al. Deep learning reconstruction improves image quality of abdominal ultra-high-resolution CT. European radiology 2019；29：6163-71.

26) Nakamura Y, Higaki T, Tatsugami F, et al. Deep Learning-based CT Image Reconstruction：Initial Evaluation Targeting Hypovascular Hepatic Metastases. Radiology Artificial intelligence 2019；1：e180011.

27) Ichikawa Y, Kanii Y, Yamazaki A, et al. Deep learning image reconstruction for improvement of image quality of abdominal computed tomography：comparison with hybrid iterative reconstruction. Japanese journal of radiology 2021；39：598-604.

28) Nakamura Y, Narita K, Higaki T, et al. Diagnostic value of deep learning reconstruction for radiation dose reduction at abdominal ultra-high-resolution CT. European radiology 2021；31：4700-9.

29) Noda Y, Kaga T, Kawai N, et al. Low-dose whole-body CT using deep learning image reconstruction：image quality and lesion detection. The British journal of radiology 2021：20201329.

30) Lee JE, Choi SY, Hwang JA, et al. The potential for reduced radiation dose from deep learning-based CT image reconstruction：A comparison with filtered back projection and hybrid iterative reconstruction using a phantom. Medicine 2021；100：e25814.

31) Forghani R, De Man B, Gupta R. Dual-Energy Computed Tomography：Physical Principles, Approaches to Scanning, Usage, and Implementation：Part 2. Neuroimaging clinics of North America 2017；27：385-400.

32) Voss BA, Khandelwal A, Wells ML, et al. Impact of dual-energy 50-keV virtual monoenergetic images on radiologist confidence in detection of key imaging findings of small hepatocellular carcinomas using multiphase liver CT. Acta Radiol 2022；63：1443-52.

33) Nagayama Y, Nakaura T, Oda S, et al. Dual-layer DECT for multiphasic hepatic CT with 50 percent iodine load：a matched-pair comparison with a 120 kVp protocol. European radiology 2018；28：1719-30.

34) Grant KL, Flohr TG, Krauss B, et al. Assessment of an advanced image-based technique to calculate virtual monoenergetic computed tomographic images from a dual-energy examination to improve contrast-to-noise ratio in examinations using iodinated contrast media. Investigative radiology 2014；49：586-92.

35) Marin D, Ramirez-Giraldo JC, Gupta S, et al. Effect of a Noise-Optimized Second-Generation Monoenergetic Algorithm on Image Noise and Conspicuity of Hypervascular Liver Tumors：An In Vitro and In Vivo Study. AJR American journal of roentgenology 2016；206：1222-32.

36) Matsuda M, Tsuda T, Kido T, et al. Dual-Energy Computed Tomography in Patients With Small Hepatocellular Carcinoma：Utility of Noise-Reduced Monoenergetic Images for the Evaluation of Washout and Image Quality in the Equilibrium Phase. Journal of computer assisted tomography 2018；42：937-43.

肝造影CTにおける標準造影プロトコール

37) Husarik DB, Gordic S, Desbiolles L, et al. Advanced virtual monoenergetic computed tomography of hyperattenuating and hypoattenuating liver lesions : ex-vivo and patient experience in various body sizes. Investigative radiology 2015 ; 50 : 695-702.

38) Oostveen LJ, Boedeker KL, Balta C, et al. Technical performance of a dual-energy CT system with a novel deep-learning based reconstruction process : Evaluation using an abdomen protocol. Medical physics 2023 ; 50 : 1378-89.

39) Sato M, Ichikawa Y, Domae K, et al. Deep learning image reconstruction for improving image quality of contrast-enhanced dual-energy CT in abdomen. European radiology 2022 ; 32 : 5499-507.

40) Bae JS, Lee JM, Kim SW, et al. Low-contrast-dose liver CT using low monoenergetic images with deep learning-based denoising for assessing hepatocellular carcinoma : a randomized controlled noninferiority trial. European radiology 2023 ; 33 : 4344-54.

41) Narita K, Nakamura Y, Higaki T, et al. Iodine maps derived from sparse-view kV-switching dual-energy CT equipped with a deep learning reconstruction for diagnosis of hepatocellular carcinoma. Scientific reports 2023 ; 13 : 3603.

42) Pfeiffer D, Parakh A, Patino M, et al. Iodine material density images in dual-energy CT : quantification of contrast uptake and washout in HCC. Abdom Radiol (NY) 2018 ; 43 : 3317-23.

43) Qian LJ, Zhu J, Zhuang ZG, et al. Differentiation of neoplastic from bland macroscopic portal vein thrombi using dual-energy spectral CT imaging : a pilot study. European radiology 2012 ; 22 : 2178-85.

44) Ascenti G, Sofia C, Mazziotti S, et al. Dual-energy CT with iodine quantification in distinguishing between bland and neoplastic portal vein thrombosis in patients with hepatocellular carcinoma. Clinical radiology 2016 ; 71 : 938 e1-9.

45) Dai X, Schlemmer HP, Schmidt B, et al. Quantitative therapy response assessment by volumetric iodine-uptake measurement : initial experience in patients with advanced hepatocellular carcinoma treated with sorafenib. European journal of radiology 2013 ; 82 : 327-34.

46) De Cecco CN, Buffa V, Fedeli S, et al. Dual energy CT (DECT) of the liver : conventional versus virtual unenhanced images. European radiology 2010 ; 20 : 2870-5.

47) De Cecco CN, Darnell A, Macias N, et al. Virtual unenhanced images of the abdomen with second-generation dual-source dual-energy computed tomography : image quality and liver lesion detection. Investigative radiology 2013 ; 48 : 1-9.

48) Durieux P, Gevenois PA, Muylem AV, et al. Abdominal Attenuation Values on Virtual and True Unenhanced Images Obtained With Third-Generation Dual-Source Dual-Energy CT. AJR American journal of roentgenology 2018 ; 210 : 1042-58.

49) Borhani AA, Kulzer M, Iranpour N, et al. Comparison of true unenhanced and virtual unenhanced (VUE) attenuation values in abdominopelvic single-source rapid kilovoltage-switching spectral CT. Abdom Radiol (NY) 2017 ; 42 : 710-7.

50) Javadi S, Elsherif S, Bhosale P, et al. Quantitative attenuation accuracy of virtual non-enhanced imaging compared to that of true non-enhanced imaging on dual-source dual-energy CT. Abdom Radiol (NY) 2020 ; 45 : 1100-9.

臨床編 — **IV** 疾患・病態別の標準造影プロトコール

膵・胆道の造影CTにおける標準造影プロトコール

福倉良彦

膵腫瘍が疑われる場合もしくは治療後経過観察目的

撮像方法	ダイナミックCT				
造影剤量	600mgI/kg（管電圧120kVの場合）				
造影剤注入時間	30秒				
	単純	早期動脈相*	後期動脈相（膵実質相）	門脈相	平衡相
撮像タイミング（投与開始後）	造影前	25秒後**	40〜45秒後**	60〜70秒後	180〜300秒後
撮像範囲	上腹部	上腹部	上腹部	上腹部	上腹部or胸部〜骨盤***
スライス厚	1〜3mm				

*経過観察目的では不要
**ボーラストラッキング法では腹部大動脈のCT値が150HUに到達してから5秒（早期動脈相）と20〜25秒後（後期動脈相）
***悪性膵腫瘍が疑われ，全身精査が必要な場合（門脈相でもよい）

●解説

　膵臓の画像診断においては，解剖学的に対象が小さいために高い空間分解能が要求される。また，蠕動する消化管が隣接し，かつ呼吸変動も大きく，高い時間分解能も必要となる。浸潤性膵管癌（以下，膵癌）は膵悪性腫瘍の約9割を占め，すべての固形癌のなかで最も予後が悪い。膵腫瘍の撮像においては，膵癌の検出や進展度診断目的が主となる。わが国では通常，単純CTの後，動脈相，膵実質相，門脈相，遅延相の計4相による造影ダイナミック撮像が行われる[1,2]。膵癌は豊富な線維性間質を伴った浸潤性発育を特徴とする腫瘍であり，単純CTでは，正常膵実質とほぼ等吸収だが，豊富な線維性間質を反映し，動脈相から膵実質相で低吸収，遅延相にかけて漸増性に濃染される。単純CTは石灰化や出血などの診断に必要である。早期動脈相は術前の3D画像作成による動脈の解剖や動脈浸潤の評価に有用である。後期動脈相は膵実質相ともよばれ，正常膵実質の造影効果がピークとなり，主膵管や嚢胞性病変および膵癌のコントラストが最大となる[3]。門脈相では膵周囲の臓器や静脈が明瞭となり解剖の把握や膵癌の静脈浸潤の評価に有用である。また，肝転移の評価には，通常，肝実質が良好に濃染される門脈相が用いられるが，膵実質相のAP sunt様濃染所見も診断に有用である。『NCCNガイドライン』[4]では，これら膵実質相と門脈相の2相撮像が重要とされている。しかしながら，サイズの小さい膵癌は，腫瘍内の線維性間質に乏しく，正常膵組織が残存する傾向にあり，膵実質相〜門脈相で等吸収を呈するため検出困難となる。このような小膵癌においては，平衡相で濃染され高吸収を呈する傾向にあり，平衡相の撮像は腫瘍の検出に有用である[5]。

　膵癌の描出や進展範囲の評価には，最適な膵実質相の撮像が最も重要となる。造影剤は300mgI/mLに換算して2mL/kg体重の量を30秒で注入し，造影剤投与開始約45秒後（ボーラストラッキング

を使用した場合，大動脈のCT値が150HUに到達度23〜25秒後）に撮像開始すれば良好な膵実質相を得る事ができる。また，冠状断や多断面再構成画像multi-planar reconstruction（MPR）などと併用することにより，有意に診断能の向上が得られるため，検出器1.25mm以下の撮像で，1〜3mm厚の水平断とMPR画像を作成して評価することが望ましい。撮像範囲は良性腫瘍が疑われる場合は上腹部のみで十分である。悪性腫瘍が疑われる場合は全身精査のために門脈相あるいは平衡相で胸部から骨盤部を撮像すればよい。

　膵癌治療後の評価や術後の経過観察目的としては，原発腫瘍と転移性病変の評価に単純CT後，後期動脈相（膵実質相）と門脈相の撮像に平衡相を適時追加する。早期動脈相は不要である。治療中もしくは切除後2年間は3〜6カ月ごとの腫瘍マーカ（CA19-9）および胸部CTと上腹部〜骨盤部造影CTもしくはMRIによる経過観察，切除後2年以降は6〜12カ月ごとの経過観察が推奨されている[4]。

　膵癌に次ぐ2番目に多い膵充実性腫瘍である神経内分泌腫瘍（neuroendocrine neoplasms）は，全膵腫瘍の1〜2％と比較的稀な腫瘍であるが，画像診断の進歩に伴い，近年増加傾向にあり，しばしば日常診療で偶然遭遇する腫瘍の1つである。組織学的には，神経内分泌細胞マーカー陽性の細胞が索状，リボン状およびロゼット状などの多様な増殖パターンを呈し，内部に線維性間質の乏しい髄様型（medullary type）が多い。画像的には，動脈相で高吸収域として描出される多血性腫瘍として知られている[6]。後期動脈相が最も腫瘍のコントラストが高いため検出に重要な撮像であり，早期動脈相による動脈の解剖や動脈浸潤の評価，門脈相による静脈や周囲臓器への浸潤評価が追加される。理論的には，膵実質が最も濃染される後期動脈相（膵実質相）より若干早いタイミングでの撮像が有用と考えられるが，至適撮像タイミングに関するコンセンサスは得られていない。また，平衡相は必要ないと考えられるが，本腫瘍を目的として検査する頻度は低く，膵癌との鑑別も考慮し，膵癌と同じ条件で撮像するのが一般的である。

　神経内分泌腫瘍の治療後の判定や術後の経過観察目的としては，単純CT後に後期動脈相（膵実質相）と門脈相を撮像する。早期動脈相と平衡相は省略可能と考えられる。治療中もしくは術後1年間は3〜12カ月ごとの上腹部〜骨盤部の造影CTもしくはMRIに胸部CTを適時追加，術後1〜10年間は6〜12カ月ごとの経過観察が推奨されている[7]。

びまん性膵疾患が疑われる場合

撮像方法	ダイナミックCT		
造影剤量	600mgI/kg（管電圧120kVの場合）		
造影剤注入時間	30秒		
	単純	後期動脈相（膵実質相）	門脈相
撮像タイミング（投与開始後）	造影前	40〜45秒後*	60秒後
撮像範囲	上腹部	上腹部	上腹部〜骨盤or頚部〜骨盤

＊ボーラストラッキング法では腹部大動脈のCT値が150HUに到達してから20〜25秒後

●解説

　びまん性膵疾患としては，主に急性・慢性膵炎および自己免疫性膵炎が対象となる。急性膵炎に関

臨床編—Ⅳ．疾患・病態別の標準造影プロトコール

しては，診断，成因，重症度判定や合併症の評価に用いられる[8]。特に，膵実質の壊死領域と炎症の波及に基づいた重症度判定には造影CTが推奨されている。しかしながら，ガイドラインごとに撮像時期や撮像法，エビデンスの質はさまざまであり，統一した見解は得られていない[8-10]。『急性膵炎診療ガイドライン2021』[8]では，診断48時間以内の造影CTの後期動脈相（膵実質相）および静脈相（120秒後以降）にてCT値30～40HU以下の場合，血流不全または壊死を疑うと記載されている。しかしながら，『IAP/APAガイドライン』[11]では，動脈相もしくは門脈相のいずれかの一相撮像で十分とされている。出血や狭窄などの脈管系の合併症や腫瘍の併存評価には後期動脈相（膵実質相），壊死領域，炎症の波及や膿瘍などの合併症の評価には門脈相が有用であることを考慮すると，上腹部の単純CT後，上腹部の後期動脈相（膵実質相）と上腹部～骨盤部の門脈相を撮像することが望ましい。

　自己免疫性膵炎が疑われる場合，膵癌との鑑別を要するため，平衡相を含めた膵腫瘍が疑われる場合のプロトコールに準じる。同時に，他臓器病変の評価も行う必要があり，門脈相もしくは平衡相において涙腺を含めた頚部～骨盤部まで撮像範囲を広げる必要がある。

胆道腫瘍が疑われる場合もしくは治療後経過観察目的

撮像方法	ダイナミックCT				
造影剤量	600mgI/kg（管電圧120kVの場合）				
造影剤注入時間	30秒				
	単純	早期動脈相*	後期動脈相 （膵実質相）	門脈相	平衡相
撮像タイミング（投与開始後）	造影前	25秒後**	40～45秒後**	60～70秒後	180～300秒後
撮像範囲	上腹部	上腹部	上腹部	上腹部	上腹部or胸部～骨盤***
スライス厚	1～3mm				

*経過観察目的では不要
**ボーラストラッキング法では腹部大動脈のCT値が150HUに到達してから5秒と20～25秒後
***悪性膵腫瘍が疑われ，全身精査が必要な場合（門脈相でもよい）

●解説

　解剖学的に，肝外胆管（肝門部領域，遠位），胆嚢および乳頭部に分類され，肝門部領域もしくは胆嚢腫瘍は肝腫瘍，遠位胆管や乳頭部腫瘍は膵腫瘍との鑑別を要する[14]。したがって，肝造影CTもしくは膵造影CTのプロトコールに準じるかたちで，単純CTの後，早期動脈相，後期動脈相，門脈相，遅延相の計4相による造影ダイナミック撮像が行われる。単純CTは石灰化や出血などの診断に必要である。早期動脈相は3D画像作成による動脈の解剖や動脈浸潤の評価に有用である。後期動脈相は病変の同定やvascularityの評価に有用であり，門脈相は周囲血管や臓器が明瞭に描出されるため進展範囲の評価に有用である[15]。NCCNガイドライン[16]では，後期動脈相と門脈相の造影2相撮像が推奨されているが。これらに加え平衡相も腫瘍の検出や性状，進展範囲の診断に有用である[15-17]。肝臓と比較して，胆道系は解剖学的に対象が小さな領域であり，そこに発生する病変を評価するためには，より高い空間分解能であることが求められる。したがって，肝臓よりもさらに薄いスライス厚（少なくとも検出器1.25mm以下の撮像で3mm以下の横断像）が推奨される。さらに，長軸方向伸展

の評価にはMPRやcurved planar reconstruction（CPR）による再構成画像が有用であり，積極的活用が勧められる。

胆道腫瘍治療後の判定や術後の経過観察目的としては，肝造影CTや膵造影CTのプロトコール同様，早期動脈相は不要である。原発腫瘍と転移性病変の評価に，単純CT後，膵実質相と門脈相の撮像に平衡相を適時追加する。治療中もしくは切除後2年間は3〜6カ月ごとの胸部CTと上腹部〜骨盤部の造影CTもしくはMRIによる経過観察，切除後2年以降は6〜12カ月ごとの経過観察が推奨されている[16]。

胆道良性疾患（結石・炎症）が疑われる場合

撮像方法	ダイナミックCT		
造影剤量	600mgI/kg（管電圧120kVの場合）		
造影剤注入時間	30秒		
	単純	後期動脈相	門脈相
撮像タイミング（投与開始後）	造影前	40〜45秒後*	60秒後
撮像範囲	上腹部	上腹部	上腹部〜骨盤or頸部〜骨盤

*ボーラストラッキング法では腹部大動脈のCT値が150HUに到達してから20〜25秒後

●解説

急性胆嚢炎の90％以上は胆嚢結石を原因とし，超音波検査の胆嚢結石の正診率は90％以上と高く，診断的価値が確立されている[18]。しかしながら，総胆管結石の描出能は十分とはいえず，CTやMRIにその診断が委ねられる[19]。結石の存在診断には単純CTが主たる役割を果たす。ダイナミックCT（後期動脈相，門脈相）は，急性胆嚢炎の診断のみならず壊死性胆嚢炎や胆嚢周囲・肝膿瘍，胆汁性腹膜炎，気腫性胆嚢炎などの重症度判定に有用である[20]。

原発性硬化性胆管炎やIgG4関連硬化性胆管炎に関しては，胆道癌との鑑別が必要な場合は，平衡相を含めた胆道腫瘍が疑われる場合のプロトコールに準じる。同時に，IgG4関連硬化性胆管炎では他臓器病変の評価も必要であり，涙腺を含めた頸部〜骨盤部まで撮像範囲を広げる必要がある。

drip-infusion-cholangiography CT (DIC-CT)

DIC-CTは胆道系の解剖の把握および閉塞性黄疸や瘻孔などの診断に有用である[21]。しかしながら，DIC用ヨード造影剤であるmeglumine iotroxateの副作用の多さから，MRI（MRCP）検査が施行困難な場合に用いられることが多い。meglumine iotroxate静注1時間程度後，上腹部を検出器1.25mm以下の撮像で，1〜3mm厚の水平断とMPR画像やmaximum intensity projectionもしくはvolume rendering画像を作成して評価する。肝機能障害（血清ビリルビン値＞3mg/dL）では胆道への造影剤排出が悪くなり，胆道系描出が不要になるため注意が必要である[22]。

161

臨床編—Ⅳ. 疾患・病態別の標準造影プロトコール

膵・胆道造影CTにおける造影プロトコール（低電圧撮像，dual-energy CT）

　膵・胆道領域においても，低電圧やdual-energy CT（DECT）を用いた撮像の有用性が報告されている。これらの撮像法を用いることにより画質やコントラストの改善，もしくは，被ばく低減や造影剤の減量が可能となる。以下に膵・胆道造影CTにおける低電圧とDECTを用いた撮像に関して概説する。

●低電圧撮像

　標準の管電圧（120kV）を用いた膵造影CTにおける全膵癌の検出能は，感度90％，特異度89％，正診率90％程度と報告されており[23]，約10％の膵癌が検出困難である。このことは造影の後期動脈相（膵実質相）から門脈相にかけて，等吸収を呈する膵癌が約5〜17％程度の割合で存在することが一因と考えられる。したがって，膵癌の検出能向上にはコントラストの改善が必要である。ヨードは33.2keVのK吸収端に至るまではX線のエネルギーが低いほどコントラストが上昇することから，エネルギーの低い管電圧を用いることにより，癌の描出能向上や造影剤の減量が期待できる。標準の管電圧（120kV）と比較して，低い管電圧を使用した場合，ヨード造影剤の増強効果は，おおよそ100kVで1.25倍，80kVで1.7倍の増加する[24]。膵臓においては，膵実質の増強効果の上昇による膵癌の検出能の改善が得られる[25-29]。一方，標準の管電圧（120kV）と同等の増強効果であれば，100kVで20％，80kVで40％程度の造影剤減量下での撮像が可能となる[24]。

　しかしながら，一定の管電流（mA）条件下では，低管電圧を用いることにより被ばく線量は低下するが，線量低下による画質の劣化が生じるために管電流（mA）を高く設定して線量不足を補う必要ある。CT装置の管電流出力限界により，十分な管電流（mA）を設定できない場合には，逐次近似法やdeep learning技術を用いた画像再構成法を使用することで画質改善が期待できる[30]。基本的に撮像タイミングは，膵・胆道造影CTと同様である。しかしながら，造影剤を減量した場合は，標準の管電圧（120kV）撮像時と同じ管電圧を用いたボーラストラッキング法を行うと目標とする大動脈CT値までの到達時間が遅延するために，ボーラストラッキング法の目標大動脈CT値もしくはトリガー後の撮像タイミングを変更する必要性が生じる可能性がある。

●dual-energy CT

　dual-energy CTは低管電圧と高管電圧の2つのエネルギーの画像を撮像し，得られたデータの解析を行う。

仮想単色X線画像

　仮想単色X線画像は，dual-energy画像をもとに仮想的に作り出されたエネルギーの単色X線画像で，低keVから高keVの画像が取得可能である。ヨード造影剤の増強効果は，通常の120kV画像と比較して40keV画像では約3倍の増加するため，低keV画像を用いることにより，膵癌の検出能向上が期待できる[31]。過去の報告では，低keV画像により癌のコントラストは上昇するが，低keVほどノイズが上昇するために膵臓の評価に最適な仮想単色X線画像は50〜70keV相当であると報告されている[32]。近年では，低エネルギー領域の画像ノイズの上昇を抑制したアルゴリズムやdeep learning技術を用いた画像再構成法により，低いエネルギーレベルの単色X線画像においても良好な画質が得ら

れている[33]。また，膵周囲の静脈や肝実質の造影効果が明瞭となる門脈相において，低keVの仮想単色X線画像で膵癌のコントラストが十分に得られれば，膵実質相の撮像を省略できる可能性もある[34]。一方，造影剤を減量しても，低keV画像を用いることにより，通常の120kVのsingle-energy CT画像と同等のコントラストで，かつビームハードニングアーチファクトが抑えられた良好な画像が取得可能である。基本的に撮像法は，膵・胆道造影CTと同様であるが，造影剤を減量した場合，標準の管電圧を用いたボーラストラッキング法を行うと目標とする大動脈CT値までの到達時間が遅延するため，ボーラストラッキング法の目標大動脈CT値もしくはトリガー後の撮像タイミングを変更する必要性が生じる。

胆道系疾患に関する仮想単色X線画像の有用性の報告の多くは，非石灰化結石の検出に関する報告である[35,36]。結石のCT所見は，石灰化の程度が強いほど高吸収を呈し容易に診断可能であるが，非石灰化結石である多くの純コレステロール結石と一部の混成石は，標準の管電圧（120kV）を用いたCTでは検出困難であり，胆嚢結石の検出能は約70～80％と報告されている[37]。仮想単色X線画像では，非石灰化結石は低いエネルギーレベルで低吸収，高いエネルギーレベルで高吸収を呈することにより検出が可能となる。

ヨード密度画像

dual-energy CTでは異なったエネルギーで撮像された2種類のデータからX線吸収係数の違いに基づいて成分の推定が可能であり，ヨードやカルシウム，脂肪などの物質密度，さらには実効原子番号や電子密度などの定量値が得られ，それぞれの密度画像の作成が可能である。ヨード密度画像は仮想単色X線画像同様，比較的良好なコントラスト–ノイズ比を有しており，膵管癌および神経内分泌腫瘍などの検出のみならず定量値を用いた質的診断に有用と報告されている[38-40]。ヨード密度の定量値に関しては，装置や撮像条件によって異なるが，少なくとも1mg/mL以上の場合は造影効果を有していると考えられ，囊胞性と充実性病変との鑑別にも役立つ[41,42]。

仮想非造影CT

ヨード密度を元画像から差分することにより仮想単純CT画像が得られ，通常の単純CT撮像を省略可能であり，線量の低減につながる。しかしながら，現在の仮想非造影CTはヨードの除去が不十分であったり，結石や石灰化は濃度の減弱により消失することがあり，現時点では結石や石灰化および出血の評価に対して，通常の単純CTを完全に代用するのは困難と考えられる[43,44]。

臨床編—Ⅳ. 疾患・病態別の標準造影プロトコール

参考文献

1) 日本放射線学会編. 画像診断ガイドライン, 2021年版, 金原出版, 東京, 2021.
2) 日本膵臓学会編. 膵癌取扱い規約第8版, 金原出版, 2023.
3) Goshima S, Kanematsu M, Kondo H, et al. Pancreas：optimal scan delay for contrast-enhanced multi-detector row CT. Radiology 2006；241：167-74.
4) NCCN clinical practice guidelines in oncology：pancreatic adenocarcinoma, version 2. 2023.
5) Fukukura Y, Kumagae Y, Fujisaki Y, et al. Adding delayed phase images to dual-phase contrast-enhanced CT increases sensitivity for small pancreatic ductal adenocarcinoma. AJR Am J Roentgenol 2021；217：888-897.
6) Takumi K, Fukukura Y, Higashi M, et al. Pancreatic neuroendocrine tumors：correlation between the contrast-enhanced computed tomography features and the pathological tumor grade. Eur J Radiol 2015；84：1436-1443.
7) NCCN clinical practice guidelines in oncology：neuroendocrine tumors of the pancreas, Version 1. 2023.
8) 急性膵炎診療ガイドライン2021改訂出版委員会編. 急性膵炎診療ガイドライン2021「第5版」, 2021年版, 金原出版, 東京, 2021.
9) 辻 喜久, ほか. 急性膵炎臨床におけるガイドラインの国際比較. 膵臓 2021；36：226-232.
10) Scaglione M, Casciani E, Pinto A, et al. Imaging assessment of acute pancreatitis：a review, Semin. Ultrasound CT MR 2008；29：322-340.
11) Robert Padbury. IAP/APA evidence-based guidelines for the management of acute pancreatitis, Pancreatology 2013；13：e1-15.
12) 日本放射線学会編. 画像診断ガイドライン, 2021年版, 金原出版, 東京, 2021.
13) 自己免疫性膵炎診療ガイドライン2020改訂委員会. 自己免疫性膵炎診療ガイドライン2020. 膵臓 2020；35：465-550.
14) 日本肝胆膵外科学会編. 胆道癌取扱い規約第7版, 金原出版, 2021.
15) 日本放射線学会編. 画像診断ガイドライン, 2021年版. 金原出版, 2021.
16) NCCN clinical practice guidelines in oncology：biliary tract cancers, version 3. 2023.
17) Kakihara D, Yoshimitsu K, Irie H, et al. Usefulness of the long-axis and short-axis reformatted images of multidetector-row CT in evaluating T-facor of the surgical resected pancreaticobiliary malignancies. Rur J Radiol 2007；63；96-104.
18) Bartrum RJ, Crow HC, Foote SR. Ultrasonic and radiographic cholecystography. N Eng J Med 1997；296：538-541.
19) 日本消化器病学会編. 胆石症診療ガイドライン2021. 南江堂, 2009.
20) 急性胆管炎・胆嚢炎診療ガイドライン改訂出版委員会編. 急性胆管炎・胆嚢炎診療ガイドライン2018（第3版）. 医学図書出版, 2018.
21) Persson A, Dahlström N, Smedby O, et al. Volume rendering of three-dimensional drip infusion CT cholangiography in patients with suspected obstructive biliary disease：a retrospective study. Br J Radiol 2005；78：1078-85.
22) Takahashi M, Saida Y, Itai Y, et al. Reevaluation of spiral CT cholangiography：basic considerations and reliability for detecting choledocholithiasis in 80 patients. J Comput Assist Tomogr 2000；24：859-865.
23) Toft J, Hadden WJ, Laurence JM, et al. Imaging modalities in the diagnosis of pancreatic adenocarcinoma：a systematic review and meta-analysis of sensitivity, specificity and diagnostic accuracy. Eur J Radiol 2017；92：17-23.
24) Isaka Y, Hayashi H, Aonuma K, et al. Guideline on the use of iodinated contrast media in patients with kidney disease 2018. Jpn J Radiol 2020；38：3-46.
25) Loizou L, Albiin N, Leidner B, et al. Multidetector CT of pancreatic ductal adenocarcinoma：Effect of tube voltage and iodine load on tumour conspicuity and image quality. Eur Radiol 2016；26：4021-9.
26) Zamboni GA, Ambrosetti MC, Guariglia S, et al. Single-energy low-voltage arterial phase MDCT scanning increases conspicuity of adenocarcinoma of the pancreas. Eur J Radiol 2014；83：e113-7.
27) Yamamura S, Oda S, Utsunomiya D, et al. Dynamic computed tomography of locally advanced pancreatic cancer：effect of low tube voltage and a hybrid iterative reconstruction algorithm on image quality. J Comput Assist Tomogr 2013；37：790-6.
28) Holm J, Loizou L, Albiin N, et al. Low tube voltage CT for improved detection of pancreatic cancer：detection threshold for small, simulated lesions. BMC Med Imaging 2012；12：20.
29) Marin D, Nelson RC, Barnhart H, et al. Detection of pancreatic tumors, image quality, and radiation dose during the pancreatic parenchymal phase：effect of a low-tube-voltage, high-tube-current CT technique--preliminary results. Radiology 2010；256：450-9.

膵・胆道の造影CTにおける標準造影プロトコール

30) Takai Y, Noda Y, Asano M, et al. Deep-learning image reconstruction for 80-kVp pancreatic CT protocol：comparison of image quality and pancreatic ductal adenocarcinoma visibility with hybrid-iterative reconstruction. Eur J Radiol 2023；165：110960.

31) Fujisaki Y, Fukukura Y, Kumagae Y, et al. Value of dual-energy computed tomography for detecting small pancreatic ductal adenocarcinoma. Pancreas 2022；51：1352-1358.

32) Bellini D, Gupta S, Ramirez-Giraldo JC, et al. Use of a noise optimized monoenergetic algorithm for patient-size independent selection of an optimal energy level during dual-energy CT of the pancreas. J Comput Assist Tomogr 2017；41：39-47.

33) Nagayama Y, Tanoue S, Inoue T, et al. Dual-layer spectral CT improves image quality of multiphasic pancreas CT in patients with pancreatic ductal adenocarcinoma. Eur Radiol 2020；30：394-403.

34) Noda Y, Tochigi T, Parakh A, et al. Low keV portal venous phase as a surrogate for pancreatic phase in a pancreatic protocol dual-energy CT：feasibility, image quality, and lesion conspicuity. Eur Radiol 2021；31：6898-6908.

35) Uyeda JW, Richardson IJ, Sodickson AD. Making the invisible visible：improving conspicuity of noncalcified gallstones using dual-energy CT. Abdom Radiol（NY）2017；42：2933-2939.

36) Li H, He D, Lao Q, Chen X, et al. Clinical value of spectral CT in diagnosis of negative gallstones and common bile duct stones. Abdom Imaging 2015；40：1587-94.

37) 日本消化器病学会編. 胆石症診療ガイドライン2021. 南江堂, 2009.

38) Lin XZ, Wu ZY, Tao R, et al. Dual energy spectral CT imaging of insulinoma-value in preoperative diagnosis compared with conventional multi-detector CT. Eur J Radiol 2012；81：2487-2494.

39) Patel BN, Thomas JV, Lockhart ME, et al. Single-source dual-energy spectral multidetector CT of pancreatic adenocarcinoma：optimization of energy level viewing significantly increases lesion contrast. Clin Radiol 2013；68：148-154.

40) McNamara MM, Little MD, Alexander LF et al. Multireader evaluation of lesion conspicuity in small pancreatic adenocarcinomas：complimentary value of iodine material density and low keV simulated monoenergetic images using multiphasic rapid kVp-switching dual energy CT. Abdom Imaging 2015；40：1230-1240.

41) Euler A, Solomon J, Mazurowski MA, et al. How accurate and precise are CT based measurements of iodine concentration？ A comparison of the minimum detectable concentration difference among single source and dual source dual energy CT in a phantom study. Eur Radiol 2019；29：2069-2078.

42) Kim H, Goo JM, Kang CK, et al. Comparison of iodine density measurement among dual-energy computed tomography scanners from 3 vendors. Invest Radiol 2018；53：321-327.

43) Kim JE, Lee JM, Baek JH, et al. Initial assessment of dual-energy CT in patients with gallstones or bile duct stones：can virtual nonenhanced images replace true nonenhanced images？ AJR Am J Roentgenol 2012；198：817-24.

44) Lee HA, Lee YH, Yoon KH, et al. Comparison of virtual unenhanced images derived from dual-energy CT with true unenhanced images in evaluation of gallstone disease. AJR Am J Roentgenol 2016；206：74-80.

臨床編 — **IV** 疾患・病態別の標準造影プロトコール

消化管造影CTにおける標準造影プロトコール

林　奈留美, 伊牟田真功

消化管腫瘍が疑われる場合

造影剤量	600mgI/kg (管電圧120kVの場合)		
造影剤注入時間	35秒		
	単純	動脈相 (腸相)	門脈相
撮像タイミング		40〜50秒後	70〜80秒後
撮像範囲	胸部〜上腹部* 上腹部** 腹部〜骨盤***	胸部〜上腹部* 上腹部** 腹部〜骨盤***	胸部〜骨盤****

*食道腫瘍の場合
**胃腫瘍の場合
***小腸・大腸腫瘍の場合
****悪性腫瘍の場合, 転移が疑われる範囲を含める

●解説

　消化管腫瘍における造影CTの位置付けは, 内視鏡検査や消化管造影検査で発見された病変について, 付加情報を得るための検査(術前精査)として用いられていることが多い。造影CTが担う役割としては, 病変の描出と周囲臓器への浸潤の有無, リンパ節転移や他臓器転移の有無などであり, 撮像条件は各施設で異なるが, 動脈相, 門脈相を含めたダイナミック撮像をするほうが原発巣評価において多くの情報量を得られる[1-5]。食道癌では, 造影早期相での腫瘍辺縁の増強効果が外膜浸潤の評価に有用とする報告がある[6]。胃癌は組織型が多様であり, 造影CTでの増強効果も組織構築により多様なパターンを示すことが少なくなく, 平衡相の追加が有用な場合もある[7,8]。なお, 腸管前処置や腸管拡張を伴わない通常の造影CTでの消化管腫瘍の評価には, 特に早期癌において限界がある。

　局在診断や深達度診断などの原発巣評価に関しては, 超音波内視鏡検査やカプセル内視鏡検査などを含めた内視鏡検査が中心となるが, 小腸や大腸に関しては, 後述するようなCT enterographyやCT colonographyが, 内視鏡検査を補完する検査として普及してきている[9,10]。食道癌の病期診断にも, 経口中性/陰性造影剤での食道拡張が有用とされる[11,12]。また, 胃に関しても, 発泡剤や水で胃を拡張させた造影CT gastrographyを用いることで, より正確な深達度診断が可能になると報告されている(図1)[5,13,14]。

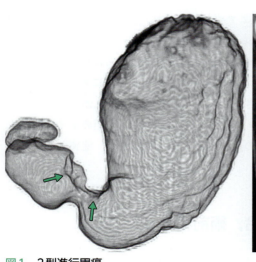
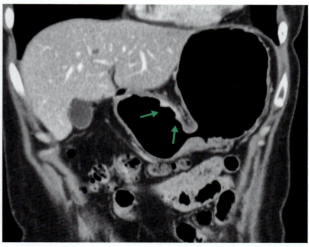

図1　2型進行胃癌
発泡剤服用後のCT gastrographyにて，病変が明瞭に描出されている（→）。

虚血性腸疾患（腸閉塞，腸間膜虚血）が疑われる場合

造影剤量	600mgI/kg（管電圧120kVの場合）		
造影剤注入時間	35秒		
	単純	動脈相	門脈相
撮像タイミング		30～40秒後	70～80秒後
撮像範囲	腹部～骨盤		

●解説

　腸閉塞が疑われる場合，その原因や閉塞部位，血行障害の有無などを評価できる造影CTが治療方針決定に重要な役割を担っている。絞扼性腸閉塞の場合には速やかに外科的治療に移行する必要があり，早期に腸管虚血を診断することができれば腸管切除を回避することができ，死亡率の改善にもつながる[15]。

　腸管壁の浮腫や出血性梗塞によるCT値の上昇は腸管虚血における特異的徴候の1つであり，腸閉塞診断において単純CTは必須である[16,17]。造影CTにおける腸管虚血を示唆する重要な所見として，腸管壁の造影効果の減弱や遅延，欠如が挙げられ，動脈相，門脈相でのダイナミック撮像が診断に有用である[15,18]。絞扼された腸間膜では静脈血流が先に遮断されて静脈がうっ滞し，その後，腸管壁内の圧上昇により動脈血流が減少し，最終的に不可逆的な血行障害が生じるため，ダイナミック撮像によりclosed loop腸管の血流変化を早期にとらえることが重要となる[19]。動脈相の撮像タイミングに関しては30～40秒後としているが，実際の動脈相は年齢や全身状態によって異なるため，ボーラストラッキング法を用いることでより正確な評価が可能となる（CT値のモニタリング用のregion of interest＜ROI＞を腹腔動脈分岐部レベルの腹部大動脈内に設定し，造影剤注入開始後，ROI内のCT値が150HUに到達した時点から15秒後に撮像を開始）。

臨床編―Ⅳ．疾患・病態別の標準造影プロトコール

　撮像範囲に関しては，腸閉塞の原因となる閉鎖孔ヘルニアや大腿ヘルニアなどの外ヘルニアの有無を確認するためにもこれらが十分に含まれるよう設定する必要がある。

　腸間膜虚血はその臨床経過により急性と慢性に分けられ，急性腸間膜虚血はさらにその成因により腸間膜動脈塞栓症，腸間膜動脈血栓症，腸間膜静脈血栓症，非閉塞性腸間膜虚血症に大きく分類される。全体の発生率は低いが，死亡率は50％を超えるとされ，迅速な診断と治療介入が不可欠な疾患である[20]。腸間膜虚血の場合も，腸閉塞の撮像プロトコールと同様に単純CTと2相のダイナミック撮像（CT angiography）を行い，腸間膜動脈および静脈の血栓や腸管壁の増強効果，他臓器の塞栓症や梗塞の有無を確認する[20-22]。

CT colonography で造影が必要な場合，術前精査

撮像方法	造影CT colonography（単純，動脈相，門脈相，排泄相）			
造影剤量	600mgI/kg（管電圧120kVの場合）			
造影剤注入時間	35秒			
	単純	動脈相	門脈相	排泄相
撮像タイミング		Tr*＋10〜15秒後	70〜80秒後	180〜300秒後
撮像範囲	腹部〜骨盤		胸部〜骨盤	腹部〜骨盤

*Tr（トリガー）：ボーラストラッキング法を使用し，L1レベルの腹部大動脈のCT値が150HUに到達した時間

●解説

　CT colonography（CTC）とは，ガスにより腸管を拡張させ，CTを撮像することにより大腸を評価するための検査法である。大腸腫瘍が存在している場合，その術前精査として，病変の大きさや形態，局在，深達度，リンパ節転移および遠隔転移の有無，脈管構造（特に腹腔鏡下手術前）などを評価する必要があるが，造影CTCであればこれらの評価が一度の検査で可能となる。CTCの手順は，前処置，腸管拡張，CT撮像，画像再構成からなり，これらすべての要素を満たしてはじめて読影が可能となる。

　前処置に関しては現時点で標準化された方法はなく，それぞれの施設での裁量に任されているのが現状である。一般的には全大腸内視鏡検査で用いられるGolytely法（等張法）と，注腸造影検査で用いられるBrown変法（高張法）が主体となるが，近年では低容量の等張液を服用する方法や，腸管洗浄剤をまったく服用しない方法でも比較的良好な検査精度が保てるという報告が数多くされている[23,24]。術前CTCの場合は，事前に内視鏡検査を行っていることが多く，内視鏡検査と同日にCTCを施行する場合は，内視鏡検査に準じた前処置が行われるため，CTCのための追加処置をする必要がない。別日に単独で術前CTCを行う場合は，患者の受容性も考慮して低容量の腸管洗浄剤での検査が望ましい。

　腸管拡張は，前処置と並んでCTCの検査精度に影響を及ぼす重要な要素の1つであり，十分な腸管拡張が得られなければ，診断能低下や読影時間の延長にもつながる。腸管拡張のためのガスは空気もしくは炭酸ガスが使用されるが，安全で確実な腸管拡張のためには，自動送気装置を用いた炭酸ガスの使用が推奨される[25]。なお，わが国では2012年に大腸CT撮像加算が保険収載されているが，その

算定条件の1つに，直腸用チューブを用いた二酸化炭素の注入がある。自動送気圧は18〜25mmHgを目安として患者の体格に応じて設定する[26,27]。

撮像体位は仰臥位と腹臥位の2体位が基本となるが，腸管拡張の状況や体格，病変の位置などに応じて側臥位を選択/追加することもある。撮像範囲は全大腸を含んだ肝上縁から恥骨下縁までが基本となり，肺転移が疑われる場合は門脈相で胸部まで含める。まず仰臥位にて単純CT，動脈相，門脈相を撮像し，腹臥位にて排泄相を撮像する。撮像回数が多くなるため，被ばく低減目的に腹臥位では低線量撮像も考慮すべきである[28,29]。CTCの読影に必要な3D画像には，仮想内視鏡像，仮想注腸像，仮想展開像があり，2D画像は，0.5mmスライスの水平断，多断面再構成像が基本となる。3D画像の作成や読影には，消化管内視鏡に関する解剖や肉眼型分類などの最低限の知識が必要である。

なお，CTCにおいて6mm以上のポリープに対する診断精度は高く，内視鏡検査に対しても非劣性であることが証明されており[30]，CTCの検査目的は，大腸癌の術前精査だけでなく，便潜血陽性例における精密検査や大腸癌検診の一次スクリーニング検査としても，オプションとして選択可能な施設が増えてきている。

CT enterographyで造影が必要な場合

撮像方法	造影CT enterography（単純，早期相，後期相）		
造影剤量	600mgI/kg（管電圧120kVの場合）		
造影剤注入時間	35秒		
	単純	早期相	後期相
撮像タイミング		40〜50秒後	70〜80秒後
撮像範囲	腹部〜骨盤		

●解説

CT enterography（CTE）とは，小腸内を液体で満たし拡張させた状態でCTを撮像し，炎症や出血源，腫瘍，膿瘍・瘻孔，狭窄・閉塞などの小腸病変を評価する検査である。小腸疾患の検査として一般的な小腸内視鏡検査や小腸造影検査と比べて，比較的低侵襲に，短時間で小腸病変が描出でき，欧米を中心に小腸疾患，特にCrohn病の診療に導入されており，MR enterographyと並んで横断的な画像診断法として確立している[31-33]。

CTEの手順としては，まずCT値が水と同程度の中性造影剤を用いて，小腸を十分に拡張させる必要がある。中性造影剤の投与方法としては，経口投与の他に十二指腸にチューブを留置して中性造影剤を注入する方法（CT enteroclysis）もあり，経口投与と比較して空腸の腸管拡張は良好だが，病変の描出に差はないと報告されている[34]。チューブ挿入に伴う患者受容性の低下や被ばくの増加を考慮して，経口的に十分な量を摂取できないような場合を除いて，一般的には経口的に服用する方法が用いられている[35]。中性造影剤は，海外ではenterography専用の腸管拡張剤が市販されているが，わが国では等張性腸管洗浄剤で代用される。具体的には，検査開始の1時間ほど前からポリエチレングリコール溶液やクエン酸マグネシウム等張液0.9〜1.5L程度の内服が必要となる[36]。ただし，活動性のCrohn病患者の場合は下痢症状を伴っていることが多く，患者の状態や体格などに応じて服用時間・

臨床編—Ⅳ．疾患・病態別の標準造影プロトコール

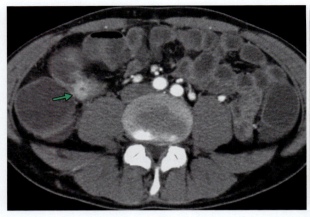
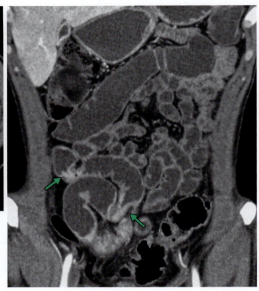

図2　Crohn病
CT enterographyにて腸管壁の肥厚と粘膜の異常濃染域が確認できる（→）。

量の調整が必要である．撮像直前に腸管蠕動を抑制するための鎮痙剤を筋注もしくは静注する．
　撮像タイミングとしては，腸管粘膜層が後期動脈相から門脈相のタイミングで濃染されるため，造影剤を注入開始後，40～50秒後に撮像を行う（図2）[4,37]．CTEの主な適応疾患であるCrohn病に関しては，後期動脈相と門脈相とでCT所見に有意な差はみられないとの報告があり1相のみの評価で可能だが，小腸出血や小腸腫瘍の評価の際には1相のみよりもダイナミック撮像することで情報量が多くなる[9]．画像再構成は2mm厚の水平断に加えて冠状断も作成する．

消化管造影CTおける造影プロトコール（低電圧撮像，dual-energy CT）

●低電圧撮像

　低電圧撮像と逐次近似画像再構成を併用することで，画質を担保したまま造影剤の減量が可能となるため，消化管領域においても特に腎機能障害患者に対して運用されている．近年ではdeep learningを用いて開発された新たな画像再構成法により，CT colonographyにおいても逐次近似画像再構成法と比較してさらに高い画質改善の報告もあり[38]，今後の進展によりさらなる造影剤低減が期待される．

●dual-energy CT

　消化管領域においてもdual-energy CT（DECT）の有用性は数多く報告されてきている．消化管は実質臓器と比べてボリュームが極端に少ないことや，非特異的炎症の合併，蠕動などの影響で腸管壁の濃染のタイミングが容易に変化するため，通常のsingle-energy CT（SECT）での消化管腫瘍の描出は，

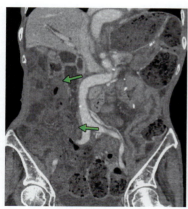 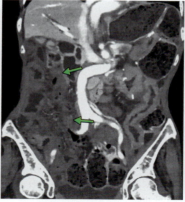 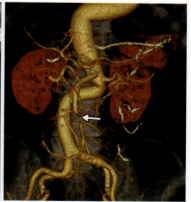

　　　a：通常画像（120kV）　　　　　b：仮想単色X線画像（40keV）　　　c：3D-CT angiography

図3　上腸間膜動脈閉塞症
通常画像（120kV）と比較して，低keV画像（40keV）のほうがより明瞭に腸管壁の造影効果の低下（虚血腸管）が描出されている（a, b→）。3D-CT angiographyにて上腸間膜動脈の欠損が確認できる（c→）。

特にサイズの小さい早期癌では難しい場合がある[4,39]。DECTを用いた場合，仮想単色X線画像での低keV画像により画質と造影効果が向上するため，SECTと比較して消化管腫瘍の検出率向上につながり，ヨード密度画像を併用することでさらに視認性が高くなると報告されている[40,41]。また虚血性腸疾患の領域においても，低keV画像を使用することで，正常腸管とのコントラストがより明瞭となり虚血腸管の描出能が向上し（図3），ヨード密度画像の併用によりさらに確信度が増すと報告されており[42-44]，低電圧撮像と同様に，画質を担保したまま造影剤の低減が期待される。また，低keV画像により脈管内の増強効果も向上するため，造影剤注入時のボーラストラッキング法が困難な場合や造影タイミングが最適でない場合に有用との報告があり[44]，より精度の高い診断が可能になることが期待される。

　DECTを用いたCTEにおいても，通常画像と低keV画像を併用することで診断率が向上すると報告されている[45,46]。また仮想非造影CTの作成により単純CTを省略することが可能とする報告がある[47,48]。CTEの主な適応疾患であるCrohn病は，若年発症が多く，より放射線被ばくの影響を受けやすいことが懸念され，また慢性炎症性疾患であり，経過中の病状評価のため反復した画像評価を受ける可能性があり，可能な限り被ばく低減を行うべきである。CTEは若年患者に長期的に施行する可能性があり，DECTが撮像可能な施設であれば，単純CTの省略は考慮すべきであると考える。

臨床編—Ⅳ．疾患・病態別の標準造影プロトコール

参考文献

1) Umeoka S, Koyama T, Togashi K, et al. Esophageal cancer：evaluation with triple-phase dynamic CT--initial experience. Radiology 2006；239：777-783.

2) Karmazanovsky GG, Buryakina SA, Kondratiev EV, et al. Value of two-phase dynamic multidetector computed tomography in differential diagnosis of post-inflammatory strictures from esophageal cancer. World J Gastroenterol 2015；21：8878-8887.

3) Peng H, Yang Q, Xue T, et al. Computed tomography-based radiomics analysis to predict lymphovascular invasion in esophageal squamous cell carcinoma. Br J Radiol 2022；95：20210918.

4) Schindera ST, Nelson RC, DeLong DM, et al. Multi-detector row CT of the small bowel：peak enhancement temporal window--initial experience. Radiology 2007；243：438-444.

5) Chen CY, Hsu JS, Wu DC, et al. Gastric cancer：preoperative local staging with 3D multi-detector row CT--correlation with surgical and histopathologic results. Radiology 2007；242：472-482.

6) Umeoka S, Okada T, Daido S, et al. "Early esophageal rim enhancement"：a new sign of esophageal cancer on dynamic CT. Eur J Radiol 2013；82：459-463.

7) Tsurumaru D, Miyasaka M, Muraki T, et al. Diffuse-type gastric cancer：specific enhancement pattern on multiphasic contrast-enhanced computed tomography. Jpn J Radiol 2017；35：289-295.

8) Wankhar B, Khan AY, Raphael V, et al. Enhancement pattern of differentiated and undifferentiated gastric carcinoma on multiphasic contrast-enhanced computed tomography. Pol J Radiol 2021；86：e630-e637.

9) Ilangovan R, Burling D, George A, et al. CT enterography：review of technique and practical tips. Br J Radiol 2012；85：876-886.

10) Kijima S, Sasaki T, Nagata K, et al. Preoperative evaluation of colorectal cancer using CT colonography, MRI, and PET/CT. World J Gastroenterol 2014；20：16964-16975.

11) Xu X, Wu Z, Zhang N, et al. Selection of dilution material for non-iodinated iodine as an oral contrast agent for esophageal cancer：a preliminary clinical trial. Jpn J Radiol 2022；40：1167-1174.

12) Ringe KI, Meyer S, Ringe BP, et al. Value of oral effervescent powder administration for multidetector CT evaluation of esophageal cancer. Eur J Radiol 2015；84：215-220.

13) Kim JW, Shin SS, Heo SH, et al. The role of three-dimensional multidetector CT gastrography in the preoperative imaging of stomach cancer：emphasis on detection and localization of the tumor. Korean J Radiol 2015；16：80-89.

14) Tsurumaru D, Nishimuta Y, Muraki T, et al. CT gastrography "wall-carving technique" of gastric cancer：impact of contrast enhancement based on layer depth. Jpn J Radiol 2019；37：597-604.

15) Ohira G, Shuto K, Kono T, et al. Utility of arterial phase of dynamic CT for detection of intestinal ischemia associated with strangulation ileus. World J Radiol 2012；4：450-454.

16) Geffroy Y, Boulay-Coletta I, Jullès MC, et al. Increased unenhanced bowel-wall attenuation at multidetector CT is highly specific of ischemia complicating small-bowel obstruction. Radiology 2014；270：159-167.

17) Chuong AM, Corno L, Beaussier H, et al. Assessment of Bowel Wall Enhancement for the Diagnosis of Intestinal Ischemia in Patients with Small Bowel Obstruction：Value of Adding Unenhanced CT to Contrast-enhanced CT. Radiology 2016；280：98-107.

18) Millet I, Taourel P, Ruyer A, et al. Value of CT findings to predict surgical ischemia in small bowel obstruction：A systematic review and meta-analysis. Eur Radiol 2015；25：1823-1835.

19) Chou CK. CT manifestations of bowel ischemia. AJR Am J Roentgenol 2002；178：87-91.

20) Bala M, Catena F, Kashuk J, et al. Acute mesenteric ischemia：updated guidelines of the World Society of Emergency Surgery. World J Emerg Surg 2022；17：54.

21) Copin P, Ronot M, Nuzzo A, et al. Inter-reader agreement of CT features of acute mesenteric ischemia. Eur J Radiol 2018；105：87-95.

22) Yu H, Kirkpatrick IDC. An Update on Acute Mesenteric Ischemia. Can Assoc Radiol J 2023；74：160-171.

23) Nagata K, Okawa T, Honma A, et al. Full-laxative versus minimum-laxative fecal-tagging CT colonography using 64-detector row CT：prospective blinded comparison of diagnostic performance, tagging quality, and patient acceptance. Acad Radiol 2009；16：780-789.

24) Zueco ZC, Sobrido SC, Corroto JD, et al. CT colonography without cathartic preparation：positive predictive value and patient experience in clinical practice. Eur Radiol 2012；22：1195-1204.

25) Burling D, Taylor SA, Halligan S, et al. Automated insufflation of carbon dioxide for MDCT colonography：distension and patient experience compared with manual insufflation. AJR Am J Roentgenol 2006；186：96-103.

26) Shinners TJ, Pickhardt PJ, Taylor AJ, et al. Patient-controlled room air insufflation versus automated carbon

dioxide delivery for CT colonography. AJR Am J Roentgenol 2006 ; 186 : 1491-1496.

27) Dachman AH. Advice for optimizing colonic distention and minimizing risk of perforation during CT colonography. Radiology 2006 ; 239 : 317-321.

28) Taguchi N, Oda S, Imuta M, et al. Model-based Iterative Reconstruction in Low-radiation-dose Computed Tomography Colonography : Preoperative Assessment in Patients with Colorectal Cancer. Acad Radiol 2018 ; 25 : 415-422.

29) Liu JJ, Xue HD, Liu W, et al. CT colonography with spectral filtration and advanced modeled iterative reconstruction in the third-generation dual-source CT : image quality, radiation dose and performance in clinical utility. Acad Radiol 2021 ; 28 : e127-e136.

30) Nagata K, Endo S, Honda T, et al. Accuracy of CT Colonography for Detection of Polypoid and Nonpolypoid Neoplasia by Gastroenterologists and Radiologists : A Nationwide Multicenter Study in Japan. Am J Gastroenterol 2017 ; 112 : 163-171.

31) Gomollón F, Dignass A, Annese V, et al. 3rd European Evidence-based Consensus on the Diagnosis and Management of Crohn's Disease 2016 : Part 1 : Diagnosis and Medical Management. J Crohns Colitis 2017 ; 11 : 3-25.

32) Bruining DH, Zimmermann EM, Loftus EV Jr., et al. Consensus Recommendations for Evaluation, Interpretation, and Utilization of Computed Tomography and Magnetic Resonance Enterography in Patients With Small Bowel Crohn's Disease. Radiology 2018 ; 286 : 776-799.

33) Guglielmo FF, Anupindi SA, Fletcher JG, et al. Small Bowel Crohn Disease at CT and MR Enterography : Imaging Atlas and Glossary of Terms. Radiographics 2020 ; 40 : 354-375.

34) Minordi LM, Vecchioli A, Mirk P, et al. CT enterography with polyethylene glycol solution vs CT enteroclysis in small bowel disease. Br J Radiol 2011 ; 84 : 112-119.

35) Dave-Verma H, Moore S, Singh A,et al. Computed tomographic enterography and enteroclysis : pearls and pitfalls. Curr Probl Diagn Radiol 2008 ; 37 : 279-287.

36) Baker ME, Hara AK, Platt JF, et al. CT enterography for Crohn's disease : optimal technique and imaging issues. Abdom Imaging 2015 ; 40 : 938-952.

37) Vandenbroucke F, Mortelé KJ, Tatli S, et al. Noninvasive multidetector computed tomography enterography in patients with small-bowel Crohn's disease : is a 40-second delay better than 70 seconds? Acta Radiol 2007 ; 48 : 1052-1060.

38) Chen Y, Huang Z, Feng L, et al. Deep Learning-Based Reconstruction Improves the Image Quality of Low-Dose CT Colonography. Acad Radiol 2024 ; 10.1016/j.acra.2024.01.021

39) Shi C, Zhang H, Yan J, et al. Decreased stage migration rate of early gastric cancer with a new reconstruction algorithm using dual-energy CT images : a preliminary study. Eur Radiol 2017 ; 27 : 671-680.

40) Sun K, Han R, Han Y, et al. Accuracy of Combined Computed Tomography Colonography and Dual Energy Iiodine Map Imaging for Detecting Colorectal masses using High-pitch Dual-source CT. Sci Rep 2018 ; 8 : 3790.

41) Özdeniz İ, İdilman İ S, Köklü S, et al. Dual-energy CT characteristics of colon and rectal cancer allows differentiation from stool by dual-source CT. Diagn Interv Radiol 2017 ; 23 : 251-256.

42) Oda S, Nakaura T, Utsunomiya D, et al. Clinical potential of retrospective on-demand spectral analysis using dual-layer spectral detector-computed tomography in ischemia complicating small-bowel obstruction. Emerg Radiol 2017 ; 24 : 431-434.

43) Lourenco PDM, Rawski R, Mohammed MF, et al. Dual-Energy CT Iodine Mapping and 40-keV Monoenergetic Applications in the Diagnosis of Acute Bowel Ischemia. AJR Am J Roentgenol 2018 ; 211 : 564-570.

44) Obmann MM, Punjabi G, Obmann VC, et al. Dual-energy CT of acute bowel ischemia. Abdom Radiol (NY) 2022 ; 47 : 1660-1683.

45) Chen J, Zhou J, Yang J, et al. Efficiency of dual-energy computed tomography enterography in the diagnosis of Crohn's disease. BMC Med Imaging 2021 ; 21 : 185.

46) Lin X, Gao Y, Zhu C, et al. Improved overall image quality in low-dose dual-energy computed tomography enterography using deep-learning image reconstruction. Abdom Radiol (NY) 2024 ; 10.1007/s00261-024-04221-y

47) Lee SM, Kim SH, Ahn SJ, et al. Virtual monoenergetic dual-layer, dual-energy CT enterography : optimization of keV settings and its added value for Crohn's disease. Eur Radiol 2018 ; 28 : 2525-2534.

48) Fulwadhva UP, Wortman JR, Sodickson AD. Use of Dual-Energy CT and Iodine Maps in Evaluation of Bowel Disease. Radiographics 2016 ; 36 : 393-406.

臨床編 — IV　疾患・病態別の標準造影プロトコール

泌尿器領域の造影CTにおける標準造影プロトコール

中本　篤

腎腫瘍が疑われる場合，腎腫瘍術前

撮像方法	ダイナミックCT（単純，皮髄相，腎実質相，排泄相）			
造影剤量	600mgI/kg（管電圧120kVの場合）			
造影剤注入時間	30秒			
	単純	皮髄相	腎実質相	排泄相
撮像タイミング		Tr*＋10〜15秒後	100〜120秒後	180秒後以降
撮像範囲	上腹部	上腹部	上腹部or 胸部〜上腹部**	上腹部〜骨盤

*Tr（トリガー）：ボーラストラッキング法を使用し，L1レベルの腹部大動脈のCT値がベースラインより100HU上昇した時間
**悪性腎腫瘍が疑われ，全身精査が必要な場合

●解説

　腎臓に腫瘍性病変が認められた場合，単純CTのみでは出血などを伴った複雑性腎嚢胞と腎細胞癌などの腫瘍性病変との鑑別は困難である場合が多く，造影による評価が必須となる。また，嚢胞性腎腫瘍においてはBosniak分類が治療方針を決定するうえで参考となるが，この分類では嚢胞内の隔壁の数や厚さ，造影される充実部分の有無を造影CTもしくはMRIで評価する必要があり，やはり造影検査が必要である[1]。

　腎細胞癌の約70％を占める淡明細胞型腎細胞癌は典型的には多血性であるが，乳頭状腎細胞癌など乏血性の腎癌もあり，ダイナミックCTにおける造影パターンから腫瘍の組織型をある程度推定することができる[2]。腎細胞癌の術前評価においては動脈や静脈の本数および血管の分岐形式が手術計画のために重要な情報となり，腎盂腎杯への浸潤の有無も腫瘍のステージングに必要な情報となる。したがって，腎腫瘍が疑われる際には単純，皮髄相，腎実質相，排泄相を含めたダイナミックCTが施行される（図1）[3]。

　乏血性の腎腫瘍は造影効果が視覚的にとらえにくい場合がしばしばあり，その場合には造影効果の有無を判定するためにCT値を単純CTと比較する必要がある。また，腎細胞癌と血管筋脂肪腫との鑑別において腫瘍内の脂肪成分の検出が重要となるが，脂肪成分が比較的少ない腫瘍では薄いスライス厚の単純CT画像でなければ脂肪成分を検出できない場合がある。さらに，脂肪の少ない血管筋脂肪腫（fat poor AML）は単純CTで腎実質と比較して高吸収を示す場合が多く，診断の一助となる[4]。このように，腎腫瘍の鑑別において単純CTから得られる情報が診断に重要となる場合があり，単純CTの撮像は必須である。

　皮髄相は腎皮質のみが造影されるタイミングであり，造影剤注入開始25〜70秒後とされている[5,6]。早めの皮髄相（25〜40秒後）を撮像することで，腫瘍の血流の評価を行うと同時に動脈の評価が可能

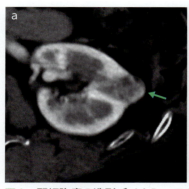 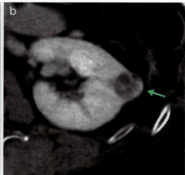 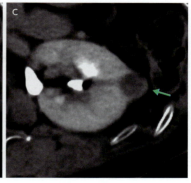

図1 腎細胞癌の造影ダイナミックCT
皮髄相 (a) では左腎の腫瘍 (→) に不均一な濃染を認める。腎実質相 (b) では腎実質がほぼ均一に造影されており，腫瘍の認識が容易となる。排泄相 (c) では腎盂腎杯が高吸収を示し，腎門部に位置する腫瘍では腎盂腎杯への腫瘍の進展が評価しやすくなる。

となり，手術に必要な血管解剖の情報が得られる。近年では径4cm以下で浸潤のない腎細胞癌に対してロボット支援下腎部分切除術が広く施行されるようになっており，分枝レベルでの阻血で腎部分切除を行うことが可能となってきた。そのため，より末梢までの動脈解剖の情報が要求される場合もあり，末梢の細い動脈をより明瞭に描出する目的で皮髄相とは別に早期動脈相を追加撮像する場合もある。

腎実質相は皮質と髄質が同程度に造影されるタイミングであり，腎腫瘍の検出に最も有用な画像となる。通常は造影剤注入開始100～120秒後程度で撮像する[6]。このタイミングでは腎静脈が均一に造影されている場合が多く，静脈内への腫瘍進展の有無の評価にも重要な画像となる。ただし，腫瘍のコントラストによっては皮髄相など他のタイミングで静脈への進展がより明瞭に描出される場合もある。

排泄相は腎盂腎杯への腫瘍の浸潤の評価や腎盂・尿管の解剖評価を目的として撮像される。造影剤注入開始後3分程度から排泄された造影剤が腎盂に充盈するため，3分後以降に撮像を行う[5]。後述するように，尿路上皮癌の検索を目的としたCT urographyでは8分後以降に排泄相を撮像することが推奨されるが，腎腫瘍の評価では近位の腎盂・尿管が描出されていれば十分であり，必ずしも8分後まで待つ必要はない。

使用する造影剤量については明確なエビデンスはないが，Society of Abdominal Radiology Renal Cell Carcinoma Disease Focused Panelが推奨するプロトコールでは35.0～52.5gのヨード量を推奨している[7]。これは350mgI/mL濃度の造影剤で100～150mLに相当する量であるが，わが国の平均的な体格の症例であれば肝のダイナミックCTで推奨されている600mgI/kg，あるいは300mgI/mL製剤100mLでも十分な造影効果が得られると思われる。30秒程度で注入し，ボーラストラッキング法を用いて最適なタイミングで早めの皮髄相を撮像することで腫瘍の評価と動脈の評価を同時に行うことが可能な画像が取得できる。

臨床編―Ⅳ. 疾患・病態別の標準造影プロトコール

上部尿路・膀胱の腫瘍性病変が疑われる場合

撮像方法	単純，腎実質相および排泄相		
造影剤量	600mgI/kg（管電圧120kVの場合）		
造影剤注入速度	2.0mL/sec		
	単純	腎実質相	排泄相
撮像タイミング		90〜110秒後	8分後以降
撮像範囲	腎上極〜骨盤	上腹部〜骨盤	腎上極〜骨盤

●解説

　尿路上皮癌のリスクが高い肉眼的あるいは顕微鏡的血尿において，CT urography（CTU）による上部尿路の検索が推奨されている[8,9]。以前は経静脈性尿路造影（intravenous urography：IVU）による上部尿路のスクリーニングが行われていたが，CTUによる尿路上皮癌の診断能がIVUと比較して高いことが多くの論文で報告されており[10-12]，現在ではCTUによる検索が主流となっている。また，尿路上皮癌は空間的・時間的に多発する傾向があるため，膀胱鏡で膀胱癌と診断されている症例においてもCTUによる上部尿路の検索が必要となる場合が多い。

　CTUは「腎，尿管，膀胱の評価を目的として，経静脈的に造影剤を投与し，MDCTを用いて薄いスライス厚で撮像した排泄相を含む画像検査」と定義されており[13]，排泄相の撮像は必須である。排泄相では尿路に排泄された造影剤により尿管や膀胱が高吸収を示し，尿路上皮癌が造影欠損として描出される（図2）。単純CTは血尿の原因の1つである結石の有無を評価するために必要であり，尿路全体を撮像範囲に含める必要がある。また，腎に腫瘤性病変が認められた場合に嚢胞か腫瘍性病変かを鑑別するために単純CTと造影CTとの比較が必要となる場合がある。皮髄相は腎の血管性病変や多血性腫瘍の評価に有用であるが，尿路上皮癌検索のためのCTでは省略される場合が多い。腎実質相は腎実質が均一に造影され，腎腫瘍の検出に有用である。また，尿路上皮癌でも小さな病変や壁肥厚のみを示す腫瘍は排泄相のみでは検出が難しい場合があるため，腎実質相も併せて尿路を評価することが望ましい。肝転移などの評価も兼ねて，上腹部〜骨盤の範囲で撮像される場合が多い。

　造影剤の量について詳細に検討した文献は見られないが，European Society of Urogenital Radiology（ESUR）のガイドラインでは300mgI/kgの造影剤を1.7〜2mL/kg投与することを推奨している[13]。動脈相や皮髄相は通常は撮像しないため，注入速度は2〜3mL/sec程度で十分である。腎実質相は造影剤注入開始90〜110秒後程度での撮像が推奨されている。排泄相の撮像タイミングは造影剤注入開始5〜15分後と文献によりさまざまであるが[14]，尿路全体を良好に描出するためには注入開始後8分以降の撮像が望ましい。尿路の描出が悪い場合には，必要に応じて2分程度の間隔を空けて再撮像を行う。排泄相における尿路の描出を改善させるために生理食塩水の静注，腹部圧迫帯の使用，利尿剤の静注などの工夫が報告されているが，いずれも手間や副作用のリスクを伴う割には有用性が確立されていない。検査前に飲水を行うことで尿管の良好な描出が得られたとの報告もあり[15]，簡便であるため考慮してもよいと思われる。通常は背臥位で撮像するが，検査台で背臥位のまま排泄相を待つ場合は造影剤を含んだ尿が膀胱内で背側に溜まりやすく，膀胱内の濃度が不均一になる。排泄相の撮像前に検査台の上で体位変換するなどの工夫を行うことで膀胱内の造影剤が均一となり，膀胱前壁の病変

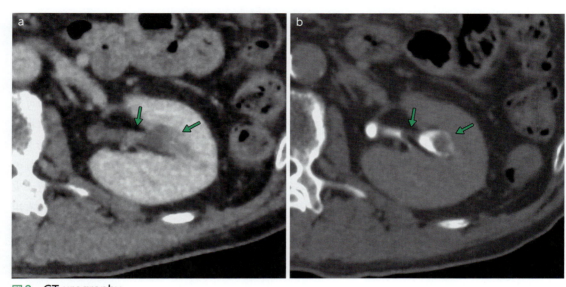

図2　CT urography
腎実質相（a）の画像で左腎盂腎杯に腫瘍を認めるが（→），コントラストが弱く指摘が難しい。排泄相（b）では腎盂腎杯が高吸収を示し，腫瘍が造影欠損として明瞭に描出されている。

が指摘しやすくなる。

　腎実質相と排泄相を同時に撮像することで撮像回数を減らし，CTUの被ばく低減を図る撮像方法としてsplit-bolus法が提唱されている[16]。単純CT撮像後にまず造影剤を半量程度投与し，6〜7分経過した後に残りの造影剤を投与して，その約100秒後に撮像することで腎臓においては腎実質相のコントラストが得られ，同時に尿路内には造影剤が充盈した状態で撮像することができる。撮像回数が1回少なくなるため被ばくが低減するが，尿路の描出や腎病変のコントラストが弱くなる可能性があり，尿路の造影剤のアーチファクトにより壁肥厚の診断が困難となる場合もある。split-bolus法がsingle-bolus法と比較して診断能が劣るとの明確なエビデンスはないが，腎実質相と排泄相は上部尿路の腫瘍検出において相補的な役割を果たすとの報告もあり[17]，尿路上皮癌のリスクが高い症例ではsingle-bolusによる3相撮像が望ましいと思われる。ESURのガイドラインでは尿路上皮癌のリスクが低い症例においてsplit-bolus法による2相撮像を施行することを推奨している[13]。

副腎腫瘍が疑われる場合

撮像方法	単純，早期相および後期相		
造影剤量	600mgI/kg（管電圧は120kVを推奨）		
造影剤注入速度	2.0mL/sec		
	単純	早期相	後期相
撮像タイミング		60秒後	15分後
撮像範囲	上腹部	上腹部	上腹部

臨床編—Ⅳ．疾患・病態別の標準造影プロトコール

●解説

　CTなどの画像検査において，副腎に偶発的に腫瘤が指摘される場合がしばしばあり，その50〜80％は良性の腺腫である[18]。腺腫は脂肪成分を含んでいるため，単純CTで低吸収を示す場合が多い。単純CTでのCT値が10HU未満であれば腺腫（塊状の脂肪濃度を含む場合は骨髄脂肪腫）の可能性が高いと診断できるが[19]，脂肪成分が少ない腺腫は10HU以上のCT値を示し，他の副腎腫瘤（褐色細胞腫，転移性腫瘍など）との鑑別が必要となる。CT値が10HU以上を示す副腎腫瘤では，造影ダイナミックCTによるwashoutの評価，あるいはMRIのchemical shift imagingによる少量の脂肪成分の検出によって腺腫の診断が可能となる場合がある。腺腫は転移性腫瘍などと比較して線維性間質が少なく，後期相での造影剤の流出率が高いため，ダイナミックCTによるwashoutの評価が診断に有用である。

　造影CTでwashoutを評価するためには早期相と後期相が必要となるが，副腎のCTにおける早期相は他の臓器のダイナミックCTで用いられる早期相（動脈相）とは異なり，一般的に造影剤注入開始後60秒後に撮像されることが多く，このタイミングでは腺腫は他の腫瘍と比較して有意に造影効果が高くなることが報告されている[20]。後期相の撮像タイミングは3分〜1時間後とさまざまな報告があるが，一般的には10〜15分後程度に撮像される場合が多い[21]。副腎腫瘍のwashoutを定量的に評価する指標として，absolute percentage washout（APW）とrelative percentage washout（RPW）があり，それぞれ下記の式で算出される[22]。

$$APW = (Early - Delay)/(Early - Unenhanced) \times 100 \,(\%)$$
$$RPW = (Early - Delay)/Early \times 100 \,(\%)$$

　　　　Unenhanced：単純CTにおけるCT値
　　　　Early：早期相におけるCT値
　　　　Delay：後期相におけるCT値

　腺腫であればAPWは60％以上，RPWは40％以上を示すとされており，15分後の後期相を用いてAPW＞60％を閾値とした場合には感度88％，特異度96％，RPW＞40％を閾値とした場合には感度96％，特異度100％であったとの報告がある[23]。

　臨床的に原発性アルドステロン症が疑われ，手術が考慮される場合には病変の局在診断のために副腎静脈サンプリングが施行される。これは左右の副腎静脈を含めて複数の静脈にカテーテルを挿入して採血を行う検査であるが，特に右副腎静脈はカテーテルの挿入が難しい場合が多く，施行前に画像で右副腎静脈が合流する位置や角度を把握しておくことが重要となる。造影CTによる副腎静脈の描出は後期動脈相で最も良好であることが報告されており[24]，後期動脈相と門脈相を組み合わせることで検出率が上がるとの報告もある[25]。副腎静脈サンプリングの施行が考慮される症例では造影剤の注入速度を3mL/sec程度に上げて，後期動脈相を含めたプロトコールで撮像することで右副腎静脈の描出の改善が期待できる。

178

泌尿器領域のCTにおける造影プロトコール（低電圧撮像，dual-energy CT）

80kVや100kVなどの低い電圧を用いて撮像を行うことで，標準的な120kVを使用した撮像と比較してヨード造影剤の増強効果が増加するため，造影剤を減量してもコントラストを保つことができる[26]。また，dual-energy CT（DECT）では仮想単色X線画像（virtual monochromatic image：VMI）を作成することができるが，低いエネルギーレベルのVMIを用いることで，やはりヨード造影剤によるコントラストを増強できるため，造影剤の減量が可能となる[27,28]。肝臓領域では低電圧撮像に逐次近似再構成法（hybrid iterative reconstruction：HIR）やdeep learningを応用した画像再構成法（deep learning-based reconstruction：DLR）などの画像ノイズを低減可能な再構成法を併用することで，画質や診断能を保ったままで造影剤の低減と被ばくの低減を同時に得られることが報告されている[29,30]。DECTにおいても，低いエネルギーのVMIにHIRやDLRを併用することで，造影剤の低減が可能である[31]。

腎のダイナミックCTにおいて低電圧撮像やDECTを用いて造影剤を低減した報告は少ないが，80kVを使用した腹部造影CTにおいて造影剤を40%低減しても，腎を含めた腹部臓器において120kVと比較して有意に高い増強効果が得られたとの報告もあり[32]，肝での報告を参考にすると40%程度までの造影剤低減は可能であると考えられる。CTUにおいては80kV撮像とHIRを用いることで，120kV撮像でフィルタ補正逆投影法（filtered back projection：FBP）で再構成した画像と遜色ない画質が得られるとともに，造影剤を約31%低減し，撮像線量も低減できたと報告されている[33]。特に腎機能の低下した症例では低電圧撮像やDECTを用いた造影剤低減撮像の有用性が高いと考えられる。なお，低電圧撮像では組織のCT値が120kV撮像から変化することが知られている。これまでに報告されている副腎腺腫の診断に関する論文はほとんどが120kV撮像によるものであり，単純CTでのCT値や造影CTにおけるwashout率を用いて副腎腺腫を診断する際には120kV撮像の画像を用いなければ結果が変わってしまう可能性があることに留意する必要がある[34]。

DECTでは造影後の画像から仮想非造影画像（virtual unenhanced image：VUE）を作成することが可能であり，これを用いることで真の非造影（単純）画像（true unenhanced image：TUE）を省略する試みが多数報告されている。腎腫瘤の診断においては腎実質相のデータから作成したVUEを用いて嚢胞と腎腫瘍との鑑別が可能であると報告されているが[35,36]，VUEでは嚢胞のCT値を過小評価し，誤って造影効果があると判断される場合があるとの報告もある（図3）[37]。副腎腫瘍の鑑別においてはVUEを用いて腺腫の診断が可能かどうかの検討が複数報告されており，TUEと比較して感度は遜色ないとされている[38]。また，物質弁別によるfat fractionの計測が腺腫の診断に有用であるとの報告もある[39,40]。一方で，VUEではTUEと比較して副腎腫瘍のCT値が高くなるため，腺腫の診断のために異なる閾値を設定する必要があるとの報告もある[41]。したがって，撮像装置による違いもあると思われるが，現状ではDECTによるVUEは単純CTを完全に置き換えるほどの正確性は得られていないと考えられる。腎腫瘤の鑑別や副腎腺腫の診断においては単純CTが重要な役割を果たすため，単純CTの省略は困難であろう。

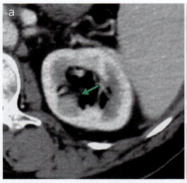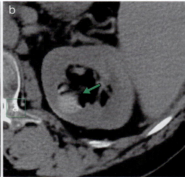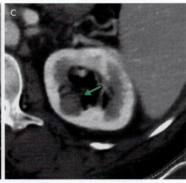

図3　腎のdual-energy CT
腎実質相（a）の画像で左腎に結節が認められるが（→），この画像のみでは囊胞か腫瘍かの鑑別は困難である．腎実質相より作成したvirtual unenhanced image（b）では結節は高吸収を示し，ヨードマップ画像（c）では内部にヨードを認めないことから，複雑性腎囊胞の診断が可能である．

参考文献

1) Silverman SG, Pedrosa I, Ellis JH, et al. Bosniak Classification of Cystic Renal Masses, Version 2019：An Update Proposal and Needs Assessment. Radiology 2019；292：475-488. doi：10.1148/radiol.2019182646
2) Jinzaki M, Tanimoto A, Mukai M, et al. Double-phase helical CT of small renal parenchymal neoplasms：correlation with pathologic findings and tumor angiogenesis. J Comput Assist Tomogr 2000；24：835-842. doi：10.1097/00004728-200011000-00002
3) Ganeshan D, Khatri G, Ali N, et al. ACR Appropriateness Criteria® Staging of Renal Cell Carcinoma：2022 Update. J Am Coll Radiol 2023；20：S246-s264. doi：10.1016/j.jacr.2023.02.008
4) Jinzaki M, Silverman SG, Akita H, et al. Renal angiomyolipoma：a radiological classification and update on recent developments in diagnosis and management. Abdom Imaging 2014；39：588-604. doi：10.1007/s00261-014-0083-3
5) Sheth S, Scatarige JC, Horton KM, et al. Current concepts in the diagnosis and management of renal cell carcinoma：role of multidetector ct and three-dimensional CT. Radiographics 2001；21：S237-254. doi：10.1148/radiographics.21.suppl_1.g01oc18s237
6) Ward RD, Tanaka H, Campbell SC, et al. 2017 AUA Renal Mass and Localized Renal Cancer Guidelines：Imaging Implications. Radiographics 2018；38：2021-2033. doi：10.1148/rg.2018180127
7) SAR Renal Cell Carcinoma Disease-Focused Panel. Society of Abdominal Radiology website. https://abdominalradiology.org/wp-content/uploads/2020/11/RCC.CTprotocolsfinal-7-15-17.pdf Accessed Mar 30, 2024
8) 日本医学放射線学会（編）．画像診断ガイドライン2021年版　第3版．金原出版，2021.
9) 血尿診断ガイドライン改訂委員会（編）．血尿診断ガイドライン2023．ライフサイエンス出版 2023.
10) Albani JM, Ciaschini MW, Streem SB, et al. W. The role of computerized tomographic urography in the initial evaluation of hematuria. J Urol 2007；177：644-648. doi：10.1016/j.juro.2006.09.065
11) Jinzaki M, Matsumoto K, Kikuchi E, et al. Comparison of CT urography and excretory urography in the detection and localization of urothelial carcinoma of the upper urinary tract. AJR Am J Roentgenol 2011；196：1102-1109. doi：10.2214/ajr.10.5249
12) Wang LJ, Wong YC, Huang CC, et al. Multidetector computerized tomography urography is more accurate than excretory urography for diagnosing transitional cell carcinoma of the upper urinary tract in adults with hematuria. J Urol 2010；183：48-55. doi：10.1016/j.juro.2009.08.144
13) Van Der Molen AJ, Cowan NC, Mueller-Lisse UG, et al. CT urography：definition, indications and techniques. A guideline for clinical practice. Eur Radiol 2008；18：4-17. doi：10.1007/s00330-007-0792-x
14) Renard-Penna R, Rocher L, Roy C, et al. Imaging protocols for CT urography：results of a consensus conference from the French Society of Genitourinary Imaging. Eur Radiol 2020；30：1387-1396. doi：10.1007/s00330-019-06529-6
15) Kawamoto S, Horton KM, Fishman EK. Opacification of the collecting system and ureters on excretory-phase CT using oral water as contrast medium. AJR Am J Roentgenol 2006；186：136-140. doi：10.2214/ajr.04.1457

16) Chow LC, Kwan SW, Olcott EW, et al. Split-bolus MDCT urography with synchronous nephrographic and excretory phase enhancement. AJR Am J Roentgenol 2007 ; 189 : 314-322. doi : 10.2214/ajr.07.2288

17) Takeuchi M, Konrad AJ, Kawashima A, et al. CT Urography for Diagnosis of Upper Urinary Tract Urothelial Carcinoma : Are Both Nephrographic and Excretory Phases Necessary? AJR Am J Roentgenol 2015 ; 205 : W320-327. doi : 10.2214/ajr.14.14075

18) Boland GW, Blake MA, Hahn PF, et al. Incidental adrenal lesions : principles, techniques, and algorithms for imaging characterization. Radiology 2008 ; 249 : 756-775. doi : 10.1148/radiol.2493070976

19) Boland GW, Lee MJ, Gazelle GS, et al. Characterization of adrenal masses using unenhanced CT : an analysis of the CT literature. AJR Am J Roentgenol 1998 ; 171 : 201-204. doi : 10.2214/ajr.171.1.9648789

20) Szolar DH, Kammerhuber FH. Adrenal adenomas and nonadenomas : assessment of washout at delayed contrast-enhanced CT. Radiology 1998 ; 207 : 369-375. doi : 10.1148/radiology.207.2.9577483

21) Johnson PT, Horton KM, Fishman EK. Adrenal imaging with multidetector CT : evidence-based protocol optimization and interpretative practice. Radiographics 2009 ; 29 : 1319-1331. doi : 10.1148/rg.295095026

22) Blake MA, Kalra MK, Sweeney AT, et al. Distinguishing benign from malignant adrenal masses : multi-detector row CT protocol with 10-minute delay. Radiology 2006 ; 238 : 578-585. doi : 10.1148/radiol.2382041514

23) Korobkin M, Brodeur FJ, Francis IR, et al. CT time-attenuation washout curves of adrenal adenomas and nonadenomas. AJR Am J Roentgenol 1998 ; 170 : 747-752. doi : 10.2214/ajr.170.3.9490968

24) Ota H, Seiji K, Kawabata M, et al. Dynamic multidetector CT and non-contrast-enhanced MR for right adrenal vein imaging : comparison with catheter venography in adrenal venous sampling. Eur Radiol 2016 ; 26 : 622-630. doi : 10.1007/s00330-015-3872-3

25) Noda Y, Goshima S, Nagata S, et al. Visualization of right adrenal vein : Comparison with three phase dynamic contrast-enhanced CT. Eur J Radiol 2017 ; 96 : 104-108. doi : 10.1016/j.ejrad.2017.08.020

26) Nakaura T, Awai K, Maruyama N, et al. Abdominal dynamic CT in patients with renal dysfunction : contrast agent dose reduction with low tube voltage and high tube current-time product settings at 256-detector row CT. Radiology 2011 ; 261 : 467-476. doi : 10.1148/radiol.11110021

27) Noda Y, Goshima S, Nakashima Y, et al. Iodine dose optimization in portal venous phase virtual monochromatic images of the abdomen : Prospective study on rapid kVp switching dual-energy CT. Eur J Radiol 2020 ; 122 : 108746. doi : 10.1016/j.ejrad.2019.108746

28) Sakane M, Kim T, Hori M, et al. Effects of High-concentration contrast material and low-voltage CT on contrast for multiphasic CT of the upper abdomen : comparison using the simulation with virtual monochromatic imaging obtained by fast-switch kVp dual-energy CT. SpringerPlus 2014 ; 3 : 234. doi : 10.1186/2193-1801-3-234

29) Nakamoto A, Yamamoto K, Sakane M, et al. Reduction of the radiation dose and the amount of contrast material in hepatic dynamic CT using low tube voltage and adaptive iterative dose reduction 3-dimensional. Medicine 2018 ; 97 : e11857. doi : 10.1097/md.0000000000011857

30) Tachibana Y, Takaji R, Shiroo T, et al. Deep-learning reconstruction with low-contrast media and low-kilovoltage peak for CT of the liver. Clin Radiol 2024 ; 79 : e546-e553. doi : 10.1016/j.crad.2023.12.015

31) Bae JS, Lee JM, Kim SW, et al. Low-contrast-dose liver CT using low monoenergetic images with deep learning-based denoising for assessing hepatocellular carcinoma : a randomized controlled noninferiority trial. Eur Radiol 2023 ; 33 : 4344-4354. doi : 10.1007/s00330-022-09298-x

32) Nagayama Y, Tanoue S, Tsuji A, et al. Application of 80-kVp scan and raw data-based iterative reconstruction for reduced iodine load abdominal-pelvic CT in patients at risk of contrast-induced nephropathy referred for oncological assessment : effects on radiation dose, image quality and renal function. Br J Radiol 2018 ; 91 : 20170632. doi : 10.1259/bjr.20170632

33) Kim SY, Cho JY, Lee J, et al. Low-Tube-Voltage CT Urography Using Low-Concentration-Iodine Contrast Media and Iterative Reconstruction : A Multi-Institutional Randomized Controlled Trial for Comparison with Conventional CT Urography. Korean J Radiol 2018 ; 19 : 1119-1129. doi : 10.3348/kjr.2018.19.6.1119

34) Nandra G, Duxbury O, Patel P, et al. Technical and Interpretive Pitfalls in Adrenal Imaging. Radiographics 2020 ; 40 : 1041-1060. doi : 10.1148/rg.2020190080

35) Graser A, Becker CR, Staehler M, et al. Single-phase dual-energy CT allows for characterization of renal masses as benign or malignant. Invest Radiol 2010 ; 45 : 399-405. doi : 10.1097/RLI.0b013e3181e33189

36) Xiao JM, Hippe DS, Zecevic M, et al. Virtual Unenhanced Dual-energy CT Images Obtained with a Multimaterial Decomposition Algorithm : Diagnostic Value for Renal Mass and Urinary Stone Evaluation. Radiology 2021 ; 298 : 611-619. doi : 10.1148/radiol.2021192448

臨床編―Ⅳ. 疾患・病態別の標準造影プロトコール

37) Cao J, Lennartz S, Pisuchpen N, et al. Renal Lesion Characterization by Dual-Layer Dual-energy CT：Comparison of Virtual and True Unenhanced Images. AJR Am J Roentgenol 2022；219：614-623. doi：10.2214/ajr.21.27272

38) Connolly MJ, McInnes MDF, El-Khodary M, et al. Diagnostic accuracy of virtual non-contrast enhanced dual-energy CT for diagnosis of adrenal adenoma：A systematic review and meta-analysis. Eur Radiol 2017；27：4324-4335. doi：10.1007/s00330-017-4785-0

39) Loonis AT, Yu H, Glazer DI, et al. Dual-energy-Derived Metrics for Differentiating Adrenal Adenomas From Nonadenomas on Single-Phase Contrast-Enhanced CT. AJR Am J Roentgenol 2023；220：693-704. doi：10.2214/ajr.22.28323

40) Winkelmann MT, Gassenmaier S, Walter SS, et al. Differentiation of adrenal adenomas from adrenal metastases in single-phased staging dual-energy CT and radiomics. Diagn Interv Radiol 2022；28：208-216. doi：10.5152/dir.2022.21691

41) Shern Liang E, Wastney T, Dobeli K, et al. Virtual non-contrast detector-based spectral CT predictably overestimates tissue density for the characterisation of adrenal lesions compared to true non-contrast CT. Abdom Radiol 2022；47：2462-2467. doi：10.1007/s00261-022-03528-y

臨床編――**IV** 疾患・病態別の標準造影プロトコール

小児の造影CTにおける標準造影プロトコール

谷　千尋

小児の造影CTについて

　小児は，成人に比較して放射線感受性が高いため，画像検査におけるX線被ばくは可及的に最小限にしなければならない。そのため，小児画像診断は単純X線写真，超音波検査，MRIが主体となる。これらの検査で結論が得られなかった場合，超音波所見と臨床所見に乖離がある場合，病変が大きく超音波では全体像の把握が困難な場合，腫瘍性病変で全身精査が必要な場合，状態が悪く緊急性が高い場合にCTが考慮される。CTは短時間で広範囲の情報を得ることができるため，小児画像診断においても欠かせないモダリティの1つとなっている。

　小児は脂肪が少なく組織コントラストが得られにくいため，躯幹部の撮像の多くは造影CTが推奨される。単純CTで十分なのは，気道や肺の評価，聴器，整形外科領域の骨の評価くらいである。

　心臓CTや頭部CT angiographyを撮像されている施設もあるかと思われるが，かなり限局的であるため，本項では一般的な躯幹部の造影CTにフォーカスさせていただく。

　小児の躯幹部造影CTでは，単純＋造影や多相撮像が必要な場合は少なく，単相撮像を原則として検査被ばくを必要最小限にする[1]。成人よりも検査の正当化・最適化が求められるため，検査前には造影CTが最適の検査であるか否かを十分に評価されなければならない。

胸腹部造影CT

　適応となる疾患：不明熱，外傷，白血病や悪性リンパ腫などの血液疾患の初回評価，神経芽腫など悪性固形腫瘍の初回評価および転移検索，悪性腫瘍の術後や化学療法後などの治療効果判定など。

腹部造影CT

　適応となる疾患：虫垂炎，腸閉塞，炎症性腸疾患などの消化管疾患，肝・胆道系・膵疾患など。

　急性腹症については，まずは超音波検査で評価を行う。超音波検査での評価が十分でない場合，臨床症状と超音波所見に乖離がある場合が造影CTの適応となる。尿路感染症も小児ではよく遭遇する疾患であるが，やはり超音波検査が優先される。腎盂腎炎や腎膿瘍が疑われる場合には造影CTが考慮されるが，MRIでも十分に評価できるので，施設の状況や鎮静の必要性などを総合的に判断し，適応を判断する必要がある。

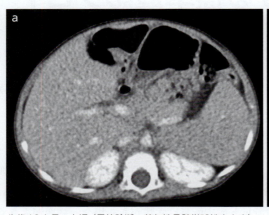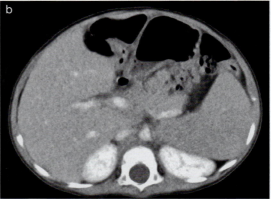

生後10カ月，女児（最終診断：若年性骨髄単球性白血病）。
発熱を繰り返し，貧血，脾腫あり。血液疾患が疑われており，全身精査目的で造影CT施行。

- 体重：7kg，造影剤 14mL
- 静脈留置針24G，用手的注入，生理食塩水後押し，注入開始から60秒で撮影
- 管電圧：80kV
- CTDI：1.80mGy（16cmファントム）
- 再構成法：(a) FBP，(b) DLR

図1　体重10kg以下，用手的注入例
DLRを使用することで，ノイズが軽減され，画質が向上している。
ただ，FBPの画像でも診断可能と思われるので，さらに被ばくを低減できる余地がある。

胸部造影CT（心臓CT以外）

　適応となる疾患：肺分画症，血管輪などの血管評価，縦隔炎や肺膿瘍などの炎症性疾患など。
　胸部に撮像範囲を限定した造影CTは，胸腹部造影CTや腹部造影CTと比較すると頻度は低くなる。胸部の悪性腫瘍であれば，腹骨盤部まで撮像範囲は広がり，良性腫瘍ではMRIが選択される。

単相撮像

●体重10kg以下（図1）

撮像方法	造影1相
造影剤量	600mgI/kg
静脈留置針	24G
注入方法	用手注入（造影剤量が少ないため）
注入速度	造影ルートの死腔の後押し分も含め，20〜30秒程度で注入が終わるように注入する。
撮像時間	・造影剤の注入終了直後から30秒程度を目安。 ・注入開始時からは50〜60秒程度。

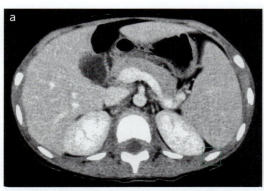
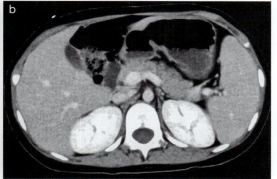

9歳，女児（最終診断：急性リンパ性白血病）。
a：初診時の全身精査目的

- 体重 26kg，造影剤 50mL
- 静脈留置針24G，0.8mL/sで注入し，注入開始から90秒で撮影
- 管電圧：100kV
- CTDI：4.9mGy（16cmファントム）
- 再構成法：DLR

b：治療開始5カ月後に発熱があり，熱源精査目的

- 体重 30kg，造影剤 60mL
- 耐圧CVL，0.6mL/sで注入し，入れ終わりに撮影（注入から100秒後）
- 管電圧：100kV
- CTDI：4.3mGy（16cmファントム）
- 再構成法：DLR

図2　体重10kg以上，インジェクター注入例
a：300mgI/mLのシリンジ製剤50mLを使用しているので，造影剤量が若干少なめ。
b：CVLから注入速度を落として，造影剤を投与。
いずれも診断可能な画質である。

●体重10kg以上（図2）

撮像方法	造影1相
造影剤量	600mgI/kg
静脈留置針	24Gまたは22G
注入方法	インジェクター
注入速度	0.7〜1.0mL/s
撮像時間	・造影剤の注入終了直後から30秒程度を目安。 ・注入開始からは60〜90秒程度。

多相撮像（図3）

悪性腫瘍の術前で動脈相や尿路排泄相が必要となる場合がある。
活動性出血が疑われる場合の出血源検索に用いる。
3相以上の撮像が必要となる症例はほとんどない。小児の循環動態は成人よりも速く，造影1相でも動脈・静脈を同時に評価できることも多い。
動脈相＋静脈相，単純相＋静脈相といったように目的に併せてどの相が必要かを検討する必要がある。成人と同じ感覚で4相も5相も撮像することがないように依頼医とのコミュニケーションをとるように心掛ける。

臨床編―Ⅳ．疾患・病態別の標準造影プロトコール

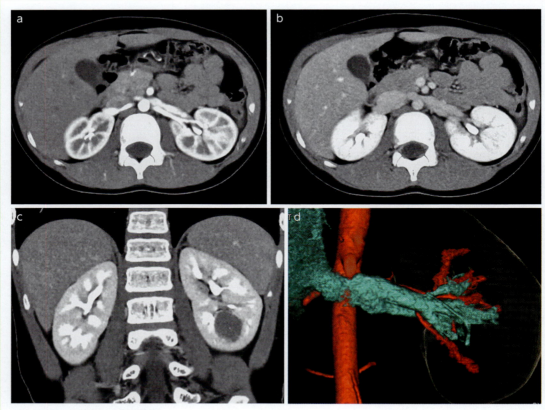

9歳，男児（最終診断：左腎細胞癌）。
左腎腫瘍の術前精査。左腎動静脈の走行を把握する目的で動脈相と静脈相の2相を撮影。

- 体重 31kg，造影剤 62mL
- 静脈留置針22G，2.1mL/sでインジェクターで注入。動脈相(a)を注入直後，静脈相(b)を注入開始から80秒で撮影
- 管電圧：100V
- CTDI：動脈相 4.8mGy（16cmファントム），静脈相 5.2mGy
- 再構成法：DLR
- MPR(c)とVR(d)を作成。

図3 体重10kg以上，動脈相＋静脈相
腎静脈はリターンが速いので，血管情報だけであれば注入直後の撮像のみでも十分であったかもしれないが，腫瘍精査の目的も兼ねており，静脈相も必要であった。検査の目的を明確にしておくことが重要である。

●体重10kg以下

撮像方法	動脈相，静脈相
造影剤量	600mgI/kg
静脈留置針	原則22G（24Gでも可）
注入方法	用手注入（造影剤量が少ないため）
注入速度	20秒を目安に注入
撮像時間	・動脈相は注入直後 ・静脈相は注入開始から45〜55秒 （小さい児ほどより短いdelay timeを使用）

小児の造影CTにおける標準造影プロトコール

●体重10kg以上

撮像方法	動脈相，静脈相
造影剤量	600mgI/kg
静脈留置針	原則22G
注入方法	インジェクター
注入速度	30秒注入
撮像時間	・動脈相は注入直後 ・静脈相は注入開始から60〜90秒 （小さい児ほどより短いdelay timeを使用）

●造影剤量

　成人と同様に300mgI/mLの造影剤を2.0mL/kgで使用されることがほとんどであり，600mgI/kgの造影剤量が使用される。

　300mgI/mLのシリンジ製剤は最も少ない容量で50mLであり，バイアル製剤は最も少ない容量は20mL（10mL容量もあるが造影剤の種類が限られる）が主体である。したがって，体重10kg以下であれば，20mLのバイアル製剤1Vを20mLのシリンジで吸い上げて使用することで対応できる。体重10kgを超えると20mLのバイアル製剤では足りなくなってしまうため，もう1V追加するか，最初から50mLのシリンジ製剤を使用する。バイアル製剤を追加した場合は，用手注入時にはシリンジをつなぎ変える必要がある。インジェクターでの注入を行う場合は注入用の耐圧シリンジを用意する必要があり，いずれも煩雑になってしまう。薬価としては20mLのバイアル製剤を2V使用する場合と，50mLのシリンジ製剤1本を使用する場合とでは，シリンジ製剤1本のほうがやや高価であるがそれほど大きな差ではない。したがって筆者らの施設では，体重10kgを超えた場合は50mLのシリンジ製剤を使用している。シリンジ製剤を使用することでインジェクターでの注入が可能となり，一定の速度で注入できる。

　新生児や乳児は，体重が少なく造影剤注入量も少ない。造影剤が少ないと1mLの注入誤差が与える影響が大きくなるため，造影剤を生理食塩水で1.5〜2倍に希釈して注入容量を増加させることもある。体重が少ない場合は，静脈留置針も細い血管に留置されていることがほとんどであり，用手的注入となることが多いが，希釈することで造影剤の粘稠度が下がり，用手的に注入しやすくなる。また，容量が少ない場合は，造影ルート内の造影剤を必ず生理食塩水で後押しする。下肢からの造影では心臓までの距離が長いため，上肢より生理食塩水での後押しをやや多めにする必要があるが，10mL未満での後押しで十分である。

●造影ルート

静脈留置針

　静脈留置針の太さによって注入速度が異なる。24Gでは1.5mL/s，22Gでは3.0mL/s，18〜20Gでは5.0mL/sまで注入できるとの報告されている[2]。小児のCTにおいては，24Gで1.0mL/s，22Gで2.5mL/sまでの注入で十分である[3]。

187

臨床編—Ⅳ. 疾患・病態別の標準造影プロトコール

新生児や乳児をはじめとして小児では22G以上での血管確保が困難なことが多く，24Gの静脈留置針が使用されていることが多い。22G以上で血管確保が必要な場合は多相撮像を行うときのみで，一般的な単相撮像の場合は，24Gで十分である。

中心静脈カテーテルからの造影

末梢血管確保が困難な場合で中心静脈カテーテルが留置されている場合，中心静脈カテーテルからの造影を余儀なくされることがある。耐圧用でない中心静脈カテーテルやポートからの造影も可能であるが，それらの最大許容圧はおよそ30～40psi程度であるため，造影剤の注入は用手的に行うべきである[4]。用手的注入の場合，中心静脈カテーテルの破損率はわずか0.3％と報告されている[5]。その一方で，近年の文献や日常診療の経験より，大方問題なく，インジェクターを使用する場合は25psi以下に注入圧を制限し，体重30kg以下の場合に限り行うよう推奨する報告もある[6]。近年，注入圧に耐えられるPICCやポートが使用可能となっており，これらの耐圧用のPICCやポートはおおむね300psi（21kg/cm^2）のもが多い。その一方でCT用の造影剤のシリンジ耐圧は185psi（13kg/cm^2）であるため，インジェクターでの注入時には185psiを超えることはない。耐圧用のPICCやポートであれば，インジェクターを用いての造影も安全に行えるようになってきている。

小児の場合は，主治医が検査室まで同行していることがほとんどあるため，主治医と協議し，中心静脈カテーテルからの造影することが決定した場合は，挿入されているデバイスの種類に応じて用手的注入を行うのか，インジェクターで注入するのかを判断する。

注入速度と撮像時間

1）単相撮像

小児においても可能であれば造影剤の注入は，インジェクターでの注入が望ましい。しかしながら，体重10kg以下の新生児から乳児では，造影剤の皮下漏出があっても患児が訴えることができず，さらに前述のように使用する造影剤量も少ないため，用手的注入となることが多い。体重10kgを超えると50mLのシリンジ製剤を使用することが多くなり，インジェクターでの注入が可能となる。

胸腹部造影CTの単相撮像では，1.0mL/sの注入速度で十分である。成人における造影1相では60秒注入，90秒撮像が標準と思われるため，それに併せて体重が30kg以上の小児では，60秒注入に設定する。その際22Gでの血管確保が望ましいが，24Gでも1.5mL/sまでは注入可能であるため，ルート確保が難しい場合は24Gで対応可能である。

体重10kg以下で用手的注入となる場合は，造影ルートの死腔の後押し分も含め，20～30秒程度で注入を終えるようにし，注入開始から50～60秒で撮像を行う。

検査の目的が血管の形態評価である場合は，造影剤の注入直後に撮像を行うようにする。

2）多相撮像

動脈相を含む多相撮像が必要な場合は，可能な限り22Gでの血管確保が望ましい。体重10kg以下の児では，希釈した造影剤を用いて20秒を目安に注入し，注入直後に動脈相を撮像する。10kg以上の児では30秒を目安に注入し，注入直後に動脈相を撮像する。静脈相の撮像は造影剤注入開始から50～60秒後で撮像する。例えば，体重30kgの児では，造影剤60mLを30秒注入するため，2.0mL/sの注入速度となり，22Gでの血管確保が必要である。体重15kgの児では，造影剤を20～30秒で注入すると，1.0～1.5mL/sの注入速度となり，22Gでの血管確保が難しければ，24Gでも多相撮像を行うことは可能である。動脈相の30秒後を目安に撮像すると門脈，静脈，腹部臓器が均一な造影効果が

得られる。

体格に応じて，撮像時間を適宜調整するとよりよい撮像になる。体格の小さい児では30秒待たずに撮像し，成人の体格に近いような児では30秒以上待ってからの撮像を考慮する。

小児の場合，成人のように4相も5相も撮像することはなく，動脈相と静脈相の撮像で十分である。

小児の造影CTにおける造影プロトコール（低電圧撮像）

低電圧撮像には，被ばく線量を低下させ，画像コントラストが向上するという利点がある。デメリットとしては，画像ノイズやアーティファクトが増加することが挙げられる。可能な限り低い被ばく線量で診断能が担保される画像の品質を保つためには，各検査でこれらの利点と欠点のバランスを取る適切な設定を選択しなければならない。

放射線の出力は管電圧の2乗に比例するが，管電流とは線形関係を示す。よって，管電圧の減少は管電流と比較して大幅な線量の減少につながることになる。

ただ，管電圧を下げると画像ノイズが増加するため，画質を維持するためには管電流の増加が必要になる[7]。体格の大きさが画像ノイズの増加に直接影響するため，体格の小さな小児患者では画像ノイズの増加は抑えられる[8-11]。したがって，低電圧撮像において小児では画質を維持するために必要な管電流の増加は成人に比べて低くなる。

他のパラメータがすべて変化しない場合，理論的には管電圧を120kVから100kVに下げると33%，80kVまで下げると65%の線量減少が得られる[12]。

画質を維持するために管電流と曝射時間が増加した場合でも，低電圧撮像のほうが線量を減少できる。

低い管電圧設定では光電効果が大きくなり，原子番号の大きなヨウ素ではCT値が上昇する。その一方，原子番号の小さな元素ではCompton散乱が優位な相互作用であるため，CT値の上昇は当てはまらない[13]。よって，低電圧撮像は画像コントラストを向上させる。ヨード造影剤の造影効果は，通常の120kVと比較して，100kVで25%程度，80kVで70%程度上昇する[13]。この画像コントラストの向上により，画像ノイズの増加が補償され，標準的な電圧での撮像で得られるものと同等またはさらに高いコントラスト対ノイズ比が得られる。

撮像対象が小さい場合，光子が対象物を透過するのに必要なエネルギーは少なくなり，管電圧が低くても十分なエネルギー透過が得られるため，画質を維持または向上させながら被ばく線量を低減できる。

したがって，低電圧撮像は被ばく線量の低減と画質の向上を同時に実現できるため，撮像対象の小さい小児CTに適している。

80kVの低電圧撮像でのノイズを考慮すると，患者の体重が67kgを超えると肝臓の画質が低下する可能性が高いと報告されており[7]，これを踏まえると小児の場合は基本的に低電圧撮像が行われるべきである。

低電圧撮像に加えて，画像再構成を使用することより被ばく線量をさらに低下させることができる。近年，逐次近似法を応用したCT画像再構成技術（hybrid iterative reconstruction：hybrid -IR）が広く普及しており，従来のフィルタ補正逆投影法（filtered back projection：FBP）に代わり標準的な

臨床編—Ⅳ. 疾患・病態別の標準造影プロトコール

CT画像再構成法となっている。hybrid-IRは，FBPと比較して，画像ノイズやアーチファクトを軽減することで画質を改善できる[14]。また，最近では人工知能の1つであるdeep learning技術を用いた画像再構成法（deep learning-based reconstruction：DLR）が登場し，ファントム研究や臨床研究でhybrid-IR以上の画質改善効果が報告されている[15-18]。小児CTにおいても低電圧撮像にDLRを使用する方法が，hybrid-IRを使用する方法よりもさらに被ばく線量を低減でき，画質も担保されると報告されており[19-22]，今後の普及が期待される。

dual-energy CT (DECT)

　2つの異なるX線エネルギー（管電圧）で同じ空間・時間分解能を有する画像を撮像するCTである。一般的にCTでは物質におけるX線減弱の程度を利用して画像を得る。減弱の程度は撮像時にCTから出るX線エネルギーによって異なり，DECTはこれを利用して，これまでのCTでは困難だった物質組成評価を可能にした。例えば，高いCT値を示す石灰化・造影剤・金属の区別が困難な場合，ヨードマップ（ヨード造影剤の分布を表す画像）・仮想非造影画像（造影CT画像からヨード造影剤を差し引いた仮想単純CT画像）などを作成して判断する事ができる。小児領域では，体幹部の撮像は造影1相が基本であるが，DECTでは仮想単純CT画像を作成可能であり，single-energy CT（SECT）より多くの情報を得られる。

　一度に2回CTを撮像するようであり，放射線感受性の高い小児に使用することは躊躇われるかもしれないが，小児領域においても画質を保ちながら従来のSECTと同等またはそれ以下の線量で施行可能との報告も散見され[23-28]，今後の普及が期待される。

参考文献

1) 日本医学放射線学会. 画像診断ガイドライン. 金原出版；2021. 536p.
2) Amaral JG, Traubici J, BenDavid G, et al. Safety of power injector use in children as measured by incidence of extravasation. AJR Am J Roentgenol 2006；187：580-3.
3) Callahan MJ, Servaes S, Lee EY, et al. Practice patterns for the use of iodinated i.v. contrast media for pediatric CT studies：a survey of the Society for Pediatric Radiology. AJR Am J Roentgenol 2014；202：872-9.
4) Nievelstein RA, van Dam IM, van der Molen AJ. Multidetector CT in children：current concepts and dose reduction strategies. Pediatr Radiol 2010；40：1324-44.
5) Donnelly LF, Dickerson J, Racadio JM. Is hand injection of central venous catheters for contrast-enhanced CT safe in children？ AJR Am J Roentgenol 2007；189：1530-2.
6) Rigsby CK, Gasber E, Seshadri R, et al. Safety and efficacy of pressure-limited power injection of iodinated contrast medium through central lines in children. AJR Am J Roentgenol 2007；188：726-32.
7) Guimarães LS, Fletcher JG, Harmsen WS, et al. Appropriate patient selection at abdominal dual-energy CT using 80 kV：relationship between patient size, image noise, and image quality. Radiology 2010；257：732-42.
8) MacDougall RD, Kleinman PL, Yu L, et al. Pediatric thoracic CT angiography at 70 kV：a phantom study to investigate the effects on image quality and radiation dose. Pediatr Radiol 2016；46：1114-9.
9) Karmazyn B, Liang Y, Klahr P, et al. Effect of tube voltage on CT noise levels in different phantom sizes. AJR Am J Roentgenol 2013；200：1001-5.
10) Dong F, Davros W, Pozzuto J, et al. Optimization of kilovoltage and tube current-exposure time product based on abdominal circumference：an oval phantom study for pediatric abdominal CT. AJR Am J Roentgenol 2012；199：670-6.
11) Reid J, Gamberoni J, Dong F, et al. Optimization of kVp and mAs for pediatric low-dose simulated abdominal CT：is it best to base parameter selection on object circumference？ AJR Am J Roentgenol 2010；195：1015-20.

190

12) Sigal-Cinqualbre AB, Hennequin R, Abada HT, Chen X, Paul JF. Low-kilovoltage multi-detector row chest CT in adults : feasibility and effect on image quality and iodine dose. Radiology 2004 ; 231 : 169-74.

13) Yu L, Bruesewitz MR, Thomas KB,et al. Optimal tube potential for radiation dose reduction in pediatric CT : principles, clinical implementations, and pitfalls. Radiographics 2011 ; 31 : 835-48.

14) Geyer LL, Schoepf UJ, Meinel FG, et al. State of the Art : Iterative CT Reconstruction Techniques. Radiology 2015 ; 276 : 339-57.

15) Nakamura Y, Narita K, Higaki T, et al. Diagnostic value of deep learning reconstruction for radiation dose reduction at abdominal ultra-high-resolution CT. Eur Radiol 2021 ; 31 : 4700-9.

16) Singh R, Digumarthy SR, Muse VV, et al. Image Quality and Lesion Detection on Deep Learning Reconstruction and Iterative Reconstruction of Submillisievert Chest and Abdominal CT. AJR Am J Roentgenol 2020 ; 214 : 566-73.

17) Higaki T, Nakamura Y, Zhou J, et al. Deep Learning Reconstruction at CT : Phantom Study of the Image Characteristics. Acad Radiol 2020 ; 27 : 82-7.

18) Akagi M, Nakamura Y, Higaki T, et al. Deep learning reconstruction improves image quality of abdominal ultra-high-resolution CT. Eur Radiol 2019 ; 29 : 6163-71.

19) Son W, Kim M, Hwang JY, et al. Comparison of a Deep Learning-Based Reconstruction Algorithm with Filtered Back Projection and Iterative Reconstruction Algorithms for Pediatric Abdominopelvic CT. Korean J Radiol 2022 ; 23 : 752-62.

20) Nagayama Y, Goto M, Sakabe D, et al. Radiation Dose Reduction for 80-kVp Pediatric CT Using Deep Learning-Based Reconstruction : A Clinical and Phantom Study. AJR Am J Roentgenol 2022 ; 219 : 315-24.

21) Nagayama Y, Sakabe D, Goto M, et al. Deep Learning-based Reconstruction for Lower-Dose Pediatric CT : Technical Principles, Image Characteristics, and Clinical Implementations. Radiographics 2021 ; 41 : 1936-53.

22) Brady SL, Trout AT, Somasundaram E, et al. Improving Image Quality and Reducing Radiation Dose for Pediatric CT by Using Deep Learning Reconstruction. Radiology 2021 ; 298 : 180-8.

23) Rapp JB, Biko DM, Siegel MJ. Dual-Energy CT for Pediatric Thoracic Imaging : A Review. AJR Am J Roentgenol 2023 ; 221 : 526-38.

24) Siegel MJ, Bhalla S, Cullinane M. Dual-Energy CT Material Decomposition in Pediatric Thoracic Oncology. Radiol Imaging Cancer 2021 ; 3 : e200097.

25) Kamps SE, Otjen JP, Stanescu AL, et al. Dual-Energy CT of Pediatric Abdominal Oncology Imaging : Private Tour of New Applications of CT Technology. AJR Am J Roentgenol 2020 ; 214 : 967-75.

26) Siegel MJ, Ramirez-Giraldo JC. Dual-Energy CT in Children : Imaging Algorithms and Clinical Applications. Radiology 2019 ; 291 : 286-97.

27) Siegel MJ, Curtis WA, Ramirez-Giraldo JC. Effects of Dual-Energy Technique on Radiation Exposure and Image Quality in Pediatric Body CT. AJR Am J Roentgenol 2016 ; 207 : 826-35.

28) Zhu X, McCullough WP, Mecca P, et al. Dual-energy compared to single-energy CT in pediatric imaging : a phantom study for DECT clinical guidance. Pediatr Radiol 2016 ; 46 : 1671-9.

臨床編 — V CT用造影剤の副作用とその対策

急性副作用

対馬義人

Key Point

①ヨード造影剤による急性副作用は，「過敏性・アレルギー様反応」と「化学毒性または生理的反応」に分類されるが，臨床的に最も大切なのは前者の中等度あるいは重度に分類されるアナフィラキシーである。

②投与前に危険因子について確認すべきであるのは当然だが，危険因子がなくても発生しうる。

③アナフィラキシーは早期の発見と重症度判断が重要であり，アナフィラキシーを疑った時点で確信がなくても大腿部中央の前外側に0.1%アドレナリンを0.5mg（0.5mL；成人）筋注する。

はじめに

　非イオン性低浸透圧性造影剤が利用されるようになったのは1987年頃であるが，当時の安全使用に関する知識は，イオン性高浸透圧性ヨード造影剤におけるそれをそのまま引き継いだもので，まったく不十分だったといわざるを得ない。1990年にいわゆるKatayama study[1]によって，非イオン性低浸透圧性ヨード造影剤における急性副作用の発生頻度がイオン性高浸透圧性ヨード造影剤のそれと比較して明らかに低い（3.13% vs 12.66%）とされ，両者を同列に扱うことの不合理性が明らかとなっている。その後もヨード造影剤による急性副作用に関する学術論文は非常に多く，それらをすべて系統的に収集し，現時点における何らかの結論を導き出すことは必ずしも容易でない。また昨今も多くの学術論文が発表され続けており，最新の知見は刻々と変化している。

定義

　ESUR Guidelines[2]では，急性副作用を「造影剤注入後1時間以内に起こる副作用」と発生時間によって定義している。ACR Manual on Contrast Media[3]では時間を定義に含めておらず，単に"acute adverse event"という用語を用いている。ただし，"delayed adverse events"の発生を「30分から60分後」，あるいは「1週間以内に生じた急性副作用と同様の副作用」と別に定義していることから，投与後最大60分までに発生するものと解釈しているようである。

　急性副作用の定義は，学術論文において異なることがしばしばだが，その症候の記載について実質的な差異があることは少ない。臨床現場では，「投与後おおむね30分以内に発生する，過敏性/アレルギー様，あるいは化学毒性による（生理的反応）副作用」と理解しておけば十分であろう。

急性副作用

症状と分類，重症度

症状から，過敏性あるいはアレルギー様反応によるとされる副作用と，化学毒性による反応あるいは生理的反応とよばれる副作用の2つに分類される。

●過敏性・アレルギー様反応

ESUR Guidelines[2]では，これを"hypersensitivity/allergy-like reaction"と呼称し，ACR Manual[3]では単に"allergic-like reaction"としている。症候とその重症度はそれぞれにまとめられているが若干の相違がある。本項では，双方を参照しつつ，「観察しうる症候」という観点から，表1のようにまとめてみたい。

ヨード造影剤による過敏性・アレルギー様反応は，おそらく多くが非アレルギー性（IgEが介在しない）である。詳細な発生機序はいまだ不明といわざるを得ないが，造影剤が直接マスト細胞を刺激することによってヒスタミンなどが遊離し，発症するのだろう[4-6]。しかし，それらを真のアレルギー（IgEが介在する）と明確に判別することは通常できないので，すべてを過敏性・アレルギー様反応として論じ，対処方法も同一である[2,3]。

軽度の過敏性・アレルギー様反応は日常的に観察されるもので，ほとんどが一過性で大事に至ることはまれである。しかし当初は軽度と思われた症候が改善せず，中等度あるいは重度へと進行することがある。したがって軽度であるからといって侮ってはならず，注意深く患者を観察し，患者から目を離してはならない。

アナフィラキシーは重篤な全身性の過敏反応であり，通常は急速に発現し，死に至ることもある。表1に示す分類は造影剤に特化したものであるが，中等度あるいは重度に分類されるものは基本的にアナフィラキシーとして対処されるべきである[7,8]。わが国のデータによれば，ヨード造影剤は医薬品によるアナフィラキシーの原因物質として最も多い（28.7%）とされる[9]。

過敏性・アレルギー様反応は，多くは検査室内で発症するものの，発症までの時間はさまざまであ

表1 過敏性・アレルギー様反応の症候と重症度分類[2,3]

重症度	症候
軽度	軽度の蕁麻疹 軽度の掻痒 紅斑 皮膚の浮腫* 鼻閉* くしゃみ・鼻漏・結膜炎*
中等度	著明な蕁麻疹 軽度の気管支痙攣 顔面/喉頭浮腫 咽喉絞扼感・呼吸困難を伴わない嗄声*
重度	低血圧性ショック 呼吸停止 心停止

*これらはESUR Guidelines[2]に記載がないが，ACR Manual[3]に記載がある。経験的には確かに存在する症候である。ESUR Guidelinesは公式の邦訳にしたがい，ACR Manualは筆者の責任で邦訳したもの。

臨床編─Ⅴ．CT用造影剤の副作用とその対策

表2　化学毒性または生理的反応の症候と重症度分類[2, 3]

重症度	症候
軽度	悪心/軽度の嘔吐 温感/悪寒 不安 自然に消失する血管迷走神経反応 一時的な紅潮* 頭痛/めまい/味覚異常* 軽度の高血圧*
中等度	血管迷走神経発作（治療に反応する） 長引く悪心/嘔吐* 高血圧切迫症（hypertensive urgency）* 限局性の胸痛*
重度	不整脈 痙攣 血管迷走神経発作（治療に反応しない） 高血圧緊急症（hypertensive emergency）*

*これらはESUR Guidelines[2]に記載がないが，ACR Manual[3]に記載
がある。ESUR Guidelinesは公式の邦訳にしたがい，ACR Manual
は筆者の責任で邦訳したもの。

る[10]。検査室内であれば，適切な対処をただちに開始することができるが，検査室を出た後で発症すると即時の対処が困難となる可能性がある。ESUR Guidelines[2]では，投与後30分程度は患者を孤立させず，院内に留め置くよう勧めている。

●Kounis症候群

1991年に初めて"allergic angina syndrome"という名称で提唱された概念で[11]，アレルギー機序による急性冠症候群（acute coronary syndrome）である。原因物質はさまざまで，抗生物質が最も多い（27.4%）とされるが[12]，ヨード造影剤あるいはガドリニウム造影剤による報告が散見される[13]。

最近の文献レビューによれば[14]，1991〜2021年に造影剤によると考えられるKounis症候群は26例の報告があり，ヨード造影剤によるものが12例，ガドリニウム造影剤によるものが7例，そのほか超音波造影剤による報告もあるとしている。10例に胸痛の訴えがあり，その他，冷汗，呼吸困難，意識消失などが観察されている。冠状動脈造影が行われた症例では，異常が認められない場合もあるが，スパスムや閉塞，ステント内血栓などがあったという。26例中2例が死亡している。

●化学毒性または生理的反応

過敏性・アレルギー様反応に分類されない症候は，まとめて化学毒性または生理的反応として分類され，表2に示すような症候が報告されている。ESUR Guidelines[2]では，"chemotoxic responses"，ACR Manual[3]では"physiologic reaction"と呼称しているが，その内容はおおむね同一である。このなかからいくつか簡潔に解説する。

悪心・嘔吐

悪心は日常的に観察される。嘔吐による誤嚥性肺炎等の発生を恐れてヨード造影剤投与前には（またガドリニウム造影剤投与前でさえ）絶食が古くから常識として行われてきたが，これはこの副作用の頻度が高かったイオン性高浸透圧性ヨード造影剤を使用していた頃の習慣がそのまま引き継がれて

きたものであり，非イオン性低浸透圧性ヨード造影剤を使用している現在では特に意義のない前処置である[15, 16]。また，造影剤による嘔吐を原因とした誤嚥性肺炎の症例報告は皆無である。これについては後述する。

ただしアナフィラキシーで重度の嘔吐を生じることがあり，安易に化学毒性または生理的反応であるとするのではなく，注意深い患者観察が必要であることはいうまでもない。

温感 (あるいは熱感)

ほとんどの患者が感じるが一過性であり[17]，通常はあえて急性副作用に分類する必要はない。患者の不安低減のために，投与前にこのような現象があることを説明しておくのがよい。

血管迷走神経反射

症候がアナフィラキシーに類似することがあり，血圧低下は両者に共通する[8]。純粋な血管迷走神経反射による症状は臥位を取ると軽減し，通常は蒼白と発汗を伴う。蕁麻疹，皮膚紅潮，呼吸器症状，消火器症状を伴わない[8]。両者の鑑別は時に困難である。しかし「発生時の対処・投与後の患者観察」の項で示すように，アナフィラキシーを疑った時点で，たとえ診断に自信がなくてもアナフィラキシーとして対処すべきである。結果としてアナフィラキシーではなく血管迷走神経反射と最終診断されたとしてもなんら問題ない。

味覚異常

静注直後になんらかの匂いや味を感じたとの訴えをしばしば聞く。その表現はさまざまで，アルコールのような，あるいは医薬品のようなといった訴えが多いようである。発生頻度には薬剤間で差があり，Iopromide に訴えが多く（匂い24.3%，味18.9%），他の非イオン性ヨード造影剤と比較して明らかに多い。一過性であり，他の急性副作用との関連はないとされる[17]。

高血圧切迫症 (hypertensive urgency) あるいは高血圧緊急症 (hypertensive emergency)

褐色細胞腫の患者に投与された場合にいわゆる高血圧発作を生じることがあるとされているが，多くが高浸透圧性イオン性ヨード造影剤を使用していた時代に血管造影で観察されたもので[18, 19]，非イオン性低浸透圧性ヨード造影剤を使用したCTで生じる可能性はおそらくかなり低い[20]。イオン性高浸透圧性ヨード造影剤 (Iothalamate meglumine) を用いて造影CTを実施した一部の症例で血中カテコラミンの上昇が認められたとの報告[21]がある一方で（Ⅷ　CT用造影剤の今後 photon counting detector CT における造影剤投与と新たな造影剤開発の可能性＜p.267＞も参照されたい），非イオン性低浸透圧性ヨード造影剤 (Iopamidol) では血中カテコラミンの上昇，血圧上昇ともに認められなかったとの報告がある[22]。

限局性の胸痛

これはおそらく Kounis 症候群によるものであろう。

発生頻度

非イオン性低浸透圧性ヨード造影剤の急性副作用発生頻度についての報告は非常に多い。主な報告を表3にまとめるが（この表は厳密な文献レビューの結果ではないことをお断りしておく），発生頻度には大きな幅があることがわかる (0.18〜3.13%)。これは造影剤を投与された患者特性の違いなどのほか，副作用発生のモニターの方法が異なることによる影響が大きいと推察される。

臨床編—Ⅴ．CT用造影剤の副作用とその対策

表3　非イオン性低浸透圧性ヨード造影剤の急性副作用発生頻度についての主な報告（いずれも静注投与）

	投与数 (投与時期)	急性副作用 件数 (%)	重度副作用件数 (内数) (%)	死亡数 (1万人あたり)	備考
Katayama H, et al. Radiology 1990[1]	168,363 (1987〜1988)	5,276 (3.13%)	70 (0.042%)	1 (0.059)	・国内症例を集積 ・イオン性高浸透圧性ヨード造影剤では急性副作用が21,428例(12.66%，169,284投与) ・死亡例は造影剤投与との関連性はなしと判断
Cochran ST, et al. AJR 2001[25]	73,039 (1988〜1999)	184 (0.25%)	12 (0.016%)	1 (0.13)	・single institute ・92%がアレルギー性 ・非イオン性低浸透圧性造影剤では急性副作用が170例(1.32%，12,916投与)
Mortelé KJ, et al. AJR 2005[26]	29,508 (2001〜2003)	211 (0.72%)	4 (0.014%)	1 (0.34)	・single institute
Dillman JR, et al. AJR 2007[27]	11,306 (1999〜2006)	20 (0.18%)	3 (0.027%)	0 (0)	・single institute ・小児 ・アレルギー性のみ
Wang CL, et al. AJR 2008[28]	84,928 (1999〜2005)	545 (0.64%)	11 (0.013%)	0 (0)	・single institute ・アレルギー性のみ
Callahan MJ, et al. Radiology 2009[29]	12,494 (1999〜2005)	57 (0.46%)	0 (0)	0 (0)	・single institute ・小児 (21歳以下)
Li X, et al. BJR 2015[30]	109,255 (2008〜2013)	375 (0.34%)	14 (0.013%)	0 (0)	・single institute
Cha MJ, et al. Radiology 2019[31]	196,081 (2017)	1,433 (0.73%)	17 (0.01%)	–	・multi-center
Suh YJ, et al. Invest Radiol 2019[32]	1,360,488	(1.03%)	(0.0141%)	–	・meta-analysis
Fukushima Y, et al. BJR 2023[33]	76,194 (2016〜2021)	no data	45* (0.059%)	0 (0)	・single institute *アナフィラキシーと診断された例
Jang EB, et al. Medicine 2023[34]	2,570,986 (-2021)	26,500 (0.82%)	297 (0.013%)	–	・韓国国内論文のmeta-analysis

　検査後に何か異常があったかと患者に問うかどうかで，副作用の報告例数が大きく変化することが知られている[23]。また，中等度あるは重度の副作用の発生頻度はかなり低いため，信頼できる数字を挙げるには相当数のサンプルが必要であろうことは容易に想像される。臨床現場では，急性副作用発生頻度をおおむね1%程度としておけば十分ではないだろうか。かつて使用されていたイオン性高浸透圧性ヨード造影剤と非イオン性低浸透圧性ヨード造影剤の差は明確であり，急性副作用の発生頻度は著しく低下し，高価であるにもかかわらず非イオン性低浸透圧性ヨード造影剤が急速に普及する要因となった[1,24,25]。

　軽度の急性副作用は通常大事に至ることはなく，臨床的に特に重要なのは中等度あるいは重度に分類される副作用である。アナフィラキシーと診断される例の多くは重度に分類され，中等度とされるものの多くを含む。重度急性副作用の発生頻度にも報告によって幅があるが（0〜0.042%；アナフィラキシーに限った1研究で0.059%），臨床現場では1万例に数件程度と認識しておけばよいかと思う。死亡はまれであり，最も規模の大きいKatayama study[1]でも100万件の投与あたり5.9件と計算される。

急性副作用

表4 患者関連の危険因子[2]

以下の既往歴を有する患者
1) ヨード/ガドリニウム造影剤に対する中等度もしくは重度の急性反応の既往
2) 薬物治療が必要な喘息
3) 薬物治療が必要なアトピー

ESUR Guidelines の公式の邦訳による。

危険因子

急性副作用の危険因子については非常に多くの研究があり，さまざまな危険因子とされる項目が主張されてきたが，それらについてすべてここで解説することは非現実的と思われる。

危険因子は患者関連のものと，造影剤関連のものについて分けて考えるとわかりやすい。ESUR Guidelines[2]では，患者関連の危険因子を表4のようにまとめている。

これらは危険因子であって，これらが存在するからといってただちに造影剤禁忌となるわけではない。診断のために必要不可欠であれば，慎重に投与するといった選択肢はありうる。また，軽度の急性反応（副作用）の既往が危険因子に含まれていない点にも注意が必要である。喘息については，その既往を持つ患者が少なくなく，判断に迷うことがしばしばである。筆者は，過去の（特に小児期の）喘息の既往は危険因子として考えなくてよいと考えている。

最近の大規模調査によって[31]，甲状腺機能亢進症やヨード造影剤に対する急性副作用の家族歴が危険因子であると報告されているが，臨床的意味についてはさらなる検討が必要だろう。

造影剤関連の危険因子として，ESUR Guidelines[2]では，イオン性高浸透圧性ヨード造影剤が挙げられているが，その使用はもはや例外的である。非イオン性低浸透圧性ヨード造影剤であれば，製品による差はないとされているが，これについては後述する。

予防策

●危険因子の把握

患者関連の危険因子を事前の問診によって把握することの重要性はいうまでもない。何ら臨床検査などは必要なく，問診がなにより大切であることを銘記すべきである。問診にあたっては，患者あるいは家族などの関係者から必要な情報を適切に引き出す必要がある。そのためには，問診の重要性を説明しつつ，質問はできる限り具体的でなければならない。既往があれば患者が自ら話すだろう，などと考えてはならない。

何らかの既往が疑われるのであれば，検査の内容，使用造影剤，急性副作用の内容・重症度を調査する必要があり，診療録の記録も精査すべきである。単に「造影剤アレルギー」といった記録をときにみるが，これだけでは判断のしようもない。「ヨードアレルギー」という記載もときにみるが，造影剤でないヨード製剤によるものがこのように記録されている可能性もある。たとえばポビドンヨード（イソジン®）による接触性皮膚炎がそのように記録されていたのかもしれず，これをヨード造影剤使用の危険因子とすることはできない[35]。ヨード造影剤に対する過敏性・アレルギー様反応はヨウ素

197

臨床編―Ｖ．CT用造影剤の副作用とその対策

分子に対するアレルギーではないのだから当然である。

　危険因子が存在する場合には，まず同様の情報を得ることができる代替検査がないかどうか考察すべきである[2]。たとえば，非造影CT検査で十分な情報が得られないか（造影剤の使用は必須だろうか），非造影MRIや超音波検査ではどうだろうか。このような考察を最も適切に行えるのは放射線診断医であり，疑問があれば専門が異なる医師間で十分に協議すべきである。

　危険因子があるからといってただちに造影剤投与が禁忌となるわけではないという点は前述のとおりである。造影剤を使用した正確な診断はときに患者の生命予後に決定的な役割をもつことがあり，危険因子の存在に重きを置きすぎることは患者の不利益となることがある。その判断が容易でない場合も多いと考えられるが，担当医と放射線診断医，さらに患者本人を含め，リスク・ベネフィットバランスの観点から十分に協議して決定すべきことである。

　一方で，何ら危険因子がなくても，また以前の造影検査で何ら異常のなかった例でも急性副作用が発生することがあることもよく知られている。造影剤の急性副作用の危険因子は知られてはいるが，基本的にその発生を予測することはできない。

●造影剤の変更

　過去に過敏性・アレルギー様反応を生じた既往のあるヨード造影剤の使用を避け，他のヨード造影剤に変更すると，急性副作用の発生頻度が低下するという報告が複数ある[36]。最近の文献レビューによれば[37]，造影剤の変更は急性副作用の発生頻度を61％下げるという（リスク比＝0.39；95％CI：0.24～0.58）。これまでの研究には多くのバイアスが含まれている可能性があり，またこの方法は急性副作用の再度の発生を確実に予防するわけでもない。しかし特にコストがかかるわけではなく，また変更による患者の不利益は考えにくいので，現場では実施しやすい方法である。普段から2種類以上の造影剤を準備しておくことも必要であろう。

●前投薬

　過敏性・アレルギー様反応の発生機序は明確でないものの，何らかのアレルギー機序によるものであるとの考察から，危険因子が存在する症例についてステロイドあるいは/および抗ヒスタミン薬の前投薬が長く行われてきた。しかしこの方法の有効性についてはよいエビデンスがなく，ESUR Guidelinesでは推奨していない[2]。投与するとしても検査の充分前に経口投与する必要があり，かつて行われていたように，検査の直前に静注するといった手法は不適切である。

　ACR Manual on Contrast Media[3]では2つの方法を紹介している。

①造影剤投与の13時間前，7時間前，1時間前にプレドニゾン50mgを経口投与し，さらに造影剤投与の1時間前にジフェンヒドラミン50mgを静脈内，筋肉内または経口投与する。

②造影剤投与の12時間前と2時間前にメチルプレドニゾロン32mgを経口投与する。①と同様に，ジフェンヒドラミン50mgを追加してもよい。

●皮内テスト (skin test) の利用

　過敏性・アレルギー様反応の既往のある患者について，複数のヨード造影剤の皮内テストを試み，再度の使用にあたっては陰性であった造影剤を選択するという方法が新たに提案されている[38,39]。こ

の方法の有効性についてはさらなる検証が必要と考えられる。ESUR Guidelines[2]では，患者は急性副作用発生から1～6カ月後に，アレルギー専門医で皮内テストを受けるべきとしている。

●ヨード造影剤投与前絶食

ヨード造影剤の投与前の絶食は，当然のこととして長く実施されてきた。イオン性高浸透圧性ヨード造影剤を使用していた時代には，非イオン性低浸透圧性ヨード造影剤と比較して，悪心嘔吐の頻度ははるかに高く，絶食には一定の意味があったと思われる。しかし最近の研究では，投与前の絶食に何らかの意義があるとの結果は得られていない。絶食しても，嘔吐の発生頻度には差がなく[40,41]，悪心の頻度がむしろ低下し患者にとって快適であろうとする報告もある[41]。さらに，絶食を指示すると，水分摂取も不十分となってしまい，特に高齢者などに不利益であるとの考察もみられる[40]。

かつては嘔吐による誤嚥性肺炎を生じる可能性が高くなるのではないかとの意見もあったが，最近のメタアナリシス（308,013件，うち絶食なしが158,442件）[42]では，誤嚥性肺炎の報告はゼロであったという。

現在ではヨード造影剤投与前の絶食は推奨されない[2]。ただし，絶食を禁じるものではなく，何らかの鎮静が行われる場合や，消化管の3D画像を得ることを目的とするCT検査など，例外的に絶食が適切である場合があることは当然である。

発生時の対処・投与後の患者観察

●医療従事者による観察と患者参加

投与時に患者を注意深く観察すべきであることは当然だが，同時に患者に急性副作用発生の可能性を具体的に知らせておく必要がある。特に過敏性・アレルギー様反応は早期の発見と処置が必要であり，温感（あるいは熱感）以外に何かおかしいと感じたら我慢をせずに知らせるよう，あらかじめ説明しておくべきである。

●過敏性・アレルギー様反応

早期発見と重症度判断が重要である。軽症の場合にはほとんどの例で処置は不要であるが，発症当初は軽症と判断されても次第に増悪し，中等度・重度となる例があることが知られており，経過観察は欠かせない。多くの例で投与後に検査室内で発症するが，投与後30分程度は発症の可能性がある[10]。ESUR Guidelines[2]では，造影剤投与後30分間は，患者を処置のできる環境下に置くよう勧められている。実際には患者を目の届く範囲にとどめ，少なくとも院外に出ないようにする配慮が必要であろう。筆者は，ガドリニウム造影剤だが，投与後1.5時間後に病棟でアナフィラキシーとなった患者を経験している。

中等度あるいは重度と判断される過敏性・アレルギー様反応は，基本的にアナフィラキシーとして対処されるべきである。対処方法については，欧米のガイドラインなど[2,3]に記載があるが，対処の方法に造影剤特有の内容があるわけではない。わが国においては，『アナフィラキシーガイドライン2022』[8]にしたがうべきである。以下にその概略を示す。

臨床編—Ⅴ．CT用造影剤の副作用とその対策

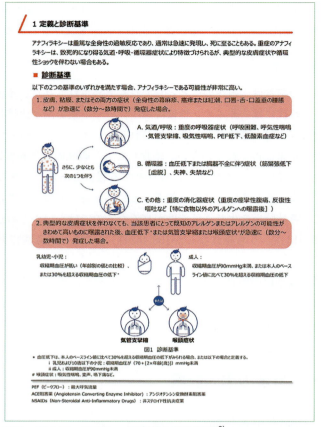

図1　アナフィラキシーの定義と診断基準[8]

表5　アドレナリン筋注の推奨用量[8]

体重1kgあたり0.01mg，最大投与量0.5mg（これは，1mg/mL【1：1000】のアドレナリン0.5mLに相当する）	
体重10kg以下の乳幼児	0.01mL/kg＝1mg/mL（1：1000）を0.01mg/kg
1〜5歳の小児	0.15mg＝1mg/mL（1：1000）を0.15mL
6〜12歳の小児	0.3mg＝1mg/mL（1：1000）を0.3mL
13歳以上および成人	0.5mg＝1mg/mL（1：1000）を0.5mL

　診断基準を図1に示す。

　この記載はやや煩雑であるが，実際には「明らかに様子がおかしい」と感じられることが多い。造影剤に限らず，薬剤投与開始から5分以内に（皮膚症状出現の有無にかかわらず）患者の容態が変化した場合は，まずアナフィラキシーを疑い，ただちに薬剤投与を中止する。

　アナフィラキシーと診断した場合，あるいは強く疑われる場合にまず行うべきことは，「助けをよぶ」である。次に，大腿部中央の前外側に0.1％アドレナリンを0.5mg（0.5mL；成人）筋注する。一般に使用されているシリンジ製剤は1.0mLであるので，半分を捨てて筋注するとよい。小児に対する推奨量などを表5に示す[8]。緊急を要するので衣服の上から筋注してしまってよい。筋注部位は大腿部

が理想的であり，肩あるいは上腕部よりも吸収が速やかであるとされる[8]。

　ちなみにエピネフリンとアドレナリンは同一物質である。エピネフリンの呼称は北米で主に使用されており，日本薬局方ではアドレナリンである。ボスミン®はアドレナリンの商品名である。アドレナリンのかわりにノルアドレナリンを使用することは不適切である。アドレナリンには昇圧作用に加えて気管支を拡張したり，マスト細胞の活性化を抑制したりする作用もあるが，ノルアドレナリンにはこのような作用はほぼないためアナフィラキシーの第1選択薬にはならない。

　アドレナリン筋注を決してためらってはならない。アナフィラキシーであるとの確信はなくてもよい。救命のために最も大切なのは，一刻も早くアドレナリン筋注を実施することである。アナフィラキシーは短時間に急変する可能性が高く，迅速な初期対応がなにより重要である。アナフィラキシーによる死亡事例を検討したある文献によれば，心停止もしくは呼吸停止に至るまでの時間（中央値）は薬剤で5分，ハチ毒で15分，食物で30分であり，薬剤性アナフィラキシーはまさしく短時間に急変する可能性があることを忘れてはならない[43]。医薬品によるアナフィラキシー死亡例の多くは，アドレナリン投与の遅延が関与している[44]。酸素投与や輸液の開始よりもアドレナリン筋注を優先する。

　アドレナリン筋注による重大な有害事象はほとんど知られていない。ある研究では，573人のアナフィラキシーとして救急部門で治療を受けた患者を対象として，延べ316回のアドレナリン筋注（0.5mg以下）が実施され，有害反応は4回（1.3%）軽微なもの出現するのみであったという[45]。アドレナリンの投与量が0.5mg以下であれば，生命に危険が及ぶような合併症が生じることはまずなく，一方でアナフィラキシーは致死的な緊急事態である。アドレナリン筋注に絶対禁忌は存在しない。

　一次処置としてアドレナリンを静注してはならない。血中濃度が急激に上昇し，重篤な心筋虚血，不整脈，肺水腫などを引き起こすことがある。アドレナリンは効果が得られる血中濃度と副作用の出現する血中濃度の差が小さく，治療域が非常に狭いことが知られている[44,46]。静注が許されるのは，心停止またはそれに近い状態の場合のみである。

　アドレナリンの効果は短時間で消失するため，治療抵抗性の場合には同様の筋注を5〜15分ごとに繰り返してよい。βブロッカーが投与されているとアドレナリン抵抗性となることがあり，グルカゴンが有効とされる（1〜5mgをゆっくり5分以上かけて静注）。しかし一時処置に反応しないような例は，救急処置に熟練した専門家にゆだねるべきである。

　アナフィラキシーが改善した後，数時間後（中央値は12時間）に再燃する例が5%程度あることが知られており，二相性反応という[8]。アナフィラキシーから完全に回復しても，外来患者を帰宅させることは危険であり，原則一泊入院として様子をみるべきであろう。

　妊娠中のアナフィラキシー患者に対しても，アドレナリン筋注は適応である[8,47]。Kounis症候群が疑われる場合でも実施してよい[8,48]。

　抗ヒスタミン薬と副腎皮質ホルモン薬（ステロイド）はあくまで第2選択薬であり，それらの投与が救命に寄与するエビデンスは存在しないとされる[8]。抗ヒスタミン薬は皮膚症状を緩和するが，その他の症状への効果は不明とされている[49]。

　初期輸液は等張晶質液（0.9%食塩水など）であるが，乳酸リンゲル液でもよい。成人であれば最初の5〜10分間に5〜10mL/kgなので，体重50kgの成人であれば，最初の5〜10分間に250〜500mLということになる（小児なら10mL/kg）[8]。

　低酸素血症が認められなくても，フェイスマスクまたは経口エアウェイによる流量6〜8L/分の酸

臨床編—V．CT用造影剤の副作用とその対策

素投与を行う[8]。

●化学毒性または生理的反応

軽症と判断されれば，大事に至ることはまれであり，経過観察のみでよい。中等度あるいは重度となる例はかなりまれと考えられるが，いずれも対症療法となるだろう。

上述したが，アナフィラキシーで重度の嘔吐を生じることがあることは知っておく必要がある。

●記録

副作用発生時の診療録（および看護記録）への記録はきわめて重要である。最低限必要な内容は，1）使用造影剤，投与方法（経路），投与開始時刻，2）急性副作用発生あるいは診断の時刻，症候，重症度，3）アドレナリン投与の時刻，4）その他処置の内容と臨床経過，である[10]。

再度のヨード造影剤投与が必要となった場合に，軽度の急性副作用の既往が危険因子とならないこと，造影剤の変更が望ましいことなどから，正確な記録が重要であることは理解できると思う。「造影剤アレルギー」，「ヨードアレルギー」などのみでは，記録としてほとんど役に立たない。

アナフィラキシーの場合には，一刻も早く診断し，一刻も早くアドレナリン投与を実施することがなにより大切であるので[8]，これらの時刻の記録がきわめて重要となる。スタッフが正しい医療を行ったことを証明する手段は，診療録（および看護記録）への記載以外にないことを銘記すべきである。

重度の急性副作用については厚生労働大臣へ報告することが義務づけられている（医薬品医療機器総合機構：PMDA）。

検査室に備えておくべき備品・薬品など

昨今は院内で救急カートの内容を同一化する傾向があり，各施設の規則を確認されたい。極論すれば，ヨード造影剤使用の現場に常備しなければならない薬剤は，アドレナリンと輸液のみである。輸液は等張晶質液（0.9％食塩水など）または乳酸リンゲル液を，輸液セットともに準備しておく。

アドレナリンは1.0mg（1.0mL）のシリンジ製剤があり（アドレナリン注0.1％シリンジ「テルモ」），アンプル（ボスミン®注1mg）よりも手間がかからず緊急時に使用しやすい。成人であれば半分を捨てて，残りを筋注する。

エピペンはアドレナリンの自己注射薬であり，0.3mgが射出されるようになっている（小児用は0.15mg），これを使用しても医学的には差支えない。しかしエピペンは院外で医療従事者以外が使用することを前提としたものである（院内での使用が禁じられているわけではない）。また，薬価は0.15mg規格が6,526円，0.3mg規格が9,480円と高価である（アドレナリン注0.1％シリンジ「テルモ」は209円）（いずれも2024年6月現在）。院内で使用可能なエピペンに相当する緊急時使用に特化したアドレナリン製剤は存在しない。ぜひともそのような製剤が開発され，誰でも使用できる環境となることを切望する。また，エピペンは患者本人のみならず保護者や学校の教職員などが使用しても差し支えないが，院内でアドレナリン筋注を実施できるのは医師・歯科医師あるいは看護師であり，診療放射線技師の職務範囲外と解される。最近の医療法改正によって診療放射線技師が造影剤投与を実施できるようになったが，安全が十分に確保された環境下で認められているものとはいえ，アナフィラ

急性副作用

表6 検査室に備えておくべき備品[8]

治療のための医療機器
酸素 (酸素ボンベ，流量計付きバルブ，延長チューブ)
リザーバー付きアンビューバッグ (容量：成人700〜1,000mL，小児100〜700mL)
使い捨てフェイスマスク (乳児用，幼児用，小児用，成人用)
経口エアウェイ：口角 (前歯) から下顎角までに対応する長さ (40〜110mm)
ポケットマスク，鼻カニューレ，ラリンジアルマスク
吸引用医療機器
挿管用医療機器
静脈ルートを確保するための用具一式，輸液のための備品一式
心停止時，心肺蘇生に用いるバックボード，または平坦で硬質の台
手袋 (ラテックスを使用していないものが望ましい)
測定のために必要な機器
聴診器
血圧計，血圧測定用カフ (乳幼児用，小児用，成人用，肥満者用)
時計
心電計および電極
継続的な非侵襲性の血圧および心臓モニタリング用の医療機器
パルスオキシメーター
除細動器
臨床所見と治療内容の記録用フローチャート
アナフィラキシーの治療のための文書化された緊急時用プロトコール

キシー発生時のアドレナリン投与は緊急を要するのであり，技師の使用が容認される環境となることが望まれる。

　薬剤以外の備品については，『アナフィラキシーガイドライン2022』[8]にまとめられており，各施設で確認されたい (**表6**)。救急処置が必要な現場で一般に必要とされているものである。

その他

●造影剤によって発生頻度に差があるのか

　悩ましい問題である。現場では特定の造影剤に急性副作用の発生頻度が高く感じられることがあるかもしれない。しかし，そもそも発生頻度が低いことに加えて，研究は一般に後方視的とならざるを得ないので，さまざまなバイアスが入るであろうことは容易に想像される。

　最近の韓国からの2,570,986件の造影CTのレビューによれば[34]，Iomeprol (1.29％) に急性副作用の発生頻度が高く，次いでIopamidol (0.96％)，Ioversol (0.94％)，Iobitridol (0.82％，わが国では未発売)，Iopromide (0.81％)，Iohexol (0.79％) であったが，重度の急性副作用に限ると差はなかったとしている。Suhら[32]，1,360,488件 (30文献) についてメタアナリシスを行い，Iomeprol (1.74％) に最も頻度が高かったが，研究のデザインや前投薬の有無など，多くの交絡因子あり，造影剤間に差があるとはいえないと結論している。Kimらは[50]，286,087件の造影CTについて調査し，Iopromide

203

臨床編―V．CT用造影剤の副作用とその対策

（1.03％）に最も多く，次いでIopamidol（0.67％），Iohexol（0.64％），Iobitridol（0.34％，わが国では未発売）としており，アナフィラキシーに限ってもおおむね同様の結果であったとしている。

国内からは，症例数がやや少ないが8,931例について検討した報告があり[51]，Iomeprol（3.9％）とIopromide（3.5％）に頻度が高い傾向があり，次いでIopamidol（2.2％），Iohexol（2.0％），Ioversol（1.8％）であったという。アナフィラキシーに限定した国内からの報告では[33]，Iomeprolに有意に頻度が高かったとしている。

●造影剤の投与量や静注スピードによる影響はあるか

Parkらは，造影剤の減量と静注スピードを遅くすることによって，過敏性・アレルギー様反応の発生頻度が低下する可能性があると報告している[52]。過敏性・アレルギー様反応は，どのような機序を経るにしても，最終的にはヒスタミンなどの分泌が生じていると考えられるのだが，古い研究ではあるがヨード造影剤によるヒスタミン分泌が造影剤投与量に依存するとの*in vitro*の報告がある[53]。

● ascending tonic-clonic seizure syndrome（ACTS症候群）

急性副作用に含むべきではないかもしれないが，重要な知識なので記載する。

脊髄造影検査はMRIが発達した現在においても一定の必要性があり，少数ではあるが実施されている。使用できるヨード造影剤は非イオン性のIohexol（オムニパーク®）と非イオン性ダイマーのIotrolan（イソビスト®）のみである。ここにイオン性高浸透圧性造影剤であるAmidotrizoic Acid（ウログラフィン®）を誤って用いると重篤な神経障害を生じ，これをACTS症候群という[54]。症状は造影剤投与後6時間以内に始まり，痛みを伴う下肢の強直性・間代性痙攣，わずかな刺激で筋肉痙攣誘発などがみられる。症状は（腰椎造影であれば）体幹・上肢へと上行性に進展し，意識障害を生じる。約半数で致死的である。これはイオン性造影剤の高い浸透圧が原因であると考察されている。

救命のためには，頭部体幹挙上（比重の大きい造影剤の頭側への拡散を防ぐため）と，髄液還流（ドレナージ）が緊急に必要であり，ICU管理とすべきである[54]。

脊髄造影検査に限らずいずれの検査においてもイオン性高浸透圧性ヨード造影剤をあえて使用しなければならない医学的事情はもはやなく，すべて非イオン性低浸透圧性ヨード造影剤とすべきである。Amidotrizoic Acidは欧米ではすでに販売中止となっているが，保険診療上の事情から国内では依然として販売されている[55]。薬剤の取り違えを防ぐ最善の方法は，危険な薬剤を現場に置かないことである。その薬剤が物理的に存在しなければ，誤使用は生じ得ない。Amidotrizoic Acidは検査室の棚に漫然と常備しておくような薬剤ではなく，基本的に薬局管理とし，使用の度に医師と診療放射線技師（あるいは看護師や薬剤師）が共に確認すべきである。社会的事情によって患者が危険にさらされている現状は早急に改善されるべきであろう。医療安全を確保するための核心的戦略は，個人の能力に依存せず，事故が起こりがたい環境やシステムを構築することにある。Amidotrizoic Acidが存在しなくなるまでは，ACTS症候群の知識のみならず，発生してしまった際の処置まで記憶にとどめておいてほしい。

● transient spinal shock

脊髄ショック（spinal shock）とは，脊髄損傷によって脊髄反射が一過性に消失する病態をいうが，

急性副作用

これが非イオン性低浸透圧性ヨード造影剤（iohexol［オムニパーク®180］）による脊髄造影によって生じたとする症例報告がある[56]。その機序は不明といわざるを得ないが，脊髄血管系の一過性の血管収縮が原因ではないかと考察されている。

参考文献

1) Katayama H, Yamaguchi K, Kozuka T, et al. Adverse reactions to ionic and nonionic contrast media. A report from the Japanese Committee on the Safety of Contrast Media. Radiology 1990；175：621-8. doi：10.1148/radiology.175.3.2343107. PMID：2343107.

2) European Society of Urogenital Radiology. ESUR Guidelines on contrast agents. Ver. 10.0 https://www.esur.org/esur-guidelines-on-contrast-agents/（last accessed on 2014/01/25）

3) ACR Committee on Drugs and Contrast Media. ACR Mannual on Contrast Media 2023. https://www.acr.org/-/media/ACR/Files/Clinical-Resources/Contrast_Media.pdf（last accessed on 2014/01/25）.

4) Morcos SK. Review article：Acute serious and fatal reactions to contrast media：our current understanding. Br J Radiol 2005；78：686-93. doi：10.1259/bjr/26301414. PMID：16046418.

5) Trcka J, Schmidt C, Seitz CS, et al. Anaphylaxis to iodinated contrast material：nonallergic hypersensitivity or IgE-mediated allergy？AJR Am J Roentgenol 2008；190：666-70. doi：10.2214/AJR.07.2872. PMID：18287437.

6) Lasser EC. X-ray contrast media mechanisms in the release of mast cell contents：understanding these leads to a treatment for allergies. J Allergy (Cairo) 2011；2011：276258. doi：10.1155/2011/276258. Epub 2011 Sep 15. PMID：21941574；PMCID：PMC3173959.

7) Cardona V, Ansotegui IJ, Ebisawa M, et al. World allergy organization anaphylaxis guidance 2020. World Allergy Organ J 2020；13：100472. doi：10.1016/j.waojou.2020.100472. PMID：33204386；PMCID：PMC7607509.

8) アナフィラキシーガイドライン 2022．一般社団法人日本アレルギー学会．https://www.jsaweb.jp/uploads/files/Web_AnaGL_2023_0301.pdf

9) 杉崎千鶴子，佐藤さくら，柳田紀之，ほか．医薬品　副作用データベース（Japanese Adverse Drug Event Report database：JADER）を利用した医薬品によるアナフィラキシー症例の解析．アレルギー 2022；71：231-241.

10) Fukushima Y, Suto T, Hirasawa H, et al. Contrast-induced anaphylaxis：does it occur in the medical environment and is it being responded to appropriately？Jpn J Radiol 2023；41：1022-1028. doi：10.1007/s11604-023-01427-w. Epub 2023 Apr 11. PMID：37040026.

11) Kounis NG, Zavras GM. Histamine-induced coronary artery spasm：the concept of allergic angina. Br J Clin Pract 1991；45：121-8. PMID：1793697.

12) Abdelghany M, Subedi R, Shah S, et al. Kounis syndrome：A review article on epidemiology, diagnostic findings, management and complications of allergic acute coronary syndrome. Int J Cardiol 2017；232：1-4. doi：10.1016/j.ijcard.2017.01.124. Epub 2017 Jan 27. PMID：28153536.

13) Shibuya K, Kasama S, Funada R, et al. Kounis syndrome induced by contrast media：A case report and review of literature. Eur J Radiol Open 2019；6：91-96. doi：10.1016/j.ejro.2019.02.004. PMID：30805421；PMCID：PMC6374503.

14) Wang C, Deng Z, Song L, et al. Analysis of clinical characteristics of Kounis syndrome induced by contrast media. Am J Emerg Med 2022；52：203-207. doi：10.1016/j.ajem.2021.12.036. Epub 2021 Dec 20. PMID：34959022.

15) Tsushima Y, Seki Y, Nakajima T, et al. The effect of abolishing instructions to fast prior to contrast-enhanced CT on the incidence of acute adverse reactions. Insights Imaging 2020；11：113. doi：10.1186/s13244-020-00918-y. PMID：33095342；PMCID：PMC7584708.

16) Choi H, Hong H, Cha MJ, et al. Effects of Fasting versus Non-Fasting on Emetic Complications in Radiological Examinations Using Intravascular Non-Ionic Iodinated Contrast Media：A Systematic Review and Meta-Analysis. Korean J Radiol 2023；24：996-1005. doi：10.3348/kjr.2023.0399. PMID：37793670；PMCID：PMC10550746.

17) Yamaguchi N, Fukushima Y, Yamaguchi A, et al. Sensation of smell and taste during intravenous injection of iodinated contrast media in CT examinations. Br J Radiol 2017；90：20160629. doi：10.1259/bjr.20160629. Epub 2016 Nov 2. PMID：27805431；PMCID：PMC5605033.

18) Rossi P, Young IS, Panke WF. Techniques, usefulness, and hazards of arteriography of pheochromocytoma. Review of 99 cases. JAMA 1968；205：547-53. PMID：5694996.

19) Gold RE, Wisinger BM, Geraci AR, et al. Hypertensive crisis as a result of adrenal venography in a patient with

pheochromocytoma. Radiology 1972；102：579-80. doi：10.1148/102.3.579. PMID：5060162.

20) Nakano S, Tsushima Y, Taketomi-Takahashi A, et al. Hypertensive crisis due to contrast-enhanced computed tomography in a patient with malignant pheochromocytoma. Jpn J Radiol 2011；29：449-51. doi：10.1007/s11604-011-0573-y. Epub 2011 Jul 24. PMID：21786102.

21) Raisanen J, Shapiro B, Glazer GM, et al. Plasma catecholamines in pheochromocytoma：effect of urographic contrast media. AJR Am J Roentgenol 1984；143：43-6. doi：10.2214/ajr.143.1.43. PMID：6610328.

22) Baid SK, Lai EW, Wesley RA, et al. Brief communication：radiographic contrast infusion and catecholamine release in patients with pheochromocytoma. Ann Intern Med 2009；150：27-32. doi：10.7326/0003-4819-150-1-200901060-00006. Erratum in：Ann Intern Med. 2009 Feb 17；150（4）：292. PMID：19124817；PMCID：PMC3490128.

23) Thomsen HS. Frequency of acute adverse events to a non-ionic low-osmolar contrast medium：the effect of verbal interview. Pharmacol Toxicol 1997；80：108-10. doi：10.1111/j.1600-0773.1997.tb00292.x. PMID：9060043.

24) Wolf GL, Arenson RL, Cross AP. A prospective trial of ionic vs nonionic contrast agents in routine clinical practice：comparison of adverse effects. AJR Am J Roentgenol 1989；152：939-44. doi：10.2214/ajr.152.5.939. PMID：2495706.

25) Cochran ST, Bomyea K, Sayre JW. Trends in adverse events after IV administration of contrast media. AJR Am J Roentgenol 2001；176：1385-8. doi：10.2214/ajr.176.6.1761385. PMID：11373197.

26) Mortelé KJ, Oliva MR, Ondategui S, et al. Universal use of nonionic iodinated contrast medium for CT：evaluation of safety in a large urban teaching hospital. AJR Am J Roentgenol 2005；184：31-4. doi：10.2214/ajr.184.1.01840031. PMID：15615946.

27) Dillman JR, Strouse PJ, Ellis JH, et al. Incidence and severity of acute allergic-like reactions to i.v. nonionic iodinated contrast material in children. AJR Am J Roentgenol. 2007；188：1643-7. doi：10.2214/AJR.06.1328. Erratum in：AJR Am J Roentgenol 2007；189：512. PMID：17515388.

28) Wang CL, Cohan RH, Ellis JH, et al. Frequency, outcome, and appropriateness of treatment of nonionic iodinated contrast media reactions. AJR Am J Roentgenol 2008；191：409-15. doi：10.2214/AJR.07.3421. PMID：18647910.

29) Callahan MJ, Poznauskis L, Zurakowski D, et al. Nonionic iodinated intravenous contrast material-related reactions：incidence in large urban children's hospital--retrospective analysis of data in 12,494 patients. Radiology 2009；250：674-81. doi：10.1148/radiol.2503071577. PMID：19244041.

30) Li X, Chen J, Zhang L, et al. Clinical observation of the adverse drug reactions caused by non-ionic iodinated contrast media：results from 109,255 cases who underwent enhanced CT examination in Chongqing, China. Br J Radiol 2015；88：20140491. doi：10.1259/bjr.20140491. Epub 2015 Jan 13. PMID：25582519；PMCID：PMC4651201

31) Cha MJ, Kang DY, Lee W, et al. Hypersensitivity Reactions to Iodinated Contrast Media：A Multicenter Study of 196 081 Patients. Radiology 2019；293：117-124. doi：10.1148/radiol.2019190485. Epub 2019 Sep 3. PMID：31478801.

32) Suh YJ, Yoon SH, Hong H, et al. Acute Adverse Reactions to Nonionic Iodinated Contrast Media：A Meta-Analysis. Invest Radiol 2019；54：589-599. doi：10.1097/RLI.0000000000000568. PMID：30998567.

33) Fukushima Y, Taketomi-Takahashi A, Suto T, et al. Clinical features and risk factors of iodinated contrast media （ICM）-induced anaphylaxis. Eur J Radiol 2023；164：110880. doi：10.1016/j.ejrad.2023.110880. Epub 2023 May 10. PMID：37187078.

34) Jang EB, Suh CH, Kim PH, et al. Incidence and severity of nonionic low-osmolar iodinated contrast medium-related adverse drug reactions in the Republic of Korea：Comparison by generic. Medicine（Baltimore）2023；102：e33717. doi：10.1097/MD.0000000000033717. PMID：37171360；PMCID：PMC10174392.

35) Lieberman PL, Seigle RL. Reactions to radiocontrast material. Anaphylactoid events in radiology. Clin Rev Allergy Immunol 1999；17：469-96. doi：10.1007/BF02737651. PMID：10829816.

36) Abe S, Fukuda H, Tobe K, et al. Protective effect against repeat adverse reactions to iodinated contrast medium：Premedication vs. changing the contrast medium. Eur Radiol 2016；26：2148-54. doi：10.1007/s00330-015-4028-1. Epub 2015 Oct 1. PMID：26427700.

37) Umakoshi H, Nihashi T, Takada A, et al. Iodinated Contrast Media Substitution to Prevent Recurrent Hypersensitivity Reactions：A Systematic Review and Meta-Analysis. Radiology 2022；305：341-349. doi：10.1148/radiol.220370. Epub 2022 Jul 19. PMID：35852428.

38) Kwon OY, Lee JH, Park SY, et al. Novel Strategy for the Prevention of Recurrent Hypersensitivity Reactions to Radiocontrast Media Based on Skin Testing. J Allergy Clin Immunol Pract 2019；7：2707-2713. doi：10.1016/j.jaip.2019.04.036. Epub 2019 May 10. PMID：31078762.

39）Schrijvers R, Breynaert C, Ahmedali Y, et al. Skin Testing for Suspected Iodinated Contrast Media Hypersensitivity. J Allergy Clin Immunol Pract 2018；6：1246-1254. doi：10.1016/j.jaip.2017.10.040. Epub 2018 Jan 19. PMID：29371073.

40）Kim YS, Yoon SH, Choi YH, et al. Nausea and vomiting after exposure to non-ionic contrast media：incidence and risk factors focusing on preparatory fasting. Br J Radiol 2018；91：20180107. doi：10.1259/bjr.20180107. Epub 2018 May 17. PMID：29694239；PMCID：PMC6221763.

41）Tsushima Y, Seki Y, Nakajima T, et al. The effect of abolishing instructions to fast prior to contrast-enhanced CT on the incidence of acute adverse reactions. Insights Imaging 2020；11：113. doi：10.1186/s13244-020-00918-y. PMID：33095342；PMCID：PMC7584708.

42）Choi H, Hong H, Cha MJ, et al. Effects of Fasting versus Non-Fasting on Emetic Complications in Radiological Examinations Using Intravascular Non-Ionic Iodinated Contrast Media：A Systematic Review and Meta-Analysis. Korean J Radiol 2023；24：996-1005. doi：10.3348/kjr.2023.0399. PMID：37793670；PMCID：PMC10550746.

43）Pumphrey RS. Lessons for management of anaphylaxis from a study of fatal reactions. Clin Exp Allergy 2000；30：1144-50. doi：10.1046/j.1365-2222.2000.00864.x. PMID：10931122.

44）医療事故調査・支援センター．医療事故の再発防止に向けた提言第3号．注射剤によるアナフィラキシーに係る死亡事例の分析．平成30年1月 https://www.medsafe.or.jp/uploads/uploads/files/teigen-03.pdf

45）Campbell RL, Bellolio MF, Knutson BD, et al. Epinephrine in anaphylaxis：higher risk of cardiovascular complications and overdose after administration of intravenous bolus epinephrine compared with intramuscular epinephrine. J Allergy Clin Immunol Pract 2015；3：76-80. doi：10.1016/j.jaip.2014.06.007. Epub 2014 Aug 29. PMID：25577622.

46）Simons FE. Anaphylaxis, killer allergy：long-term management in the community. J Allergy Clin Immunol. 2006；117：367-77. doi：10.1016/j.jaci.2005.12.002. PMID：16461138.

47）Carra S, Schatz M, Mertes PM, et al. Anaphylaxis and Pregnancy：A Systematic Review and Call for Public Health Actions. J Allergy Clin Immunol Pract 2021；9：4270-4278. doi：10.1016/j.jaip.2021.07.046. Epub 2021 Aug 5. PMID：34365055.

48）Simons FE, Ardusso LR, Bilò MB, et al；World Allergy Organization. World allergy organization guidelines for the assessment and management of anaphylaxis. World Allergy Organ J 2011；4：13-37. doi：10.1097/WOX.0b013e318211496c. Epub 2011 Feb 23. PMID：23268454；PMCID：PMC3500036.

49）Muraro A, Worm M, Alviani C, et al；European Academy of Allergy and Clinical Immunology, Food Allergy, Anaphylaxis Guidelines Group. EAACI guidelines：Anaphylaxis（2021 update）. Allergy 2022；77：357-377. doi：10.1111/all.15032. Epub 2021 Sep 1. PMID：34343358.

50）Kim SR, Lee JH, Park KH, et al. Varied incidence of immediate adverse reactions to low-osmolar non-ionic iodide radiocontrast media used in computed tomography. Clin Exp Allergy 2017；47：106-112. doi：10.1111/cea.12803. Epub 2016 Oct 12. PMID：27648932.

51）Gomi T, Nagamoto M, Hasegawa M, et al. Are there any differences in acute adverse reactions among five low-osmolar non-ionic iodinated contrast media？ Eur Radiol 2010；20：1631-5. doi：10.1007/s00330-009-1698-6. Epub 2009 Dec 22. PMID：20033176.

52）Park HJ, Son JH, Kim TB, et al. Relationship between Lower Dose and Injection Speed of Iodinated Contrast Material for CT and Acute Hypersensitivity Reactions：An Observational Study. Radiology 2019；293：565-572. doi：10.1148/radiol.2019190829. Epub 2019 Oct 15. PMID：31617789.

53）Assem ES, Bray K, Dawson P. The release of histamine from human basophils by radiological contrast agents. Br J Radiol 1983；56：647-52. doi：10.1259/0007-1285-56-669-647. PMID：6192864.

54）Bøhn HP, Reich L, Suljaga-Petchel K. Inadvertent intrathecal use of ionic contrast media for myelography. AJNR Am J Neuroradiol 1992；13：1515-9. PMID：1442425；PMCID：PMC8332389.

55）Okuyama E, Matsuda M, Mori Y, et al. Radiologist expertise and responsibilities for off-label use of Urografin before the change in indication by medical health insurance. Jpn J Radiol 2023；41：909-910. doi：10.1007/s11604-023-01404-3. Epub 2023 Mar 13. PMID：36913009.

56）Lohana AC, Neel S, Deepak V, et al. Intrathecal iodinated contrast-induced transient spinal shock. BMJ Case Rep 2020；13：e237610. doi：10.1136/bcr-2020-237610. PMID：33370945；PMCID：PMC7754623.

臨床編 — V CT造影剤の副作用とその対策

遅発性副作用

児島克英，平木隆夫

Key Point

①ヨード造影剤の遅発性副作用は大部分が造影剤投与後3時間〜2日の間に発現し，ほとんどが晩発性皮膚反応である。

②遅発性副作用は自然寛解することが多く，通常は対症療法を行う。

③予防投薬はACR，ESURのガイドラインでは推奨されていない。

定義

ヨード造影剤の遅発性副作用（delayed/late adverse events）はAmerican College of Radiology（ACR）のACR Manual On Contrast Media 2023では造影剤の血管内注入後30〜60分後以降に起こる副作用と定義される[1]。また，European Society of Urogenital Radiology（ESUR）のESUR Guidelines on Contrast Agents Version 10.0では造影剤注入後1時間〜1週間後に発現する副作用をlate adverse reactions，1週間後以降に起こる副作用をvery late adverse reactionsと定義している[2,3]。

造影剤投与後のどの程度の時間経過で発生することが多いか

遅発性副作用の大部分は3時間から2日の間に発現するとされる[4,5]。

症状

ヨード造影剤血管内投与後1日から1週間程度で頭痛，嘔気，めまい，胃腸障害，皮疹，かゆみ，発熱，腕の痛みなどさまざまな症状が出現することがあるが，造影剤投与から症状発現まで時間間隔があるため，造影剤投与との因果が明らかでないことが多い。過去の研究では造影CT後と非造影CT後に観察される症状を比較し，造影CT後の患者のみでみられた症状のほとんどは晩発性皮膚反応と報告されている[6-8]。

晩期皮膚反応の大部分は造影剤投与後3日以内に[7,9,11]，蕁麻疹や持続性発疹として現れる[5,8,10,12]。遅発性皮膚反応の50％以上は，さまざまなサイズや分布の斑状丘疹性発疹である[4,5,9,10,13]。汎発性発疹性膿疱症[14]や血管性浮腫も起こることがあり，通常は搔痒感を伴う[4,5]。また，搔痒感のみが起こることもある。ほとんどの晩発性皮膚反応は軽症であり[7,9,11,15,16]，自然軽快する。晩期皮膚反応は75％までが3日以内に消失し，ほぼ7日以内に消失する[9,17]。

全身性エリテマトーデス（systemic lupus erythematosus：SLE）の患者で重篤な皮膚反応が報告され

ている[12, 18, 19]。Stevens-Johnson症候群[19, 20]，中毒性表皮壊死融解症，または皮膚血管炎に類似した反応を示す症例も報告されている。また，まれではあるが死亡例が報告されている[18, 19]。

皮膚反応以外の重篤な遅発性副作用はきわめてまれで，重篤な低血圧[21]や心肺停止などが報告されているが，これらはヨード造影剤の因果が明確でない症例がある。

ヨウ化物による唾液腺炎[22, 23]と急性多発性関節症[24]はまれな遅発性副作用で，腎機能障害のある患者で頻度が高い可能性がある。

造影剤投与後1週間後以降に起こるまれな副作用としてヨード造影剤による甲状腺中毒症がある[25]。

頻度

水溶性ヨード造影剤の遅延型アレルギー様反応の発生率は0.5～14％と報告されている[5, 8, 26]。

非イオン性モノマー型ヨード造影剤による遅発性皮膚反応は，造影剤投与後1週間で4％未満とされる[6, 8, 9, 15, 26]。非イオン性モノマー型造影剤間における遅発性副作用発生率に有意差は示されていない[15, 27, 28]。イオン性モノマー型と非イオン性モノマー型の間[27, 28, 29]や非イオン性モノマー型とイオン性ダイマー型の間[16, 30, 31]に遅発性副作用発生率に有意差は示されていない。非イオン性モノマー型と非イオン性ダイマー型の比較では，遅発性皮膚反応は非イオン性ダイマー型の方が多いことが示されている[7, 15, 16]。

ヨード造影剤による甲状腺中毒の頻度は，食餌性ヨード欠乏地域の患者を対象とした大規模研究で発生率は0.25％未満とされ[25]，わが国における発生率はさらに低いと思われる。

リスクファクター，予防策

●リスクファクター

遅発性副作用のリスクファクターはさまざまな報告がある。アレルギーの既往は遅発性副作用のリスクが2倍高くなるとされる[7, 9, 11, 17, 26, 31, 32]。特に薬剤過敏症または接触過敏症は危険因子である[33, 34]。ヨード造影剤副作用の既往があると，遅発性副作用のリスクは1.7～3.3倍となる[9, 17, 30]。ヨード造影剤の急性副作用の既往があっても遅発性副作用に関しては同じ製剤でのリスクは上昇しない[9, 17, 28]。女性は男性よりも晩発性副作用をきたしやすい[7, 17, 30, 32, 34]。フィンランドでは，晩発性反応の発生率に季節差があることが指摘され，造影剤が光感作を引き起こす可能性や，花粉の季節が遅発性反応の素因を高める可能性が示唆されている[35]。インターロイキン2（IL-2）投与を受けた患者では，晩期反応が4倍程度多くみられる[36, 37]。

晩発性皮膚反応を示す患者において，原因となるヨード造影剤に対するパッチテストや皮内テストが陽性であることが報告されている[33]。約半数では構造的に類似した造影剤にも反応した報告がある[9, 34]。ESUR Guidelinesではヨード造影剤に対する遅発性皮膚反応の可能性がある場合は，パッチテストまたは皮内テストの実施を推奨している[2, 3, 33, 35]。

●予防策

ステロイドや抗ヒスタミン薬の予防投与の有効性は不明とする報告がある[12, 38]。ACR Manualでは

予防投与は推奨されていない[1]。ESUR Guidelines では急性反応と遅発性反応とでは機序が異なる可能性が高いこと，また重篤な遅発性反応はきわめてまれであることから，軽度の遅発性皮膚反応の既往歴のみを有する患者では，造影検査前の前投薬は推奨されない[2,3]。低浸透圧造影剤では遅発性副作用の既往のある患者へのステロイドや抗ヒスタミン薬の予防投与を推奨する報告がある[34]。

治療

遅発性副作用は自然寛解することが多く[12]，通常は対症療法を行う。皮膚症状には経口抗ヒスタミン薬，ステロイド外用薬および皮膚軟化薬を使用する[7,15]。その他，発熱には解熱薬，嘔気には制吐薬が用いられる。

再発率

遅延型造影反応の再発率は25％以上であるという報告[12]があるが，低浸透圧造影剤では8.5％以下と報告されている[34]。

当院での対応

造影CT検査後に遅発性副作用を含めた，案内の紙（図1）を手渡している。

CT造影検査を受けられた方へ

1. 造影剤を使用しますと、遅発性の副作用により、検査後の数時間から約1週間後の間に、頭痛、発疹、かゆみ、はきけ、めまい、血圧低下などの副作用が起こることがあります。もし遅発性副作用と思われる異常が起こりましたら主治医または検査医に連絡して下さい。外来の場合は、来院されるか電話して下さい。
2. 造影剤は尿として排泄されます。排尿を促進させるためにも、検査当日は水分や経口補水液（放射線治療・IVR外来受付⑩前の自販機でも販売しております）を多めにお取り下さい。治療上、水分制限のある方は主治医の先生の指示に従って下さい。
3. 検査後、吐き気などがなければ、食事は通常通り摂取していただいて結構です。

岡山大学病院
〒700-8558　岡山市北区鹿田町2-5-1
代表＿＿＿＿＿＿＿

岡山大学病院
OKAYAMA UNIVERSITY HOSPITAL

図1 当院で造影CT検査後に配布している案内

遅発性副作用

参考文献

1) ACR Committee on Drugs and Contrast Media. ACR manual on contrast media (version 2023). Available at https://www.acr.org/Clinical-Resources/Contrast-Manual

2) European Society of Urogenital Radiology. ESUR guidelines on contrast agents. 10.0 2018 Available at https://www.esur.org/esur-guidelines-on-contrast-agents/

3) Bellin MF, Stacul F, Webb JAW, et al. Contrast Media Safety Committee of European Society of Urogenital Radiology (ESUR). Late adverse reactions to intravascular iodine based contrast media：an update. Eur Radiol. 2011；21 (11)：2305-10. DOI：10.1007/s00330-011-2200-9

4) Meth MJ, Maibach HI. Current understanding of contrast media reactions and implications for clinical management. Drug Saf 2006；29：133-141. DOI：10.2165/00002018-200629020-00003

5) Christiansen C, Pichler WJ, Skotland T. Delayed allergy-like reactions to X-ray contrast media：mechanistic considerations. Eur Radiol 2000；10：1965-1975. DOI：10.1007/s003300000543

6) Yasuda R, Munechika H. Delayed adverse reactions to nonionic monomeric contrast-enhanced media. Invest Radiol. 1998；33 (1)：1-5. DOI：10.1097/00004424-199801000-00001

7) Schild HH, Kuhl CK, Hubner-Steiner U, et al. Adverse events after unenhanced and monomeric and dimeric contrast-enhanced CT：a prospective randomized controlled trial. Radiology 2006；240：56-64. DOI：10.1148/radiol.2393050560

8) Loh S, Bagheri S, Katzberg RW, et al. Delayed adverse reaction to contrast-enhanced CT：a prospective singlecenter study comparison to control group without enhancement. Radiology 2010；255：764-771. DOI：10.1148/radiol.10091848

9) Hosoya T, Yamaguchi K, Akutzu T, et al. Delayed adverse reactions to iodinated contrast media and their risk factors. Radiat Med. 2000；18：39-45. PMID：10852654

10) Brockow K. Contrast media hypersensitivity--scope of the problem. Toxicology 2005；209：189-192. DOI：10.1016/j.tox.2004.12.032

11) Munechika H, Hiramatsu Y, Kudo S, et al. A prospective survey of delayed adverse reactions to iohexol in urography and computed tomography. Eur Radiol. 2003；13：185-194. DOI：10.1007/s00330-002-1339-9

12) Webb JA, Stacul F, Thomsen HS, et al. Late adverse reactions to intravascular iodinated contrast media. Eur Radiol 2003；13：181-184. DOI：10.1007/s00330-002-1650-5

13) Vernassiere C, Trechot P, Commun N, et al. Low negative predictive value of skin tests in investigating delayed reactions to radio-contrast media. Contact Dermatitis 2004；50：359-366. DOI：10.1111/j.0105-1873.2004.00367.x

14) Peterson A, Katzberg RW, Fung MA, et al. Acute generalized exanthematous pustulosis as a delayed dermatotoxic reaction to IV-administered nonionic contrast media. AJR Am J Roentgenol 2006；187：W198-201. DOI：10.2214/AJR.05.0317

15) Sutton AGC, Finn P, Campbell PG, et al. Early and late reactions following the use of Iopamidol 340, Iomeprol 350 and Iodixanol 320 in cardiac catheterization. J Invasive Cardiol. 2003；5：133-138. PMID：12612387

16) Sutton AG, Finn P, Grech ED, et al. Early and late reactions after the use of iopamidol 340, ioxaglate 320 and iodixanol 320 in cardiac catheterization. Am Heart J. 2001；141：677-683. DOI：10.1067/mhj.2001.113570

17) Yoshikawa H. Late adverse reactions to nonionic contrast media. Radiology. 1992；183：737-740. DOI：10.1148/radiology.183.3.1584929

18) Goodfellow T, Holdstock GE, Brunton FJ, et al. Fatal acute vasculitis after high-dose urography with iohexol. Br J Radiol 1986；59：620-621. DOI：10.1259/0007-1285-59-702-620

19) Savill JS, Barrie R, Ghosh S, et al. Fatal Stevens-Johnson syndrome following urography with iopamidol in systemic lupus erythematosus. Postgrad Med J 1988；64：392-394. DOI：10.1136/pgmj.64.751.392

20) Laffitte E, Nenadov Beck M, Hofer M, et al. Severe Stevens-Johnson syndrome induced by contrast medium iopentol (Imagopaque). Br J Dermatol 2004；150：376-378. DOI：10.1111/j.1365-2133.2003.05763.x

21) Newman B. Delayed adverse reaction to nonionic contrast agents. Pediatr Radiol 2001；31：597-599. DOI：10.1007/s002470100483

22) Berman HL, Delaney V. Iodide mumps due to low-osmolality contrast material. AJR 1992；159：1099-1100. DOI：10.2214/ajr.159.5.1414783

23) Gilgen-Anner Y, Heim M, Ledermann HP, et al. Iodide mumps after contrast media imaging：a rare adverse effect to iodine. Ann Allergy Asthma Immunol 2007；99：93-98. DOI：10.1016/S1081-1206 (10) 60628-X

24) Donnelly PK, Williams B, Watkin EM. Polyarthropathy--a dlayed reaction to low osmolality angiographic contrast medium in patients with end stage renal disease. Eur J Radiol 1993；17：130-132. DOI：10.1016/0720-048x (93) 90050-w

臨床編—Ⅴ．CT造影剤の副作用とその対策

25) Hintze G, Blombach O, Fink H, et al. Risk of iodine-induced thyrotoxicosis after coronary angiography：an investigation in 788 unselected subjects. Eur J Endocrinol 1999；140：264-7. DOI：10.1530/eje.0.1400264

26) Munechika H, Hiramatsu Y, Kudo S, et al. A prospective survey of delayed adverse reactions to iohexol in urography and computed tomography. Eur Radiol 2003；13：185-94. doi：10.1007/s00330-002-1339-9. Epub 2002 Mar 21. DOI：10.1007/s00330-002-1339-9

27) Pedersen SH, Svaland MG, Reiss AL, et al. Late allergy-like reactions following vascular administration of radiography contrast media. Acta Radiol 1998；39：344-348. DOI：10.1080/02841859809172442

28) Yamaguchi K, Takanashi I, Kanauchi T et al. A retrospective survey of delayed adverse reactions to ionic and nonionic contrast media. Nippon Igaku Hoshasen Gakkai Zasshi 1992；52：1565-1570. PMID：1465338

29) McCullough M, Davies P, Richardson R. A large trial of intravenous Conray 325 and Niopam 300 to assess immediate and delayed reactions. Br J Radiol 1989；62：260-265. DOI：10.1259/0007-1285-62-735-260

30) Mikkonen R, Kontkanen T, Kivisaari L. Acute and late adverse reactions to low-osmolal contrast media. Acta Radiol 1995；36：72-76, PMID：7833173

31) Oi H, Yamazaki H, Matsushita M. Delayed vs immediate adverse reactions to ionic and non-ionic low-osmolality contrast media. Radiat Med 1997；15：23-27. PMID：9134581

32) Higashi TS, Katayama M. The delayed adverse reactions of low osmolar contrast media. Nippon Igaku Hoshasen Gakkai Zasshi. 1990；50：1359-1366. PMID：2087395

33) Kanny G, Pichler W, Morisset M et al. T-cell mediated reactions to iodinated contrast media：evaluation by skin and lymphocyte activations tests. J Allergy Clin Immunol 2005；115：179-185. DOI：10.1016/j.jaci.2004.09.012

34) Kang DY, Lee SY, Ahn YH, et al. Incidence and risk factors of late adverse reactions to low-osmolar contrast media：A prospective observational study of 10,540 exposures. Eur J Radiol 2022；146：110101. doi：10.1016/j.ejrad.2021.110101.

35) Mikkonen R, Vehmas T, Granlund H, et al. Seasonal variation in the occurrence of late adverse skin reactions to iodinebased contrast media. Acta Radiol 2000；41：390-393. DOI：10.1080/028418500127345532

36) Shulman KL, Thompson JA, Benyunes MC et al（1993）Adverse reactions to intravenous contrast media in patients treated with interleukin-2. J Immunother Emphasis Tumor Immunol 113：208-212. DOI：10.1097/00002371-199304000-00008

37) Drljevic-Nielsen A, Skou N, Mains JR, et al. Late adverse events to iodinated contrast media in patients treated with IL-2：a safety report from the Danish Renal Carcinoma Group（DaRenCa）study-1. Acta Radiol 2023；64：2812-2819. doi：10.1177/02841851231189635.

38) Courvoisier S, Bircher AJ. Delayed-type hypersensitivity to a nonionic, radiopaque contrast medium. Allergy 53：1221-1224. DOI：10.1111/j.1398-9995.1998.tb03846.x

臨床編 — V　CT用造影剤の副作用とその対策

造影剤関連急性腎障害

尾田済太郎

Key Point

①造影CT検査による造影剤関連急性腎障害のリスクは非常に低い。

②国内外のガイドラインは，eGFR 30mL/min/1.73m^{2}未満の患者に造影CTを行う際は生理食塩液補液や造影剤減量といった予防策を講じることを推奨している。

③「造影剤関連急性腎障害を過剰に恐れるがあまり造影剤の使用を避けた結果，患者に対してかえって不利益を与えてしまう」というリーナリズム (renalism) の考え方がある。

はじめに

　造影剤関連急性腎障害とはヨード造影剤によって引き起こされる急性腎障害であり，多くの場合は可逆的で，3〜5日後にピークに達し，7〜14日程度で回復する可逆的な腎機能障害であるが，ときとして不可逆的な腎機能障害に至り人工透析が必要になることがあり，ヨード造影剤を使用する際は造影剤関連急性腎障害の発症に注意すべきである。また，造影剤関連急性腎障害を発症した場合は患者の生命予後とQOLに大きく影響するため，リスクを有する患者では発症予防に努めなければならない。近年，造影CTによる造影剤関連急性腎障害に関するパラダイムシフトを生じている。

ガイドラインの現況

　2012年に日本医学放射線学会，日本循環器学会，日本腎臓学会の3学会共同で『腎障害患者におけるヨード造影剤使用に関するガイドライン2012』が発刊され，診療の現場で広く使用された。このガイドラインで採用されたエビデンスの多くは経動脈的にヨード造影剤を投与する心臓カテーテル検査・治療の研究に基づいたものであった。その後，造影CTのような経静脈的な造影剤投与による造影剤関連急性腎障害のリスクは，経動脈的投与と比べて大幅に低いことが明らかになった。心臓カテーテル検査・治療のような経動脈的造影剤投与では高濃度の造影剤が直接的に腎臓へ到達し障害を与えるのに対し，経静脈的投与では，造影剤が腎臓に達するまでに希釈されるため，腎臓への影響が小さくなるためと考えられている。また，心臓カテーテル検査・治療における造影剤関連急性腎障害ではコレステロール塞栓の影響も示唆されている。

　これらの知見を踏まえ，2018年に改定版である『腎障害患者におけるヨード造影剤使用に関するガイドライン2018』が発刊された[1]。ときを同じくして欧州[2]や米国[3]のガイドラインでも経静脈的造影剤投与におけるリスクは非常に低いという観点でわが国と同様の改訂が行われた。

213

用語

ヨード造影剤投与後に発症する急性腎障害には，ヨード造影剤との因果関係がある場合とない場合が混在しており，臨床診療では明確な区別は困難な場合が多い。これまで造影剤腎症という用語が使用されてきたが，近年では造影剤関連急性腎障害や造影後急性腎障害を使用することが推奨されている。

●造影剤関連急性腎障害 (contrast-associated acute kidney injury：CA-AKI)，造影後急性腎障害 (post-contrast acute kidney injury：PC-AKI)

造影剤関連急性腎障害（同義語としての造影後急性腎障害）は，ヨード造影剤投与後に発生する急性腎障害を指す広義の用語であり，ヨード造影剤に直接起因する場合と起因しない場合を含めた概念である。造影剤関連急性腎障害という用語は，急性腎障害をきたす他の病因を除外できない場合に適用される。

●造影剤腎症 (contrast-induced nephropathy：CIN)，造影剤性急性腎障害 (contrast-induced acute kidney injury：CI-AKI)

造影剤腎症（同義語としての造影剤性急性腎障害）は，急性腎障害がヨード造影剤に起因している判断された場合に適用する用語である。臨床診療においてヨード造影剤の曝露と急性腎障害との因果関係を証明するには，他の潜在的な原因を除外する必要がある。十分な臨床評価を行った結果，造影剤曝露以外の原因が特定されない場合に限って造影剤腎症の用語が適用される。

病因・病態

ヨード造影剤の腎毒性に関する報告の多くは動物実験の結果に基づいている。これらの研究では急性尿細管壊死の存在が示されているが，そのメカニズムは明確ではない[4-6]。急性尿細管壊死の機序として2つの説がある。①粘稠度や一酸化窒素，エンドセリン，アデノシンなどの変化によって惹起される腎血管収縮に伴う腎髄質低酸素による作用，②ヨード造影剤の尿細管細胞に対する直接的な細胞毒性作用，である。この2つの説が相互に作用している可能性もある。

他のタイプの急性尿細管壊死（虚血性など）と比較して，ヨード造影剤に起因する急性腎障害は通常，腎機能の回復が比較的早いという特徴がある。

診断

一般的に造影剤関連急性腎障害は臨床診断によりなされる。また，急性腎障害の国際的な診断基準（Kidney Disease Improving Global Outcomes［KDIGO］Clinical Practice Guideline for Acute Kidney Injury）[7]を用いることもできる。

①ヨード造影剤投与後，72時間以内に血清クレアチニン値が前値より0.5mg/dL以上または25％以上増加した場合。

②KDIGOの診断基準：ヨード造影剤投与後，48時間以内に血清クレアチニン値が前値より0.3mg/dL以上増加した場合，また血清クレアチニン値がそれ以前7日以内にわかっていたか，あるいは予想される基礎値より1.5倍以上の増加があった場合，または尿量が6時間にわたって<0.5mL/kg/hに減少した場合。

③急性腎障害についてヨード造影剤以外の原因を除外できた場合に，造影剤腎症（同義語としての造影剤性急性腎障害）と診断する。

検査前の腎機能評価はeGFRで行うが，造影剤関連急性腎障害の診断はeGFRの変化ではなく，血清クレアチニン値の変化で評価する。急性腎障害によりGFRが低下しても血清クレアチニンは24〜48時間程度の遅れをもって上昇するため，血清クレアチニンに基づいて計算されたeGFRもまたリアルタイムに真のGFRを示さないことに留意する必要がある。

リスク

造影CTにおける造影剤関連急性腎障害の頻度は報告により差はあるが，平均で6.4%と報告されている[8]。しかし，造影剤を投与しなくても造影剤関連急性腎障害の診断基準を満たす症例が同等の頻度で存在することが明らかとなっている[9]。これは血清クレアチニンの自然変動が影響していると考えられる。2012年以降，CT検査における造影剤非投与群と造影剤投与群の造影剤関連急性腎障害の発症とリスク因子を解析した大規模な研究が複数，発表され，その結果，造影剤非投与群と造影剤投与群との間で造影剤関連急性腎障害の発症率にほとんど差はみられず，造影CTによる造影剤関連急性腎障害のリスクは従来考えられていたよりもかなり低いことが判明した[10, 11]。

一般に慢性腎臓病の存在は造影剤関連急性腎障害のリスク因子とされており，2012年版ガイドラインでは，eGFR 45mL/min/1.73m^{2}未満の腎機能障害の存在がリスク因子とされ，造影CTの実施を控える傾向があった。しかし，近年の研究において，eGFR 45mL/min/1.73m^{2}未満においても造影CTで造影剤関連急性腎障害を発症するリスクはきわめて低いことがわかってきた[12]。さらに，eGFR 30mL/min/1.73m^{2}未満の高度腎機能低下においても，造影CTは造影剤関連急性腎障害だけでなく，30日以内の透析導入や死亡のリスクにもならないとする報告も複数なされている[13]。

以上から，慢性腎臓病において造影CTによる造影剤関連急性腎障害のリスクは非常に低いと考えられるが，eGFR 30mL/min/1.73m^{2}未満におけるエビデンスは十分とはいえないと判断し，2018年版ガイドラインでは，eGFR 30mL/min/1.73m^{2}未満の高度腎機能低下を有する患者に対して造影CTを行う際には，造影剤関連急性腎障害に関する説明と適切な予防策を講じることを推奨している。

一方，集中治療室（ICU）などの急性重症疾患の患者においては，造影CTの有無にかかわらず，20〜50%で急性腎障害を発症するため，ICU患者の造影CT後に急性腎障害を発症した場合は，それが造影剤投与に起因するかの判断は非常に難しくなる。eGFR 45mL/min/1.73m^{2}未満のICU患者では造影CTが透析導入のリスクとなり得るとする報告もある[14]。これらを踏まえて2018年版ガイドラインでは，ICU患者に造影CTを行う際は急性腎障害についても十分な説明と適切な予防策を講ずることを推奨している。

上記のように造影CTの後に腎機能障害を生じた場合，それが造影剤に起因しているのか，背景疾患に起因しているのか，それともクレアチニンの自然変動に起因しているのか，もはや正確に把握す

臨床編―V．CT用造影剤の副作用とその対策

ることは困難であることを認識する必要がある。

予防策

　造影CT検査による造影剤関連急性腎障害の予防に関してエビデンスレベルの高い対策は存在しないが，現時点においては「検査前の患者リスク評価」，「生理食塩液の予防的補液」，「使用する造影剤の減量」が予防策として推奨されている。現行のガイドラインに準じて適切に対応することが医療安全の観点からも重要である。

●患者リスクの評価

　一般的に検査前の腎機能障害の存在，ICU患者，脱水状態，心不全，高齢者，腎毒性薬剤使用中は造影剤関連急性腎障害のリスク因子とされる。検査前に不適切な食事・飲水制限の指示がなされたことにより脱水状態を生じている場合も経験されるため留意すべきである。一部の検査（胆嚢病変の評価など）を除いては造影CT検査前の食事を制限する必要はなく[15]，もちろん飲水制限の必要もない。造影CT検査前に採血結果を確認して腎機能（eGFR）を把握することがガイドラインで求められており，eGFR 30mL/min/1.73m^{2}未満は高リスクと見なされる。欧州泌尿生殖器放射線学会のガイドライン[2]は，急性疾患患者や入院患者，リスク因子を有する患者においては7日以内の採血結果（eGFR）を有効とし，それ以外の腎機能が安定している患者においては3カ月以内のeGFRを有効とする目安を示している（緊急時の検査はこの限りではない）。小児のGFRの推定において一般的に使用されるSchwartzの計算式は，人種における体格の違いや男女の違いは考慮されておらず，過大評価となる傾向がある。2019年に小児慢性腎臓病を適切に診断治療するために小児の腎機能障害の診断と腎機能評価の手引きが整理され，このなかで新たに日本人の体格に合ったGFRの推定式が記載されている[16]。正期産児のGFRは，出生時では成人の約20％に相当する約20mL/min/1.73m^{2}と低く，生後は腎血流量の増大とともにGFRは飛躍的に増加し，生後2週で約2倍，1〜2歳で成人値とほぼ同じになるとされる。一方，30歳を過ぎると加齢とともに生理的な変化としてGFRが最大1mL/min/yearで低下するとされる。

　造影剤関連急性腎障害の高リスク患者では，非造影CTや他のモダリティなどの代替手段を検討することも大切である。

●生理食塩液の予防輸液

　造影剤関連急性腎障害の予防策として，高リスク患者（eGFR 30mL/min/1.73m^{2}未満）では造影検査の前後に生理食塩液の輸液を行うことが推奨されている。一方，eGFR 30mL/min/1.73m^{2}以上の患者における生理食塩液の予防輸液にメリットはないどころか，心不全といった有害事象が増加したとも報告されている[17]。予防輸液の際は造影CT検査の前後それぞれ3〜12時間ほどかけて輸液を行うことが理想的とされるが，実際の診療現場では患者を長時間，点滴のために拘束するのは難しい場合も多い。一方，重炭酸ナトリウム液（1.26％炭酸水素ナトリウム＜152mEq/L＞）投与は造影剤関連急性腎障害発症リスクを抑制する可能性があると報告されており，検査前の輸液時間が限られた場合には，重炭酸ナトリウム液の投与が推奨される。重曹輸液投与のプロトコールは1.26％炭酸水素ナトリ

216

ウム（152mEq/L）を3mL/kg/hで造影前1時間，1mL/kg/hで造影後6時間行うことが一般的である。

検査前の経口飲水による造影剤関連急性腎障害の予防効果についてはエビデンスが不十分である。しかし，経口飲水と生理食塩液輸液の予防効果に差がないとする報告もあり，輸液時間の確保が困難な外来患者においては行う価値があると考える[18,19]。

●造影剤を減量する

造影CT検査おける造影剤減量の有効性を示すエビデンスは乏しいが，一般的に慢性腎臓病患者に造影CT検査を行う際，100mL以上の造影剤量は剤関連急性腎障害のリスクとされており，リスク患者においては造影剤量が100mLを越えないように配慮することが求められる。また，高リスク患者においては「eGFR×2.25mL（300mg/mL造影剤の場合）」[20]が造影剤使用量上限の目安とされる。日本と欧州のガイドラインでは，リスクのある患者に造影CT検査を行う際は，診断能を保つことのできる範囲内で最小限の造影剤使用量とすることを推奨している[1,2]。

一方，米国のガイドラインは，造影CT検査において造影剤の減量が造影剤関連急性腎障害のリスクを低減する根拠は乏しく，特に造影剤の減量は推奨していない[3]。不適切に過剰な造影剤減量を行った場合，診断能が低下し検査目的を達成できない恐れがあるため，造影剤使用量は検査の必要性と目的を考慮して慎重に判断されるべきである。また，造影剤を減量する場合，低管電圧撮像やdual-energy撮像（仮想単色X線低エネルギー画像）など撮像法を工夫する必要がある[21,22]。

短期間で繰り返す造影CT

わが国のガイドラインは，造影CTの短期間（24～48時間）の繰り返しは，造影剤関連急性腎障害の発症リスクが増加する可能性があるため推奨していない[1]。欧州のガイドラインも「48～72時間以内に造影剤投与を繰り返すことは造影剤関連急性腎障害のリスクである」としている[2]。一方，米国のガイドラインは「造影CTの短期間の繰り返しを避ける根拠となる十分なエビデンスはない」としている[3]。

近年，エビデンス並びに造影剤の体内動態を考慮した安全・適切な実施間隔について欧州のガイドラインがアップデートされた[23]。ヨード造影剤を用いた造影CTまたは血管造影検査を再度実施する場合は，腎機能が正常例では12時間以上（最短でも4時間以上），腎機能低下がeGFR 30～60mL/min/1.73m^{2}では48時間以上（最短でも16時間以上），高度に低下したeGFR＜30mL/min/1.73m^{2}では7日間以上（最短でも60時間以上）空けることを推奨している。

血液透析と造影CT

造影剤関連急性腎障害発症の予防を目的とした造影剤投与後の血液浄化療法（血液透析など）は，リスクを減少させないため推奨されない[24]。また既に腎機能が途絶している慢性透析患者に対する造影剤使用による容量負荷の問題がなければ使用は可能であり，造影剤使用直後に透析を施行する必要はない（透析スケジュールと関係なく造影CTは実施可能）[25]。一方，急性腎障害に対して急性血液浄化（持続的血液濾過透析＜continuous hemodiafiltration：CHDF＞など）を行っている患者では，腎機

臨床編―Ⅴ．CT用造影剤の副作用とその対策

能が回復する可能性がある限りは造影剤使用を慎重に検討すべきである。

　参考までに，末期腎不全患者の腹膜透析，血液透析での造影剤の除去率について，血液透析での造影剤消失半減期は3.9時間で，血液透析後4時間で投与量の72%が除去されると報告されている[26]。連続携行式腹膜透析を施行する患者では，造影剤投与後7日間の尿中への平均排泄率26.9%，透析液中への平均排泄率53.6%と報告されている[27]。

片腎患者における造影CT

　腎臓摘出後など片腎患者の造影CTにおける造影剤誘発性急性腎障害や血液透析の導入，死亡率は，両側腎臓と有意差がなかったと報告されている。つまり，片腎は造影剤誘発性急性腎障害の危険因子とはいえず，一般患者と同等に造影CT検査を実施できると考えられる。

発症した場合の対応

　造影剤関連急性腎障害を発症した患者の管理は支持療法が主体となる。支持療法には，腎障害をきたしうる他の潜在的な要因の除去・回避を図り，血行動態と電解質の評価と管理，GFRの減少に対する薬剤の適切な用量調整，尿毒症徴候のモニタリングが含まれる。造影剤関連急性腎障害の治療を目的としたループ利尿薬，低用量ドーパミン，hANPの投与はエビデンスに乏しく，推奨されない。

リーナリズム

　「リーナリズム（renalism）」という言葉がある[28]。これは，「造影剤関連急性腎障害を恐れるがあまり造影剤の使用を避けた結果，患者に対してかえって不利益を与えてしまいうる」といった概念であり，近年，このリーナリズムの考え方が再認識され始めている[29,30]。造影CTによる造影剤関連急性腎障害のリスクは非常に低いにもかかわらず，過剰に警戒するあまり，必要な患者に対しても造影CTを控えてしまい，医療の質が低下するといったシチュエーションが少なからず存在している。適切な治療方針を決定するために造影CTが必要な場合は，腎機能障害を有していたとしても，対策を講じたうえで造影CTを実施するという選択肢を残してもよいと考える。

参考文献

1) 日本腎臓学会/日本医学放射線学会/日本循環器学会. 腎障害患者におけるヨード造影剤使用に関するガイドライン 2018.

2) European Society of Urogenital Radiology. ESUR guidelines on contrast agents v10.0. https://adus-radiologie.ch/files/ESUR_Guidelines_10.0.pdf.

3) American College of Radiology. ACR Manual on Contrast Media. https://www.acr.org/-/media/ACR/Files/Clinical-Resources/Contrast_Media.pdf.

4) Detrenis S, Meschi M, Musini S, et al. Lights and shadows on the pathogenesis of contrast-induced nephropathy : state of the art. Nephrol Dial Transplant 2005 ; 20 : 1542-50.

5) Persson PB, Hansell P, Liss P. Pathophysiology of contrast medium-induced nephropathy. Kidney Int 2005 ; 68 : 14-22.

6) Wong PC, Li Z, Guo J, Zhang A. Pathophysiology of contrast-induced nephropathy. Int J Cardiol 2012 ; 158 : 186-92.

7) Khwaja A. KDIGO clinical practice guidelines for acute kidney injury. Nephron Clin Pract 2012 ; 120 : c179-84.

8) Kooiman J, Pasha SM, Zondag W, et al. Meta-analysis : serum creatinine changes following contrast enhanced CT imaging. European journal of radiology 2012 ; 81 : 2554-61.

9) Newhouse JH, Kho D, Rao QA, et al. Frequency of serum creatinine changes in the absence of iodinated contrast material : implications for studies of contrast nephrotoxicity. AJR American journal of roentgenology 2008 ; 191 : 376-82.

10) McDonald RJ, McDonald JS, Newhouse JH, et al. Controversies in Contrast Material-induced Acute Kidney Injury : Closing in on the Truth? Radiology 2015 ; 277 : 627-32.

11) Aycock RD, Westafer LM, Boxen JL, et al. Acute Kidney Injury After Computed Tomography : A Meta-analysis. Annals of emergency medicine 2018 ; 71 : 44-53.e4.

12) Obed M, Gabriel MM, Dumann E, et al. Risk of acute kidney injury after contrast-enhanced computerized tomography : a systematic review and meta-analysis of 21 propensity score-matched cohort studies. European radiology 2022 ; 32 : 8432-42.

13) McDonald JS, McDonald RJ, Lieske JC, et al. Risk of Acute Kidney Injury, Dialysis, and Mortality in Patients With Chronic Kidney Disease After Intravenous Contrast Material Exposure. Mayo Clinic proceedings 2015 ; 90 : 1046-53.

14) McDonald JS, McDonald RJ, Williamson EE, et al. Post-contrast acute kidney injury in intensive care unit patients : a propensity score-adjusted study. Intensive Care Med. 2017 ; 43 : 774-84.

15) Tsushima Y, Seki Y, Nakajima T, et al. The effect of abolishing instructions to fast prior to contrast-enhanced CT on the incidence of acute adverse reactions. Insights Imaging 2020 ; 11 : 113.

16) 日本小児科学会, 日本小児泌尿器科学会, 日本小児腎臓病学会. 小児慢性腎臓病（小児CKD）小児の「腎機能障害の診断」と「腎機能評価」の手引き. 2019.

17) Nijssen EC, Rennenberg RJ, Nelemans PJ, et al. Prophylactic hydration to protect renal function from intravascular iodinated contrast material in patients at high risk of contrast-induced nephropathy (AMACING) : a prospective, randomised, phase 3, controlled, open-label, non-inferiority trial. Lancet 2017 ; 389 : 1312-22.

18) Cheungpasitporn W, Thongprayoon C, Brabec BA, et al. Oral hydration for prevention of contrast-induced acute kidney injury in elective radiological procedures : a systematic review and meta-analysis of randomized controlled trials. N Am J Med Sci 2014 ; 6 : 618-24.

19) Sebastià C, Páez-Carpio A, Guillen E, et al. Oral hydration as a safe prophylactic measure to prevent post-contrast acute kidney injury in oncologic patients with chronic kidney disease (IIIb) referred for contrast-enhanced computed tomography : subanalysis of the oncologic group of the NICIR study. Support Care Cancer 2022 ; 30 : 1879-87.

20) Nyman U, Almén T, Aspelin P, et al. Contrast-medium-Induced nephropathy correlated to the ratio between dose in gram iodine and estimated GFR in ml/min. Acta Radiol 2005 ; 46 : 830-42.

21) Taguchi N, Oda S, Utsunomiya D, et al. Using 80 kVp on a 320-row scanner for hepatic multiphasic CT reduces the contrast dose by 50 % in patients at risk for contrast-induced nephropathy. Eur Radiol 2017 ; 27 : 812-20.

22) Nagayama Y, Nakaura T, Oda S, et al. Dual-layer DECT for multiphasic hepatic CT with 50 percent iodine load : a matched-pair comparison with a 120 kVp protocol. Eur Radiol 2018 ; 28 : 1719-30.

23) van der Molen AJ, Dekkers IA, Geenen RWF, et al. Waiting times between examinations with intravascularly administered contrast media : a review of contrast media pharmacokinetics and updated ESUR Contrast Media

臨床編—Ⅴ．CT用造影剤の副作用とその対策

Safety Committee guidelines. Eur Radiol 2024 ; 34 : 2512-23.

24) Cruz DN, Goh CY, Marenzi G, et al. Renal replacement therapies for prevention of radiocontrast-induced nephropathy : a systematic review. Am J Med 2012 ; 125 : 66-78.e3.

25) Younathan CM, Kaude JV, Cook MD, et al. Dialysis is not indicated immediately after administration of nonionic contrast agents in patients with end-stage renal disease treated by maintenance dialysis. AJR Am J Roentgenol 1994 ; 163 : 969-71.

26) Waaler A, Svaland M, Fauchald P, et al. Elimination of iohexol, a low osmolar nonionic contrast medium, by hemodialysis in patients with chronic renal failure. Nephron 1990 ; 56 : 81-5.

27) Donnelly PK, Burwell N, McBurney A, et al. Clearance of iopamidol, a non-ionic contrast medium, by CAPD in patients with end-stage renal failure. Br J Radiol 1992 ; 65 : 1108-13.

28) Chertow GM, Normand SL, McNeil BJ. "Renalism" : inappropriately low rates of coronary angiography in elderly individuals with renal insufficiency. J Am Soc Nephrol 2004 ; 15 : 2462-8.

29) Weisbord SD. AKI and medical care after coronary angiography : renalism revisited. Clinical journal of the American Society of Nephrology : CJASN 2014 ; 9 : 1823-5.

30) Mehdi A, Taliercio JJ, Nakhoul G. Contrast media in patients with kidney disease : An update. Cleve Clin J Med 2020 ; 87 : 683-94.

臨床編 — **V** CT用造影剤の副作用とその対策

造影剤脳症

粟井和夫

Key Point

①造影剤脳症は造影剤による神経毒性であり，脳卒中と似た一連の中枢神経症状を示す。
②造影剤脳症は脳や心臓の血管撮影で0.3〜4.0％の頻度で発症するが，まれに造影CTでも発生する。
③造影剤脳症の多くは自然に回復し，72時間以内に症状が消失する場合が多い。

はじめに

　造影剤脳症は造影剤による神経毒性であり，造影剤のまれな副作用の1つである。後述するように，ほとんどの場合，脳や心臓の血管撮影の副作用として生じる。しかしながら，造影CTで造影剤脳症を発生したという報告[1,2]も少数ながら存在するため本書でも記載する。

症状

　造影剤脳症では造影剤による神経毒性であり，脳卒中とよく似た一連の中枢神経症状を示す（表1）。皮質失明，意識低下，片麻痺，錯乱，および失語症などがみられ，システマティックレビューでは，症状発現時間の中央値は処置後1時間で，症状は早くて血管造影などの手技中，遅くて手技後27時間であった[1]。造影剤脳症の多くは一過性であるが，一部は長期にわたる神経障害や死亡に至る例もあり（表1），血管内投与の適応をもつヨード造影剤の添付文書にも重大な副作用として注意喚起されている。

発生率

　造影剤脳症は，脳血管撮影（頚動脈投与）や血管心臓撮影で0.3〜4.0％の頻度で発症している[3-6]。造影剤脳症で最も多い一過性の皮質失明の発生率は，冠状動脈血管造影で0.06％，椎骨血管造影で0.3〜1％，後循環の動脈瘤の血管内コイル治療を受けた患者で2.9％であった[7]。

病態

　造影剤脳症は，血液脳関門の破壊と内皮機能不全により，脳実質に漏出した造影剤による神経毒性と推定される。高浸透圧（生理食塩液に対して約6〜8）のイオン性造影剤が血管撮影に使用されていた時代は，高浸透圧による内皮細胞の収縮と血液脳関門（blood-brain barrier：BBB）の開口，破綻が

臨床編―Ⅴ．CT用造影剤の副作用とその対策

表1　造影剤脳症の症状と転帰[1]

症状（頻度%）	転帰（%）
皮質盲（38.4）	24時間以内に消失（23.3）
意識低下（28.8）	24〜72時間で消失（34.2）
片麻痺（27.4）	72時間以上で消失（21.9）
錯乱（26.0）	消失時間不明（5.5）
失語症（23.3）	症状持続（12.3）
せん妄（19.2）	死亡（2.7）
発作（16.4）	
同名半盲（5.5）	
不注意/無視（4.1）	
複視（1.4）	

造影剤脳症に関する系統的文献検索の73症例

推察されたが，浸透圧比が約2の非イオン性モノマー[4]，また等浸透圧の非イオン性ダイマー[8]でも造影剤脳症の報告があり，浸透圧以外の因子も考えられる。

　高血圧による血管内皮への機械的ストレス，脳梗塞後のBBBの完全性の低下なども造影剤の脳実質への分布を引き起こすと考えられる[1]。

リスク

　造影剤脳症は，脳血管撮影，血管心臓撮影（肺動脈撮影を含む），大動脈撮影，小児血管心臓撮影（肺動脈撮影を含む）など，高濃度の造影剤が脳に分布するような直接動脈内投与を伴う診断または治療手技の後に発生する場合が多い。繰り返しの撮像[9]や造影剤の投与量もリスクで150mL以上では発症リスクが高くなるものの[6]，25mL程度の低投与量でも発症した報告がある[5]。静脈内投与（CT）での発症は非常に少ないものの数例の報告がある[1,2]。

　患者側のリスク因子は，高血圧，脳自己調節障害，脳虚血などによるBBBの機能不全，糖尿病，腎障害がある[1,6]。

診断

　造影剤脳症は脳卒中に類似した症状を示すために，特に脳梗塞での血栓回収療法後の再出血との鑑別が重要となる。画像診断上の特徴としては，造影剤の皮質への分布，脳浮腫であり，またMRI画像での皮質変化（FLAIR画像や拡散強調像での高信号）である。ただし，発症初期では脳浮腫を呈していない場合がある。dual-energy CTは造影剤の脳実質への漏出と出血の鑑別に有用であり，MRI（特にFLAIR画像および拡散強調像）は造影剤脳症と急性虚血性変化との鑑別に有用である[10]。

　造影剤脳症は可逆性後頭葉白質脳症症候群（posterior reversible encephalopathy syndrome：PRES）と病態生理が重なる部分があり，皮質および皮質下の異常の対称的なパターンを呈している場合はPRESも考慮する必要がある[11]。

治療

　現在のところ確立された治療法はないが，多くの場合，自然に回復するので症状の悪化防止のため

222

のモニタリング，支持療法（必要に応じて集中治療など）が主たる対応で，薬物治療としては次のような選択肢がある。

　輸液による造影剤の排泄促進，マンニトールによる浮腫改善，コルチコステロイドによる抗炎症作用やBBB損傷の軽減，カルシウム拮抗薬による脳血管痙攣予防，抗てんかん薬による発作予防などが臨床では実施されている。現在のところエビデンスのある確立された治療はなく，患者ごとの症状に応じての治療が望ましいと考えられる[1]。

転帰

　多くの場合は自然に回復し，72時間以内に症状が消失する場合が多いものの，後遺症として症状が残る場合や死亡に至るケースもある（表1）[1]。

添付文書上の注意喚起

　脳血管撮影，心臓血管撮影の適応のある非イオン性造影剤に対し，重大な副作用として下記のように追記された（2020年，製品によって若干の文言の違いはある）。

　「脳血管撮影，血管心臓撮影（肺動脈撮影を含む），大動脈撮影，小児血管心臓撮影（肺動脈撮影を含む）において，本剤が脳血管外に漏出し，意識障害，麻痺，失語，皮質盲等の中枢神経症状があらわれることがあるので投与量は必要最小限とし，異常が認められた場合には適切な処置を行うこと。」

参考文献

1) Mariajoseph FP, Chung JX, Lai LT, et al. Clinical management of contrast-induced neurotoxicity：a systematic review. Acta Neurol Belg. 2024.

2) Zhang Y, Zhang J, Yuan S, et al. Contrast-induced encephalopathy and permanent neurological deficit following cerebral angiography：A case report and review of the literature. Front Cell Neurosci. 2022；16：1070357.

3) de Bono D. Complications of diagnostic cardiac catheterisation：results from 34,041 patients in the United Kingdom confidential enquiry into cardiac catheter complications. The Joint Audit Committee of the British Cardiac Society and Royal College of Physicians of London. Br Heart J 1993；70：297-300.

4) Liu MR, Jiang H, Li XL, et al. Case Report and Literature Review on Low-Osmolar, Non-Ionic Iodine-Based Contrast-Induced Encephalopathy. Clin Interv Aging 2020；15：2277-89.

5) Potsi S, Chourmouzi D, Moumtzouoglou A, et al. Transient contrast encephalopathy after carotid angiography mimicking diffuse subarachnoid haemorrhage. Neurol Sci 2012；33：445-8.

6) Vazquez S, Graifman G, Spirollari E, et al. Incidence and Risk Factors for Acute Transient Contrast-Induced Neurologic Deficit：A Systematic Review With Meta-Analysis. Stroke：Vascular and Interventional Neurology 2022；2：e000142.

7) Leong S, Fanning NF. Persistent neurological deficit from iodinated contrast encephalopathy following intracranial aneurysm coiling. A case report and review of the literature. Interv Neuroradiol 2012；18：33-41.

8) Yao LD, Zhu XL, Yang RL, et al. Cardiorespiratory arrest after iso-osmolar iodinated contrast injection：A case report of contrast-induced encephalopathy following contrast-enhanced computed-tomography. Medicine (Baltimore) 2021；100：e24035.

9) Iwata T, Mori T, Tajiri H, et al. Repeated injection of contrast medium inducing dysfunction of the blood-brain barrier：case report. Neurol Med Chir (Tokyo) 2013；53：34-6.

10) Meijer FJA, Steens SCA, Tuladhar AM, et al. Contrast-induced encephalopathy-neuroimaging findings and clinical relevance. Neuroradiology 2022；64：1265-8.

11) Fugate JE, Rabinstein AA. Posterior reversible encephalopathy syndrome：clinical and radiological manifestations, pathophysiology, and outstanding questions. Lancet Neurol 2015；14：914-25.

臨床編 — V 造影剤の副作用とその対策

造影剤の血管外漏出

大田英揮，邢　婧怡

Key Point

①造影CT検査におけるヨード造影剤の血管外漏出の頻度は0.2〜0.23％である。

②ほとんどの血管外漏出において症状は軽微であり，皮膚潰瘍，壊死，コンパートメント症候群などの重症例はまれである。

③血管外漏出のリスクファクターとして，性差（女性＞男性），高齢者（＞60歳），リンパ・静脈のドレナージ不全症例，肥満症例，栄養状態不良症例，放射線治療後，手背・手首・足背・足首・上腕静脈の穿刺，事前に確保された静脈ライン，などが挙げられる。

④多くの場合，血管外漏出による腫脹・圧痛は数時間〜数日以内に消退するため，経過観察のみで追加治療を要しない。

⑤皮膚科・形成外科へのコンサルトを考慮するべき症状としては，強い疼痛，腫脹・疼痛の増悪，患肢の感覚障害，受動的・能動的な可動制限，色調変化，水疱形成，皮膚潰瘍，などが挙げられる。

⑥対処できるよう十分な準備を行ったうえで慎重に行う。

はじめに

　造影剤漏出は血管内に注入された造影剤が周囲の軟部組織に漏出してしまう合併症である。合併症の程度としては，局所の不快感程度のものからコンパートメント症候群や皮膚潰瘍に至るまで，さまざまである。本項では，造影剤の血管外漏出について，その頻度，リスクファクター，症状，診断，治療，転帰および予防法について，概説する。

血管外漏出の頻度

　Behzadiらの，造影CT・MRI検査時の造影剤の血管外漏出に関するシステマティックレビューによると，17研究の1,104,872症例のうち2,191症例（0.2％）に血管外漏出が生じていた[1]。また，近年の大規模な観察研究においても，造影CT検査におけるヨード造影剤の血管外漏出の頻度は0.23％（321/142,651）と報告されている[2]。1990年代初期の報告では，造影CT検査における造影剤の血管外漏出の頻度は0.03〜0.17％程度であったが，自動注入器は使われていなかった[3,4]。自動注入器の導入により，大量の造影剤を急速静注するようになってから，本合併症の頻度はやや上昇している可能性がある[1]。しかし，以前と造影剤注入プロトコールが変わっていることや，患者因子の変化も想定されること，目的に応じた適切な画像を撮像するために自動注入器が必要であることから，この潜在リ

224

造影剤の血管外漏出

スクに基づいて自動注入器の使用を控えるものではない。

　ほとんどの血管外漏出において症状は軽微であり，皮膚潰瘍，壊死，コンパートメント症候群などの重症例はまれである。例えばコンパートメント症候群は，publication biasはあると思われるものの，英語論文において20例弱程度のcase reportsが報告されている程度である[5]。いくつかの大規模な観察研究においても，血管外漏出発生例において重症例は発生しなかった，あるいは若干例にみられた程度である[6]。しかしながら，日常的に使用する造影剤投与に関する合併症であり，常に留意するべきである。なお，自動注入よりも用手注入のほうが，刺入部の異常に気付きやすい可能性があり，結果的に造影剤漏出量を少なく，軽症にとどまることは考えうる。

　小児における造影剤の血管外漏出は，大人とほぼ同様と考えられる。Esquivelらは，単一施設において，0.3%（11/3638）の小児例に生じたと報告しており，12研究のシステマティックレビューにおいても0.32%（95%信頼区間，0.06～0.58%）であった[7]。

　ヨード造影剤とガドリニウム造影剤における発症頻度を比較した場合，後者の方が約3倍程度低いと報告されている[1]。しかし，これは造影剤の浸透圧や分子構造など起因するものではなく，造影剤投与量や投与速度が影響していると考えられる。

血管外漏出の機序

　最も考えやすい機序は，カニューラ先端が静脈壁を突き破ってしまい，造影剤が血管外に注入されてしまうことである。その他に，静脈刺入部の静脈壁とカニューラの隙間から漏出してしまうことや，急速静注に伴う静脈壁の剪断応力や注入圧の上昇によって血管が破綻することなどが，機序として考えられている[8, 9]。

リスクファクター

　リスクファクターを探索する大規模研究では，常に患者条件の交絡因子が存在する。一部にcontroversialな結果も示されているため，すべてのリスクファクターを明確に規定することは難しいかもしれない。

　患者背景，性別，年齢：血管外漏出頻度の性差については，男女の有意差を認めない報告と，女性のほうが頻度が高い報告があり，研究により結果が異なる。しかしながら，Behzadiらのシステマティックレビューに基づくと，近年は性差の存在を指摘する報告が多い[1]。また，Dingらの造影CT時の血管外漏出に関するmeta-analysisでも，女性のほうが頻度が高かった[10]。女性のほうが血管サイズが小さく，皮下脂肪の厚みにより静脈が男性よりも深部に位置していることが関連している可能性がある。

　年齢との関連については，相対的に高齢者（＞60歳）のほうが血管外漏出の頻度が高いと報告されている[10]。高齢者のほうが血管が脆弱化していることが原因として推測される。また，高齢者の方が血管外漏出発生時の痛み反応が低下していることや，検査時のコミュニケーションが取りにくい患者がいることなども影響していると考えられる[1]。

　リンパ・静脈のドレナージ不全がある場合や肥満症例などもリスクがあると考えられている。ま

臨床編—V．造影剤の副作用とその対策

た，栄養状態不良や，放射線治療後等，組織の脆弱性が考えられる場合も留意が必要である。

●静脈留置カニューラのサイズ

カニューラのサイズに関する比較研究はいくつか報告されている。Jacobsらはゲージ数によって血管外漏出の頻度はなかったと報告しているが，Wienbeckらは，22Gのほうがそれより内径の大きなものよりも頻度が高かったと報告している[11,12]。ただし，細径のカニューラを使用する場合は静脈径が細い，静脈が蛇行しているなどの患者因子が関与している可能性がある[1]。なお，国内で販売されている静脈留置カニューラには，自動注入器を使用する場合の耐圧性が十分とはいえないものがあるので，製品の添付文書に耐圧性が明記されていることを確認して使用することが望ましい。

●穿刺部位

手背，手首，足背，足首，上腕静脈などは，造影剤漏出が生じやすいとされているため，避けることが望ましい[6]。Hardieらの報告では，肘静脈穿刺，上腕静脈穿刺，およびそれ以外の穿刺部位における血管外漏出率は0.6%（相対リスク0.4），6.5%（相対リスク9.4），および0.9%（相対リスク1.7）であった[13]。

●病棟などで事前に確保された静脈ライン

いくつかの研究で，事前に確保された静脈ラインを使用したほうが，検査直前に放射線部スタッフが確保した静脈ラインを使用するより血管外漏出の頻度が高いと報告されている[1]。当然両者の比較にはさまざまな交絡因子が存在する。長期留置の場合，点滴使用では気付かれない血管外漏出が，急速静注で明らかになってしまうこともある。事前に使用していた薬剤による静脈炎が潜在的に生じている可能性なども考えられる。また，病棟では肘部を穿刺して血管確保する頻度が低いので，穿刺部位に伴う漏出リスクも考慮する必要がある。

事前確保された静脈ラインを使用する際は，造影剤注入前に十分量の生食を急速静注してテストすることが重要である。また，病棟や外来で用いられる点滴用チューブやコネクタには耐圧性が不十分であることが多いので，注入ライン全体に耐圧性が担保されているか確認することが必須である。

●造影剤注入速度

造影剤の注入速度は速いほど血管外漏出が高いという複数の報告がある。一方で，速度と頻度に統計学的有意な相関が得られなかったという報告もある。また，造影剤注入速度が遅い群で血管外漏出の頻度が高かったという報告もある。これらのcontroversialな結果については，患者因子（患者の状況，血管の状況によって注入速度を遅く設定している）の影響もあると考えられる[1]。

●造影剤の粘稠度

高粘稠度製剤（370mgI/mL）の場合は，37℃に加温した造影剤を使用したほうが，室温の造影剤を使用した場合よりも血管外漏出の頻度が低かった（0.27% vs. 0.87%）と報告されている[14]。加温により粘稠度が低下するためと考えられる。一方で，300mgI/mL製剤の場合は，加温による造影剤の血管外漏出の頻度低下は認められなかった。なお，37℃の加温が造影剤注入時の急性反応を減少させる

可能性も報告されている[15]。

症状, 診断, 転帰

大部分の血管外漏出は, 穿刺部近傍の軟部組織(皮膚, 皮下組織)にとどまる。多くの患者の初期症状は, 漏出部位の腫脹や圧迫感, 刺痛や灼熱痛であるが, 一部の患者はほとんど, あるいはまったく異常を感じないこともある。理学検査では漏出部位の浮腫, 紅斑が認められ, 圧痛を伴う。大抵の場合, 腫脹・圧痛は数時間〜数日以内に消退するため, 経過観察のみで追加治療を要しない。

大量の血管漏出が明らかになった場合は, より重症な症状が生じる可能性がある。

皮膚潰瘍, 壊死はまれであり, 血管外漏出による組織障害は造影剤の浸透圧との関連性が推測されている[6]。かつて使用されていた高浸透圧性イオン性造影剤において, 症例報告が散見される。一方で, 低浸透圧性非イオン性造影剤の大量の血管外漏出が手背に生じ, 経過中に皮膚壊死に陥った症例も, 近年報告されている[16]。本報告では, 手背の腫脹は保存的加療で改善せず, 6時間後では腫脹の増悪と水疱形成, 皮膚の変色が生じ, 4日後より壊死が明瞭化した。

製剤の浸透圧にかかわらず, その血管外漏出による重篤な合併症として, コンパートメント症候群に留意する必要がある。筋膜で区画された密なコンパートメントを形成する領域に造影剤が注入されることにより, 物理的な組織・血管・神経などの圧迫が生じる。一般に大量の造影剤が血管外漏出する場合に生じやすいが, 形成するコンパートメントが小さい手首などの領域では, 比較的少量の造影剤漏出でも発症する可能性がある。

コンパートメント症候群は, 血管外漏出の発生後速やかに発症することがあるが, 腫脹が遷延し, 数時間後に発生することもある。コンパートメント症候群の古典的症状は5Pが知られている(表1)。対応が遅れると, 筋壊死, 神経麻痺などの永続的な障害を残すことがある。

治療

血管外漏出が生じたときには, 以下のような治療方針をとる。なお, 表2に, 発生時の医療スタッフの対応法をまとめている。

①造影剤注入中に造影剤漏出が認められた場合は, ただちに造影剤注入を中止する。

表1　コンパートメント症候群の5P

Pain	疼痛
Paralysis	麻痺
Paresthesia	感覚異常
Pluselessness	動脈拍動の減弱・消失
Pallor	皮膚の蒼白

表2　造影剤の血管外漏出が発生したときの対応

保存的処置
- 注入および検査を中止し, 造影剤漏出の程度を評価する
- インシデント記録の記載, 患部領域のマーキング, 依頼医への連絡
- 軽症例：患肢挙上, 冷罨法, 数時間の観察 → 改善しない場合は外科・形成外科へのコンサルト
- 中等度〜重度ではX線検査で範囲を確認する。
- フォローアップの再診予約

積極的処置
- 重度の症状(神経障害・血管障害, コンパートメント症候群, 組織壊死など)が疑われる場合は, 即座に外科・形成外科コンサルトをする。

(参考文献17より改変)

臨床編—Ⅴ．造影剤の副作用とその対策

②発生した肢を心臓よりも高く挙上し，毛細血管内静水圧を低下させ造影剤の吸収を促進させる。

③患部を温めるべきか冷やすべきかについては，明確なエビデンスはない[6]。患部を温めることによって，血管拡張が生じ，造影剤吸収が促進されるという機序が考えられる。一方で，冷やすことで局所の炎症反応が抑制され，血管収縮による血流低下と腫脹の軽減が図られるという機序も考えられる。また，一般的に冷やした方が疼痛も抑制される。スルファジアジン銀やステロイドの軟膏を塗布することで，皮膚の刺激を和らげ，炎症を抑えることが一部で推奨されている。

④皮膚科・形成外科へのコンサルトを考慮するべき症状としては，強い疼痛，腫脹・疼痛の増悪，患肢の感覚障害，受動的・能動的な可動制限，色調変化，水疱形成，皮膚潰瘍などが挙げられる[6]。造影剤漏出が多いほど重度の症状が生じる可能性が高くなるが，100〜150mLといった，投与した造影剤のほぼ全量が漏出した場合でも，軽症の場合が多い。従って，皮膚科・形成外科コンサルトの判断は，基本的には症状に基づいて行う。

血管外漏出検知装置

海外での使用を含めると，複数の血管外漏出検知装置が製品化されている[17]。なお，現在国内では1社の製品のみ販売されている。製品によって検知するための機序が異なるが，穿刺部の皮膚に検出器/パッチを置いて，ラジオ波，電気インピーダンス，赤外線などで検知をするものや，カニューラ先端部より急速に変化する血流を超音波で検知するものなどがある。インジェクターと同期して自動的に注入が中断されるものもある。いくつかの研究報告によると，これらのデバイスを使用した場合には，おおむね5〜10mL程度の造影剤漏出で検知することができ，結果的に造影剤漏出量が少なくなる可能性がある[10, 17]。ただし，これらを用いても大量（100mL以上）の血管外漏出が生じることもあり[18]，デバイスを過信してはならない。

予防策

Sigematsuらは，日常診療における造影CT時の血管外漏出予防ストラテジーを報告した[19]。**図1**にフローチャートを示す。血管の脆弱性が想定される評価項目をリスト化し，当てはまる場合には，適宜チャートにしたがった対策を講じる。Sigematsuらによると，フローチャートを導入することで，血管外漏出の頻度が有意に減少した[19]。また，脆弱性が危惧される場合には，低管電圧設定により造影剤減量を実施することで，さらに血管外漏出頻度が低下した。医療スタッフのタスクシフト・タスクシェアが進み，放射線部スタッフのチームとして診療に従事するうえで，造影剤の血管外漏出を極力発生させなくするための実践的な方法である。

造影剤の血管外漏出

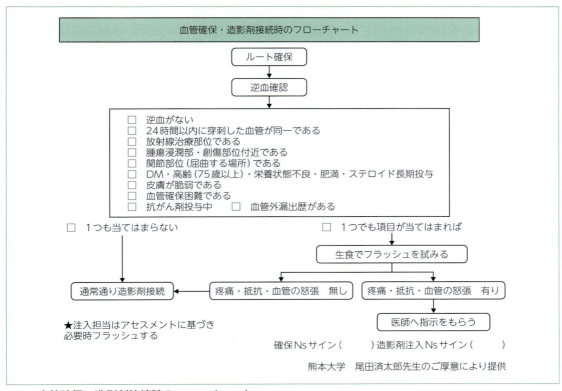

図1　血管確保・造影剤接続時のフローチャート

まとめ

　血管外漏出における，論文・ガイドラインに基づく現状を概説した．日常臨床において重篤な合併症に至る頻度はまれであるが，患者の状態を把握したうえで，合併症を可能な限り発生させないために，本項が少しでも役立つことができれば幸いである．

臨床編—Ⅴ．造影剤の副作用とその対策

参考文献

1) Heshmatzadeh Behzadi A, Farooq Z, Newhouse JH, et al. MRI and CT contrast media extravasation：A systematic review. Medicine (Baltimore) 2018；97 (9)：e0055. doi：10.1097/MD.0000000000010055

2) Hwang EJ, Shin CI, Choi YH, Park CM. Frequency, outcome, and risk factors of contrast media extravasation in 142,651 intravenous contrast-enhanced CT scans. Eur Radiol. Published online June 6, 2018：1-8. doi：10.1007/s00330-018-5507-y

3) Cohan RH, Dunnick NR, Leder RA, Baker ME. Extravasation of nonionic radiologic contrast media：efficacy of conservative treatment. Radiology 1990；176：65-67. doi：10.1148/radiology.176.1.2353113

4) Sistrom CL, Gay SB, Peffley L. Extravasation of iopamidol and iohexol during contrast-enhanced CT：report of 28 cases. Radiology 1991；180：707-710. doi：10.1148/radiology.180.3.1871281

5) van Veelen NM, Link BC, Donner G, et al. Compartment syndrome of the forearm caused by contrast medium extravasation：A case report and review of the literature. Clin Imaging 2020；61：58-61. doi：10.1016/j.clinimag.2020.01.013

6) ACR Committee on Drugs and Contrast Media. ACR Manual on Contrast Media 2023. ISBN：978-1-55903-012-0

7) Dien Esquivel MF, Miller E, Bijelić V, et al. CT contrast extravasation in children：a single-center experience and systematic review. Pediatr Radiol 2024；54：34-42. doi：10.1007/s00247-023-05811-6

8) Lewis GB, Hecker JF. Radiological examination of failure of intravenous infusions. Br J Surg 1991；78：500-501. doi：10.1002/bjs.1800780437

9) Sakellariou S, Li W, Paul MC, et al. Rôle of contrast media viscosity in altering vessel wall shear stress and relation to the risk of contrast extravasations. Med Eng Phys 2016；38：1426-1433. doi：10.1016/j.medengphy.2016.09.016

10) Ding S, Meystre NR, Campeanu C, et al. Contrast media extravasations in patients undergoing computerized tomography scanning：a systematic review and meta-analysis of risk factors and interventions. JBI Evid Synth 2018；16：87. doi：10.11124/JBISRIR-2017-003348

11) Jacobs JE, Birnbaum BA, Langlotz CP. Contrast media reactions and extravasation：relationship to intravenous injection rates. Radiology 1998；209：411-416. doi：10.1148/radiology.209.2.9807567

12) Wienbeck S, Fischbach R, Kloska SP, et al. Prospective study of access site complications of automated contrast injection with peripheral venous access in MDCT. AJR Am J Roentgenol 2010；195：825-829. doi：10.2214/AJR.09.3739

13) Hardie AD, Kereshi B. Incidence of intravenous contrast extravasation：increased risk for patients with deep brachial catheter placement from the emergency department. Emerg Radiol 2014；21：235-238. doi：10.1007/s10140-013-1185-x

14) Davenport MS, Wang CL, Bashir MR, et al. Rate of contrast material extravasations and allergic-like reactions：effect of extrinsic warming of low-osmolality iodinated CT contrast material to 37 degrees C. Radiology 2012；262：475-484. doi：10.1148/radiol.11111282

15) Zhang B, Liu J, Dong Y, et al. Extrinsic warming of low-osmolality iodinated contrast media to 37°C reduced the rate of allergic-like reaction. Allergy Asthma Proc 2018；39：e55-e63. doi：10.2500/aap.2018.39.4160

16) Department of Radiology, Dongguk University Medical Center, Dongguk University Graduate School of Medicine, Gyeonggi-do, South Korea, Kwon J, Kim J, Eo S. Extensive Soft Tissue Necrosis Due to Extravasation of Computed Tomography Contrast Medium. Hong Kong J Radiol. Published online September 14, 2015：240-242. doi：10.12809/hkjr1515315

17) Roditi G, Khan N, van der Molen AJ, et al. Intravenous contrast medium extravasation：systematic review and updated ESUR Contrast Media Safety Committee Guidelines. Eur Radiol 2022；32：3056-3066. doi：10.1007/s00330-021-08433-4

18) Dykes TM, Bhargavan-Chatfield M, Dyer RB. Intravenous Contrast Extravasation During CT：A National Data Registry and Practice Quality Improvement Initiative. J Am Coll Radiol 2015 12：183-191. doi：10.1016/j.jacr.2014.07.021

19) Shigematsu S, Oda S, Sakabe D, et al. Practical Preventive Strategies for Extravasation of Contrast Media During CT：What the Radiology Team Should Do. Acad Radiol. Published online March 1, 2022. doi：10.1016/j.acra.2022.01.007

臨床編 — **VI** CT用造影剤を投与時に注意が必要な病態

糖尿病（メトホルミン服用者）

仲座方辰，上田達夫，林　宏光

Key Point

①メトホルミン服用者では，腎機能障害がある場合やヨード造影剤の投与により一過性に腎機能が低下した場合，メトホルミンの腎排泄が減少して乳酸の血中濃度が上昇することで乳酸アシドーシスを起こす危険性がある。

②ヨード造影剤を投与する場合には，緊急検査時を除きメトホルミンを含むビグアナイド系糖尿病薬は一時的に休薬し，造影剤投与後48時間は投与を再開しない，再開前の腎機能評価を行うなど，適切な処置を行うことが推奨される。

はじめに

　糖尿病の治療薬として広く用いられているメトホルミンは主に肝臓において乳酸からの糖新生を抑制することで血糖値を低下させる。ここで，腎機能障害がある場合やヨード造影剤の投与により一過性に腎機能が低下した場合，メトホルミンの腎排泄が減少して乳酸の血中濃度が上昇することで，乳酸アシドーシスを起こす危険性があると考えられている。

　ヨード造影剤による腎障害は用量依存性であり，静脈内投与の場合は動脈内投与の場合よりも影響は少なく，腎機能正常例に造影剤を静脈内投与した場合，臨床的に腎障害をきたす頻度は低いと考えられている。しかし，乳酸アシドーシスはメトホルミンによる最も重篤な副作用であり，国内の通常用量で発症することはきわめてまれであるものの，いったん発症すると予後不良であり，致死率も高いため，造影剤を使用する際には注意が必要である。

メトホルミン

　メトホルミンは，脳卒中，虚血性心疾患，末梢動脈疾患に対する抑制効果があることや有効性，安全性，経済性などの観点から，欧米の主要なガイドラインでは2型糖尿病に対する治療の第1選択薬として推奨されている。わが国でもメトホルミンは重要な糖尿病治療薬の1つと考えられており，実際に広く使用されている。メトホルミンを含むビグアナイド系糖尿病薬は1950年代に開発され，フェンホルミン，ブホルミン，メトホルミンの3種類が臨床で広く使用されていた。

　1970年代後半にフェンホルミンの使用者で乳酸アシドーシスの報告が相次いだため，腎機能障害を有する患者へのメトホルミン使用および投与量も制限されるようになったが，フェンホルミンとメトホルミンは化学構造に差異があり，主要な代謝経路も異なるため，乳酸アシドーシスの発症頻度は異なると考えられ，後にその効果と安全性が再検証された[1-8]。United Kingdom Prospective Diabetes

Study（UKPDS），DPP，Melbin Observational Research study（MORE Study），UKPDS 80 などの複数の大規模臨床試験の結果からメトホルミンの有効性，安全性（および経済性）が再評価され，2016年にはアメリカ食品医薬品局（U.S. Food and Drug Administration：FDA）および欧州医薬品庁（European Medicines Agency：EMA）により投与禁忌が eGFR＜30mL/min/1.73m^2 のみに限定され，軽度から中等度の腎機能障害患者への使用制限が緩和された。わが国でも2019年5月にメトホルミンの添付文書の改訂がなされ，低投与量製剤と高投与量製剤のいずれでもその禁忌が重度の腎機能障害患者（eGFR＜30mL/min/1.73m^2）のみとなり，服用量も海外基準で使用できるようになった。

　乳酸アシドーシスは致死的・重篤な合併症ではあるものの，現在は使用症例を適切に選択すれば，発症リスクは低いと考えられている。

乳酸アシドーシスの発症頻度

　メトホルミンに関連する乳酸アシドーシスの罹患率は，欧米では10万人・年あたり3.3〜9.7人[9-12]，わが国では10万人・年あたり5.95人と報告されている[13]。致死率については，以前は50%に及ぶとも考えられていたが，近年では25%程度とも報告されている[14-16]。

　わが国では，メトホルミン内服者の乳酸アシドーシス発症状況の分析を踏まえて，ビグアナイド薬の適正使用に関する委員会から「メトホルミンの適正使用に関するRecommendation（2020年3月18日改訂）」が公開されており，腎機能障害，脱水やシックデイ（糖尿病患者が感染症にかかり，発熱・下痢・嘔吐・食欲不振によって食事ができないこと），過度のアルコール摂取，心血管障害，肺機能障害，肝機能障害，外科手術，高齢者などの因子に注意する必要があると提言されている。これらのリスクが高い患者を避けて適切に投与を行った場合には，過度に乳酸アシドーシスを恐れる必要はなく，全身状態や脱水などのリスク要因を把握して，未然に防ぐことが肝要であると考えられている。

乳酸アシドーシスの病態

　乳酸アシドーシスは乳酸の血中濃度上昇に伴う代謝性アシドーシスであり，乳酸の産生が肝臓での代謝および腎での排出を上回ることで生じる。メトホルミンによって生じる乳酸アシドーシスの発生機序に関しては以下のように考えられている。

　薬物動態としてメトホルミンは腎より体外に排出されるが，腎機能障害が生じると排出が遅延し，血中濃度が上昇することが知られている。メトホルミンの血中濃度が上昇すると，乳酸の代謝・排出のバランスが破綻し，乳酸アシドーシスを発症するとされており，腎機能障害のほかに脱水や過度のアルコール摂取も血中乳酸濃度を上昇させる因子と考えられている[17-19]。実際，メトホルミン内服者における乳酸アシドーシス発症時には，心血管障害，呼吸機能障害，肝障害，腎障害，外傷，感染症，悪性新生物などの病態を併発していることが多いとされている[20,21]。糖尿病はそれ自体が乳酸アシドーシスを起こしやすい状態とされており，ここに脱水や低酸素状態が加わることが乳酸アシドーシスの主な原因と考えられている。実際には，糖尿病患者ではメトホルミンの有無にかかわらず乳酸アシドーシスに注意する必要があるともいえる。

糖尿病（メトホルミン服用者）

乳酸アシドーシスの症候

乳酸アシドーシスは，初期症状として胃腸症状や筋肉症状で急激に発症し，進行すると過呼吸や脱水，意識障害を呈し，数時間のうちに重篤な状態となることもある[30-32]。乳酸アシドーシス自体は背景病態によりさまざまな症状を呈するが，メトホルミン内服者に消化器症状（悪心，嘔吐，食欲不振，消化不良，腹痛，下痢など），筋肉痛，過呼吸，意識障害がみられた場合には，乳酸アシドーシスの可能性を考慮する必要がある。ただし，消化器症状についてはメトホルミン内服開始時・増量時に一過性（14週以内に生じることが多い）にみられる症状と類似しているため，慎重な判断が必要である。診断基準としては，血清乳酸濃度5.0mmol/L（45mg/dL）以上，血液pH7.35未満とされ，アニオンギャップ開大や $[HCO_3{}^-]$ 低下，血中乳酸/ピルビン酸比上昇，メトホルミンの血中濃度も参考となる[22-25]。

発症時には全身状態が不良となる場合が多く，早期の診断・治療が必要であり，診断においてはメトホルミン内服歴・内服量の確認が重要であると考えられる。乳酸アシドーシスが発症した場合には病態に応じて呼吸・循環管理を行い，併せて背景疾患の治療も行っていく必要があるが，メトホルミンに関連する乳酸アシドーシスに関しては，血液透析が有効との報告もある[19, 20]。いずれにしても，救急・集中治療が必要になる可能性があるため，乳酸アシドーシスを疑う症例があれば，早急に専門診療科に判断を仰ぐことが望ましい。また，ヨード造影剤投与を行う際には，メトホルミンによる乳酸アシドーシス発症のリスクを把握し，適切に対応するために問診を行う必要がある（表1，図1）。

造影剤使用時の対策

欧米のガイドラインでは主に腎機能に応じた対応指針が示されているが，緊急検査かどうか，急性腎機能障害の有無，動脈カテーテル検査の有無などの因子にも留意する必要があるとされている（表2）[26-29]。休薬時期については，以前は検査の48時間前からの休薬を推奨することもあったが，具体的な根拠は示されていなかった。現在ではほとんどのガイドラインでヨード造影剤を用いた検査前のメトホルミン休薬は不要で，高度腎機能障害（eGFR<30mL/min/1.73m^2）であれば検査時に休薬するという指針が推奨されている。検査後の休薬期間については48時間とされているが，これは急性腎障害によりGFRが低下しても血清クレアチニンは遅れて上昇するため，ヨード造影剤投与の腎臓へ

表1　問診項目の一例

①腎機能障害……慢性腎機能障害や急性腎機能障害の既往，透析歴，腎手術（移植）歴など

②糖尿病既往の有無

③内服薬……メトホルミンおよびメトホルミン配合薬については多数の種類が存在する。日本医学放射線学会造影剤安全性委員会が作成したビグアナイド系糖尿病薬ポスター（2023年10月，図1）を参照していただきたい。

④直近の患者状態……脱水，シックデイ，過度のアルコール摂取など

⑤腎機能障害，糖尿病以外の既往歴…心血管・肺機能障害，手術前後，肝機能障害などの患者，高齢者など

問診項目の一例として上記①～⑤が挙げられるが，問診は放射線科単独ではなく，依頼診療科とも連携して行っていくことが望ましい。

臨床編—VI．CT用造影剤を投与時に注意が必要な病態

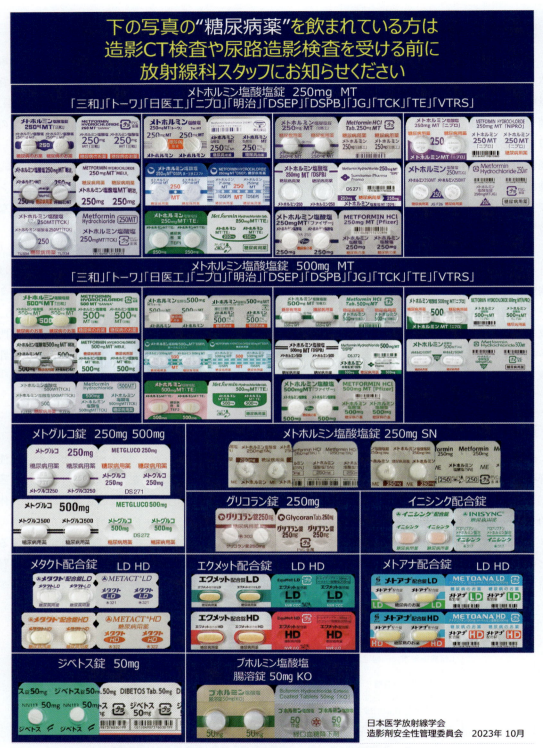

図1　メトホルミン製剤の一覧　ビグアナイド系糖尿病薬ポスター1枚版
日本医学放射線学会　造影剤安全性委員会（2023年10月）より引用

糖尿病（メトホルミン服用者）

の影響が24〜48時間程度経過しないと判断が困難であることや，造影剤腎症発症が造影剤投与後24〜48時間までに多いことなどが理由と考えられる。

　一方，わが国ではメトホルミン塩酸塩の添付文書（表3，4），ヨード造影剤（非イオン性尿路・血管内造影剤）の添付文書（表5），「メトホルミンの適正使用に関するRecommendation（2020年3月18日改訂）」を踏まえると，ヨード造影剤を投与する場合には，緊急検査時を除きメトホルミンを含むビグアナイド系糖尿病薬は一時的に休薬し，造影剤投与後48時間は投与を再開しない，再開前の腎機能評価を行うなど，適切な処置を行うことが推奨されるが，休薬時期や腎機能障害がない患者（eGFR≧60）に対して休薬不要かどうかに関してはわが国のガイドラインには記載されておらず，十分なコンセンサスが得られていないのが実情である[30-36]。

　休薬期間に関しては，「可能であれば検査2日前から休薬し，検査日および検査後2日間は服薬を停止する」としている施設が多いように思われる。当施設では「検査前2日から休薬し，造影検査後2日間は服薬を停止する。緊急時などやむを得ない場合には検査日での服薬停止を行ったうえで造影検査も可能であり，造影後2日間は服薬を停止する。ただし，腎機能障害の有無に留意する必要がある」としている。

　造影検査前の腎機能評価に関しては具体的な基準は明言されていないが，上述のとおり欧米諸国のガイドライン間でも幅広い。実際には数カ月から6カ月前までの間で腎機能評価を行う施設が多いように思われる。ただし，入院患者や救急患者など急激な腎機能悪化が懸念される場合には，できるだけ直近の腎機能評価が必要である。

　造影検査後の腎機能評価に関しても具体的な基準は明言されていないが，急激な腎機能悪化が懸念される場合にはヨード造影剤投与後48時間以降に腎機能を再評価したうえでメトホルミン内服再開を検討する必要がある。

　以上を踏まえ，メトホルミン内服者の造影時対応の一例として表を掲載したので参考にしていただけると幸いである（表6）。

参考文献

1) Misbin RI. The phantom of lactic acidosis due to metformin in patients with diabetes. Diabetes Care 2004；27：1791-3.
2) afadi R, Dranitzki-Elhalel M, Popovtzer M, et al. Metformin-induced lactic acidosis associated with acute renal failure. Am J Nephrol 1996；16：520-2.
3) Jain V, Sharma D, Prabhakar H, et al. Metformin-associated lactic acidosis following contrast media-induced nephrotoxicity. Eur J Anaesthesiol 2008；25：166-7.
4) Zeller M, Labalette-Bart M, Juliard JM, et al. Metformin and contrast-induced acute kidney injury in diabetic patients treated with primary percutaneous coronary intervention for ST segment elevation myocardial infarction：Amulticenter study. Int J Cardiol 2016；220：137-42.
5) Rasuli P, Hammond DI. Metformin and contrast media：where is the conflict？ Can Assoc Radiol J 1998；49：161-6.
6) McCartney MM, Gilbert FJ, Murchison LE,et al. Metformin and contrast media--a dangerous combination？ Clin Radiol 1999；54：29-33.
7) Stades AM, Heikens JT, Erkelens DW, et al. Metformin and lactic acidosis：cause or coincidence？ A review of case reports. J Intern Med. 2004；255：179-87.
8) Bailey CJ. Metformin：historical overview. Diabetologia 2017；60：1566-76.
9) Brown JB, Pedula K, Barzilay J, et al. Lactic acidosis rates in type 2 diabetes. Diabetes Care 1998；21：1659-63.
10) Polcwiartek C, Vang T, Bruhn CH, et al. Diabetic ketoacidosis in patients exposed to antipsychotics：a

臨床編—Ⅵ．CT用造影剤を投与時に注意が必要な病態

表2　ACR Manual on Contrast Media guideline 2023

ACR (American College of Radiology)：ACR Manual on Contrast Media guideline 2023
1．eGFR≧30……メトホルミン休薬は不要。状態が安定していれば腎機能のフォローは不要。
2．eGFR<30……検査時にメトホルミンを中止。ヨード造影剤後48時間後に腎機能を確認し，eGFR≧30
　　であればメトホルミン内服を再開する。緊急時や急性腎障害症例，動脈内カテーテル治療症例もこちらに
　　準ずる。
・造影検査前の腎機能確認*……状態が安定した患者では30日以内，入院患者や急変を呈しうる患者ではでき
　る限り直近の腎機能を確認する。
・造影検査後の腎機能確認……正常eGFR≧30であれば確認不要。eGFR<30であれば48時間後に腎機能を
　確認する。

*造影剤検査前の腎機能確認において，状態が安定した患者では7日以内，30日以内，3カ月以内から6カ月以
内まで幅が広く，欧米諸国の各ガイドライン間でコンセンサスはない。入院患者や急変を呈しうる患者でも明
確な日数のコンセンサスはないが，短時間に腎機能が急激に悪化する可能性があるため，できるだけ直近の腎
機能を確認する必要があると考えられている。

表3　メトホルミン塩酸塩の添付文書：重要な基本的注意

8．重要な基本的注意
(4) ヨード造影剤を用いて検査を行う患者においては，本剤の併用により乳酸アシドーシスを起こすことがあ
るので，検査前は本剤の投与を一時的に中止すること (ただし，緊急に検査を行う必要がある場合を除く)。
ヨード造影剤投与後48時間は本剤の投与を再開しないこと。なお，投与再開時には，患者の状態に注意する
こと。

表4　メトホルミン塩酸塩の添付文書：併用注意　乳酸アシドーシスを起こす可能性がある薬剤

10.2　併用注意 (併用に注意すること)
10.2.1　乳酸アシドーシスを起こすことがある薬剤
薬剤名等　臨床症状・措置方法　機序・危険因子
ヨード造影剤　乳酸アシドーシスを起こすことがある。
ヨード造影剤を用いて検査を行う場合には，本剤の投与を一時的に中止すること。腎機能が低下し，本剤の排
泄が低下することが考えられている。

表5　ヨード造影剤 (非イオン性尿路・血管内造影剤) の添付文書：併用注意

3．相互作用
併用注意 (併用に注意すること)
薬剤名等　臨床症状・措置方法　機序・危険因子
ビグアナイド系糖尿病用剤
メトホルミン塩酸塩
ブホルミン塩酸塩等　乳酸アシドーシスがあらわれるおそれがあるので，本剤を使用する場合は，ビグアナイ
ド系糖尿病用剤の投与を一時的に中止するなど適切な処置を行うこと。ビグアナイド系糖尿病用剤の腎排泄が
減少し，血中濃度が上昇すると考えられている。

表6　メトホルミン内服者の造影時対応の一例

・eGFR<30……メトホルミン投与禁忌である。内服中であれば直ちに休薬する。患者状態を勘案し，造影検
　査の必要性を十分に検討する。
・eGFR≧30……可能であれば検査2日前から休薬し，検査日および検査2日後まで休薬する (合計5日間)。
　緊急時などやむを得ない場合には検査日および検査2日後まで休薬する (合計3日間)。
・造影検査前腎機能評価……具体的な基準は明言されていないが，数カ月から6カ月前までの間での腎機能評
　価を行う施設が多い。ただし，入院患者や救急患者など急激な腎機能悪化が懸念される場合には，できるだ
　け直近の腎機能評価が必要である。
・造影検査後腎機能評価……具体的な基準は明言されていないが，急激な腎機能悪化が懸念される場合には
　ヨード造影剤投与後48時間以降に腎機能を再評価したうえでメトホルミン内服再開を検討する。

糖尿病（メトホルミン服用者）

systematic literature review and analysis of Danish adverse drug event reports. Psychopharmacology (Berl) 2016；233：3663-72.

11) Bodmer M, Meier C, Krähenbühl S, et al. Metformin, sulfonylureas, or other antidiabetes drugs and the risk of lactic acidosis or hypoglycemia：a nested case-control analysis. Diabetes Care 2008；31：2086-91.

12) Salpeter SR, Greyber E, Pasternak GA, et al. Risk of fatal and nonfatal lactic acidosis with metformin use in type 2 diabetes mellitus：systematic review and meta-analysis. Arch Intern Med 2003；163：2594-602.

13) Chang CH, Sakaguchi M, Dolin P. Epidemiology of lactic acidosis in type 2 diabetes patients with metformin in Japan. Pharmacoepidemiol Drug Saf 2016；25：1196-203.

14) Kajbaf F, Lalau JD. Mortality rate in so-called "metformin-associated lactic acidosis"：a review of the data since the 1960s. Pharmacoepidemiol Drug Saf 2014；23：1123-7.

15) Stacpoole PW, Wright EC, Baumgartner TG, et al. Natural history and course of acquired lactic acidosis in adults. The American Journal of Medicine 1994；97：47-54.

16) Sirtori CR, Pasik C. Re-evaluation of a biguanide, metformin：mechanism of action and tolerability. Pharmacol Res 1994；30：187-228.

17) Graham GG, Punt J, Arora M, et al. Clinical pharmacokinetics of metformin. Clin Pharmacokinet 2011；50：81-98.

18) Eppenga WL, Lalmohamed A, Geerts AF, et al. Risk of lactic acidosis or elevated lactate concentrations in metformin users with renal impairment：a population-based cohort study. Diabetes Care 2014；37：2218-24.

19) Seidowsky A, Nseir S, Houdret N, et al. Metformin-associated lactic acidosis：a prognostic and therapeutic study. Crit Care Med 2009；37：2191-6.

20) Kraut JA, Madias NE. Lactic acidosis. N Engl J Med 2014；371：2309-19.

21) Lazarus B, Wu A, Shin JI, et al. Association of Metformin Use With Risk of Lactic Acidosis Across the Range of Kidney Function：A Community-Based Cohort Study. JAMA Intern Med 2018；178：903-10.

22) Salpeter SR, Greyber E, Pasternak GA, et al. Risk of fatal and nonfatal lactic acidosis with metformin use in type 2 diabetes mellitus. Cochrane Database Syst Rev 2010；2010：CD002967.

23) Mizock BA. Lactic acidosis. Dis Mon 1989；35：237-300.

24) Boucaud-Maitre D, Ropers J, Porokhov B, et al. Lactic acidosis：relationship between metformin levels, lactate concentration and mortality. Diabet Med 2016；33：1536-43.

25) Lalau JD. Lactic acidosis induced by metformin：incidence, management and prevention. Drug Saf 2010；33：727-40.

26) ACR, Radiology ACo. Manual on Contrast Media 2023. https://www.acr.org/-/media/ACR/Files/Clinical-Resources/Contrast_Media.pdf

27) ESUR, European Society of Urogenital Radiology CMSC. ESUR Guidelines on Contrast Media 10.0：European Society of Urogenital Radiology；2018. https://www.esur.org/esur-guidelines-on-contrast-agents/

28) CAR, Radiologists CAo. Guidance on Contrast-Associated Acute Kidney Injury 2022.

29) RANZCR, Radiologists TRAaNZCo. Iodinated Contrast Media Guideline, V2.3 2018.

30) 日本糖尿病学会. 糖尿病診療ガイドライン 2019. 東京：南江堂. 2019. p.72-73, 332-333.

31) 日本糖尿病学会. 糖尿病治療ガイド 2022-2023. 東京：文光堂. 2022. p.40-41, 62-63.

32) 日本老年医学会, 日本糖尿病学会. 高齢者糖尿病診療ガイドライン 2023. 東京：南江堂. 2023. p.36-37, 155-156.

33) 日本糖尿病協会, ビグアナイド薬の適正使用に関する委員会. メトホルミンの適正使用に関する Recommendation （2020年3月18日改訂）. https://www.nittokyo.or.jp/uploads/files/recommendation_metformin_200318.pdf

34) 林 宏光. ヨード造影剤投与時のビグアナイド薬中止の根拠. 日本医事新報 2009（4449）：83-4.

35) 日本腎臓学会, 日本医学放射線学会, 日本循環器学会, 編. 腎障害患者におけるヨード造影剤使用に関するガイドライン 2018. 東京：東京医学社. 2018. p.18-19.

36) 日本腎臓学会, 編. エビデンスに基づく CKD 診療ガイドライン 2023：東京：東京医学社. 2023. p.141-142.

気管支喘息

尾田済太郎

Key Point

①活動性もしくはコントロール不良の気管支喘息を有する患者では原則，造影剤投与を避けるべきである。

②過去の気管支喘息の既往はあるが現在は落ち着いている，もしくは治療により症状がコントロールされている気管支喘息の患者では，造影検査によるメリットが高いと判断された場合に限って，十分な注意を払った上で造影剤の使用は可能と考えられる。

ヨード造影剤と気管支喘息

気管支喘息はヨード造影剤による急性副作用の危険因子とされ，重症急性副作用のオッズ比は10.1と報告されている[1]。ガドリニウム造影剤においても気管支喘息は急性副作用の危険因子とされる[2]。そのため，造影CT検査，造影MRI検査を行う際は，問診などで気管支喘息の有無を必ず把握する必要がある。ヨード造影剤の添付文書には，「特定の背景を有する患者に関する注意」の項目に「気管支喘息の患者」が挙げられており，「診断上やむを得ないと判断される場合を除き，投与しないこと。副作用の発生頻度が高いとの報告がある」と注意書きが添えられている。

一方，米国放射線医学会（American College of Radiology：ACR）が発刊する「ACR Manual On Contrast Media 2023」では，気管支喘息を危険因子としつつも，リスクは必ずしも高いとはいい切れず，気管支喘息があるというだけで，造影検査を控えたり，前投薬を使用したりすることは推奨していない[3]。欧州泌尿生殖器放射線学会（European Society of Urogenital Radiology：ESUR）も気管支喘息を危険因子として位置付けているが，前投薬の使用は推奨していない[4]。

このように，気管支喘息が造影剤による急性過敏性反応の明確な危険因子であるかどうか，また気管支喘息患者の造影検査を実施する場合の前投薬の有用性については議論がある。さらに，気管支喘息の活動性や重症度が造影剤の過敏性反応の発症頻度に関連している可能性もある。Bettmannらは，60,000例を超えるヨード造影検査の解析において，治療によりコントロールされた気管支喘息は急性過敏性反応のリスク因子とならないと報告している[5]。

一方，Kobayashiらは，コントロールされた軽症の気管支喘息（Global Initiative for Asthma＜GINA＞ステップ1の症例）においても急性過敏性反応のリスクがあると報告している（オッズ比3.28）[6]。一方，この報告では，中等症から重症の気管支喘息（GINAステップ2〜5）におけるリスクは確認されず（オッズ比0.98），既報と食い違う点が見受けられる。Chengらは問診による評価で気管支喘息が十分にコントロールされていると判断された場合，前投薬を使用しなくても造影剤による急性過敏性反応のリスクは非常に低いと報告している[7]。また，彼らは前投薬を割愛することでワークフローの改善

も期待できる主張している。Fukushimaらは造影CT検査でアナフィラキシーを発症した45例の臨床的特徴を解析し，1例（2.2％）に気管支喘息の既往を認めたと報告した[8]。しかし，この症例の気管支喘息の活動性に関する言及はない。ヨード造影剤に比べてガドリニウム造影剤の急性過敏性反応の頻度は低いことが広く知られているが[9,10]，急性過敏性反応を発症した症例における気管支喘息の既往を有する割合はヨード造影剤よりもガドリニウム造影剤のほうが高いと報告されている（ヨード造影剤5.3％ vs ガドリニウム造影剤14.5％，$p < 0.05$）[11]。

上述の報告から実地診療での運用を考慮した場合，活動性もしくはコントロール不良の気管支喘息を有する患者では原則，造影剤の投与を避けるべきと考えられる。一方，過去の気管支喘息の既往はあるが現在は落ち着いている，もしくは治療により症状がコントロールされている気管支喘息の患者では，造影検査によるメリットが高いと判断された場合に限って，十分な注意を払った上で造影剤の使用は可能と考えられる。また，予防的な前投薬（ステロイドなど）の有用性は確立しておらず，必ずしも必要ないと思われる。

参考文献

1) Katayama H, Yamaguchi K, Kozuka T, et al. Adverse reactions to ionic and nonionic contrast media. A report from the Japanese Committee on the Safety of Contrast Media. Radiology 1990；175：621-8.
2) Nelson KL, Gifford LM, Lauber-Huber C, et al. Clinical safety of gadopentetate dimeglumine. Radiology 1995；196：439-43.
3) American College of Radiology. ACR Manual on Contrast Media, https://www.acr.org/-/media/ACR/Files/Clinical-Resources/Contrast_Media.pdf.
4) European Society of Urogenital Radiology. ESUR guidelines on contrast agents v10.0, https://adus-radiologie.ch/files/ESUR_Guidelines_10.0.pdf.
5) Bettmann MA, Heeren T, Greenfield A, et al. Adverse events with radiographic contrast agents：results of the SCVIR Contrast Agent Registry. Radiology 1997；203：611-20.
6) Kobayashi D, Takahashi O, Ueda T, et al. Asthma severity is a risk factor for acute hypersensitivity reactions to contrast agents：a large-scale cohort study. Chest 2012；141：1367-8.
7) Cheng DWL, Chiew JL, Wong PMP, et al. Asthma, drug allergies and iodinated contrast media：A retrospective evaluation and proposed CT workflow. Ann Acad Med Singap 2021；50：441-3.
8) Fukushima Y, Taketomi-Takahashi A, Suto T, et al. Clinical features and risk factors of iodinated contrast media (ICM)-induced anaphylaxis. Eur J Radiol 2023；164：110880.
9) Suh YJ, Yoon SH, Hong H, et al. Acute Adverse Reactions to Nonionic Iodinated Contrast Media：A Meta-Analysis. Invest Radiol 2019；54：589-99.
10) Behzadi AH, Zhao Y, Farooq Z, et al. Immediate Allergic Reactions to Gadolinium-based Contrast Agents：A Systematic Review and Meta-Analysis. Radiology 2018；286：471-82.
11) Nucera E, Parrinello G, Gangemi S, et al. Contrast Medium Hypersensitivity：A Large Italian Study with Long-Term Follow-Up. Biomedicines 2022；10.

臨床編 — VI CT用造影剤を投与時に注意が必要な病態

急性膵炎

尾田済太郎

Key Point

①急性膵炎は過去のヨード造影剤添付文書で「原則禁忌」として扱われていたが，現在では「特定の背景を有する患者に関する注意」に記載されている。
②造影CT検査は急性膵炎の重症度判定や治療方針決定に有用である。
③急性膵炎は脱水や腎機能低下や循環不全を伴いやすく，造影CT検査を実施する際は造影剤関連急性腎障害の発症予防に留意する必要がある。

ヨード造影剤と急性膵炎

わが国では，1976年以降，多くのヨード造影剤の添付文書の「原則禁忌」の項に「急性膵炎の患者［症状が悪化するおそれがある］」と記載された過去があり，急性膵炎患者に対してヨード造影剤を原則使用しないように注意喚起がされる時期があった。しかし，急性膵炎の患者に対してヨード造影剤の使用が「原則禁忌」となった具体的な根拠について詳細な経緯は不明であった。一方，急性膵炎の重症度判定や治療方針決定において，造影CT検査による膵の虚血や壊死の評価が有用であることが『急性膵炎診療ガイドライン 第3版』(2010年7月)に記載され，2010年9月には厚生労働省難治性疾患克服研究事業難治性膵炎患者に関する調査研究班，日本消化器病学会，日本膵臓学会の連名で「急性膵炎のCT検査における造影剤使用の「原則禁忌」記載の削除に関する要望書」が提出された。その後，国内外の状況が調査された結果，造影CTにより急性膵炎が増悪した症例は把握されず，そのリスクについても一定の傾向は認められないことが確認された(2012年3月14日付 独立行政法人医薬品医療機器総合機構の調査結果報告書を参照)[1]。

これを受けて2012年3月に「原則禁忌」から「慎重投与」に変更された。様式が変更された現在の添付文書では「特定の背景を有する患者に関する注意」として「急性膵炎の患者」が記載されており，「ヨード造影剤投与前後にはガイドライン等を参考にして十分な輸液を行うこと。症状が悪化するおそれがある」と注釈が添えられている。現行の国内外の急性膵炎診療ガイドラインにおいて，造影CT検査は急性膵炎の診断および重症度判定において有用な検査として確立しており，造影CT検査の実施は不可欠であると考えられる。なお，わが国の『急性膵炎診療ガイドライン2021』では，「重症急性膵炎の治療を行う施設では，造影可能な重症膵炎症例では，初療後3時間以内に，造影CTを行い，膵造影不良域や病変の広がりなどを検討し，CT Gradeによる重症度判定を行う」ことを推奨している[2]。

急性膵炎では脱水や腎機能低下や循環不全を伴いやすく，造影CT検査を実施する際は患者の全身状態や腎機能を評価し，造影実施の可否を慎重に判断しつつ造影剤関連急性腎障害の発症予防に留意

する必要がある。『腎障害患者におけるヨード造影剤使用に関するガイドライン2018』[3]では，eGFRが30mL/min/1.73m^{2}未満の慢性腎臓病患者に造影CT検査を行う際は，造影剤関連急性腎障害に対する適切な予防を推奨している。また，重症急性膵炎のように集中治療室での管理が必要な重篤な患者においては，造影剤投与の有無にかかわらず急性腎障害を発症するリスクが高いため（集中治療室患者における急性腎障害の頻度は20～50％程度と報告されている）[4-6]，造影CT検査を行う際は急性腎障害および造影剤関連急性腎障害について十分に説明し，生理食塩液の輸液など適切な予防策を講ずる必要がある。

参考文献

1）独立行政法人医薬品医療機器総合機構．ヨード造影剤の安全性に係る調査結果について．Available at：https://www.mhlw.go.jp/stf/shingi/2r98520000026c1b-att/2r98520000026f2o.pdf.

2）急性膵炎診療ガイドライン2021改訂出版委員会．急性膵炎診療ガイドライン2021．Available at：http://www.suizou.org/APCGL2010/APCGL2021.pdf.

3）日本腎臓学会，日本医学放射線学会，日本循環器学会．腎障害患者におけるヨード造影剤使用に関するガイドライン2018．Available at：https://cdn.jsn.or.jp/data/guideline-201911.pdf.

4）Case J, Khan S, Khalid R, Khan A. Epidemiology of acute kidney injury in the intensive care unit. Crit Care Res Pract 2013；2013：479730.

5）Koeze J, Keus F, Dieperink W, van der Horst IC, Zijlstra JG, van Meurs M. Incidence, timing and outcome of AKI in critically ill patients varies with the definition used and the addition of urine output criteria. BMC Nephrol 2017；18：70.

6）Bellomo R, Ronco C, Mehta RL, et al. Acute kidney injury in the ICU：from injury to recovery：reports from the 5th Paris International Conference. Ann Intensive Care 2017；7：49.

臨床編 — VI CT用造影剤を投与時に注意が必要な病態

小児

野澤久美子

Key Point

①躯幹部のCT診断では造影剤使用が必要となることが多いが，単相撮像を原則として検査被ば
くを必要最小限にする。

②身体の異常や変化を表現できない小児では，鎮静の有無によらず検査中にモニタリング装置を
用いた注意深い観察が必要である。

③小児における腎機能評価は，『小児慢性腎臓病（小児CKD）：小児の「腎機能障害の診断」と「腎
機能評価」の手引き』を参照にして行う。

④eGFR＜60mL/分/1.73m^{2}の患者では造影剤腎症のリスクがあるため，造影剤投与前後での
生理食塩液の経静脈投与が予防措置として推奨される。

はじめに

造影剤の使用や関連する有害事象の一般的事項は，小児も成人と同じであるが，小児に造影CT検
査を行う場合の留意点や成人との相違点について述べる。

造影CT検査の正当化・最適化

成人よりも放射線感受性の高い小児にCT検査を行う場合は，その正当化や最適化が成人よりも厳
しく求められる。

躯幹部の診断では造影剤使用が必要となることが多いが，小児では単純＋造影や多相造影CTが必
要な場合は少なく，単相撮像を原則として検査被ばくを必要最小限にする[1]。

●造影CTが必要な代表的事例

- 腫瘍性疾患
- 炎症性疾患（熱源検索含む）
- 心大血管疾患
- 急性腹症でCTが必要な場合

●造影剤使用を必要としない代表的事例

- 気管，肺の評価：肺炎合併症（肺膿瘍，膿胸など）やリンパ節の評価，血管異常の有無が診断に必
要な疾患（肺分画症，Scimitar症候群など）は造影剤使用が望ましい。

小児

- 聴器
- 整形外科領域で骨の評価

安全に検査を行うための留意点

●鎮静・固定

体動などによるアーチファクトを防ぎ，診断に適する画像を得るために，必要に応じた鎮静や固定を行う。

●検査中のモニタリング

鎮静の有無によらず，身体の異常や変化を表現できない小児では，検査中にモニタリング装置を用いた注意深い観察が必要である。

●造影剤注入

留置針（22Gまたは24G）での血管確保と適切な固定が肝要である。

自動注入器あるいは用手で造影剤注入

造影剤をルートに接合する際に，生理的食塩水などの輸液製剤を用手注入し，スムーズに注入できることを確認する。非常に細い血管に確保され，自動注入器使用に懸念がある場合は用手注入を検討する。

注入量

非イオン性造影剤1.5〜2.0mL/kg（ヨード濃度300mgI/mL程度），最大投与量5mL/kg（新生児・乳児は4mL/kg）または100mL以下を目安にする。

注入速度

1〜2mL/secを目安に，注入量や撮影タイミングに合わせて適宜調整する。

24G使用で最大流量約1.5mL/秒，最大圧力150psiの条件で注入可能である[2]。

20G留置針が使用できる場合は3〜4mL/secでの注入が可能である[3]。

造影剤高圧注入が可能な中心静脈カテーテルを使用する場合は，その使用条件を十分に確認して用いる。

注入部位の観察

細い末梢静脈に血管確保されることの多い小児では，注入時の血管外漏出のリスクが高いと考えられる。造影剤注入時の刺入部視認は重要で，固定のテープやシーネでみえにくくならないような工夫が必要である。

小児の血管外漏出の頻度は0.2〜0.3％で，そのほとんどは外科的介入や重篤な合併症を残さない[3]。

臨床編—Ⅵ．CT用造影剤を投与時に注意が必要な病態

小児の腎機能評価

　腎機能障害症例でのヨード造影剤使用の考え方は成人と同様で，eGFR<60mL/分/1.73m^{2}では造影剤腎症のリスクを増加させる懸念があり，造影剤投与前後での生理食塩液の経静脈投与が予防措置として推奨される。

　小児においては，成人と同様のGFR推算式をあてはめることは不適切であるとされており，わが国では2019年に『小児慢性腎臓病（小児CKD）：小児の「腎機能障害の診断」と「腎機能評価」の手引き』[4]が発行され，生後3カ月から17歳未満の血清クレアチニン基準値や血清シスタチンC基準値，血清β_2ミクログロブリン基準値，eGFR推算式が提示されている。

　eGFR基準値は，3カ月頃は90mL/min/1.73m^{2}前後で，1歳半には成人値の110mL/min/1.73m^{2}前後となる[4]。

　3カ月未満の乳幼児早期や新生児は，腎機能正常であっても腎機能が未熟であることを留意し，造影剤使用の適応を検討する。

小児の造影剤副作用

　重篤な副作用の発現率に年齢による違いは認められない[5]。副作用全般としては，小児は成人よりも発生率が低いとされているが，鎮静下では軽微な反応は認識されない可能性がある。

　副作用の治療は，成人と同様であるが，治療薬の体重に基づく投与量を記載した表を緊急カートや検査室に掲示すると，緊急時の対応に役立つ。

　小児の造影剤腎症の発生頻度は低い（1.5%）が，腎機能が正常であっても急性造影剤腎症を生じるリスクがある[6,7]。通常は一過性，無症候性で長期的な後遺症はないとされるが，長期予後に関する研究は少ない。

　腎機能障害のある小児ではより造影剤腎症が生じるリスクが高くなるため，造影剤を使用しない代替検査の検討が必要である。しかし，診断に不可欠あるいは造影剤使用のメリットが大きければ予防策を講じた上で検査を行うことが推奨される。

　甲状腺機能障害：機能が未熟な新生児では，一過性に甲状腺機能が低下する可能性がある。

　米国FDAからは、『出生から3歳までの乳幼児がヨウ素含有造影剤の注射を受けた場合，3週間以内に甲状腺機能のモニタリングを行うことを推奨する』という安全性情報が発信されている（https://www.fda.gov/media/157241/download）。これに対して，日本小児内分泌学会甲状腺委員会は「欧米はヨウ素欠乏地域なので，そのデータを日本人にそのまま当てはめることは難しい」といった見解を示しており，わが国での対応は専門学会で現在検討中である。

参考文献

1) 日本医学放射線学会編. 画像診断ガイドライン2021年版第3版. 東京：金原出版. p.500-502.
2) Amaral JG, Traubici J, BenDavid G, et al. Safety of power injector use in children as measured by incidence of extravasation. AJR Am J Roentgenol 2006；187：580-3.
3) Esquivel MF, Miller E, Bijelic V, et al. CT contrast extravasation in children：a single-center experience and systematic review. Pediatr Radiol 2024；54：34-42. DOI：10.1007/s00247-023-05811-6.
4) 小児慢性腎臓病（小児CKD）承認の「腎機能障害の診断」と「腎機能評価」の手引き編集委員会，編. 小児慢性腎臓病（小児CKD）承認の「腎機能障害の診断」と「腎機能評価」の手引き. http://www.jspn.jp/guideline/pdf/20191003_01.pdf
5) Katayama H, Yamaguchi K, Kozuka T, et al. Adverse reactions to ionic and nonionic contrast media. A report from the Japanese Committee on the Safety of Contrast Media. Radiology 1990；175：621-8.
6) Calle-Toro J, Viteri B, Ballester L, et al. Risk of Acute Kidney Injury Following Contrast-enhanced CT in a Cohort of 10 407 Children and Adolescents. Radiology 2023；307：e210816.
7) McDonald JS. Is Contrast-induced Acute Kidney Injury Still a Risk in pediatric Patients？ Radiology 2023；307：e222775.

臨床編 —— **VI** CT用造影剤を投与時に注意が必要な病態

授乳婦

野澤久美子

> ## Key Point
> ・造影剤使用後の授乳による児への影響は非常に小さいと考えられるため，特段の理由のない限り，造影剤使用後の授乳制限は必要ない。

　造影剤使用後の授乳による児への影響は非常に小さいと考えられるため，特段の理由のない限り，造影剤使用後の授乳制限は必要ない。

　日本で販売されているヨード造影剤の添付文書には，「診断上の有益性及び母乳栄養の有益性を考慮し，授乳の継続又は中止を検討すること」と記載されている。これは，後述する動物実験（ラットへの静脈投与）において造影剤の乳汁中への移行が報告されていることを理由としており，数年前までは「授乳中の女性への造影剤投与後24時間または48時間は授乳をさけること」と記載されていた。米国放射線学会（American College of Radiology：ACR）や欧州泌尿生殖器放射線学会（European Society of Urogenital Radiology：SUR）の最新のガイドライン[1,2]では造影剤使用後の授乳について強い制限をしておらず，日本医学放射線学会造影剤安全性委員会でも『授乳中の女性に対する造影剤投与後の授乳の可否に関する提言』のなかで「特段の理由のない限り，造影剤使用後の授乳制限は必要ないものと判断する」と提示している[3]。ヨード造影剤の母乳への移行や消化管からの吸収については，投与後24時間以内の母乳への移行は投与量の1％未満，乳児の消化管からの吸収は母乳中の造影剤の1％未満との報告があり[4,5,6]，これらデータからは造影剤使用後の授乳による児への影響は非常に小さいと考えられることが理由である。

　母乳育児を短期間でも中断することの母子への負担は少なくないため，造影剤使用後の授乳についての対応は，主治医が母親に対し，1）造影剤使用による検査の必要性，2）造影剤使用後の授乳及び授乳制限による影響について説明し，よく相談したうえで決定することが望ましい。説明を受けた母親が，児への影響についての懸念が強い場合は，造影剤使用後の授乳を12〜24時間ほど中断することはやむをえないが，その場合，中断期間中の児の栄養摂取や搾乳について，事前に相談することが必要である。

参考文献

1) ACR Committee on Drugs and Contrast Media. ACR Manual on Contrast Media 2023. https://www.acr.org/-/media/ACR/Files/Clinical-Resources/Contrast_Media.pdf
2) European Society of Urogenital Radiology. ESUR Guidelines on Contrast Agents version10.0 https://www.esur.org/wp-content/uploads/2022/03/ESUR-Guidelines-10_0-Final-Version.pdf
3) 日本医学放射線学会　造影剤安全性委員会．授乳中の女性に対する造影剤投与後の授乳の可否に関する提言. 2019. https://www.radiology.jp/member_info/safty/20190627_01.html
4) Bettmann MA. Frequently asked questions：iodinated contrast agents. RadioGraphics 2004；24（suppl 1）：S3-S10.
5) Tremblay E, Thérasse E, Thomassin-Naggara I, et al Quality initiatives：guidelines for use of medical imaging during pregnancy and lactation. RadioGraphics 2012；32：897-911.
6) Webb JAW, Thomsen HS, Morcos, et al. The use of iodinated and gadolinium contrast media during pregnancy and lactation. Eur Radiol 2005；15：1234-40.

臨床編 — **VI** CT用造影剤を投与時に注意が必要な病態

妊娠あるいは妊娠の可能性がある女性

野澤久美子

Key Point

①妊婦においては、造影CTの多相撮像では撮像相が増えるほど胎児被ばくが増えるため，撮像条件やプロトコールについては慎重に検討する。

②妊婦に造影CTを行った場合は，児の出生後甲状腺機能を注意深くモニターすることが勧められる。

③造影剤使用による副作用の既往や喘息などのリスクがある場合，検査の適応については通常よりもさらに慎重に検討する。

はじめに

　妊婦あるいは妊娠の可能性がある女性のCT検査については，造影剤使用の有無にかかわらずX線被ばくを伴う検査を行う診断上の有益性がリスクを上回ると判断される場合に施行される，という大前提がある。CT検査以外の代替検査についても検討し，適応を判断する。CT造影剤使用の必要性については，ほかの成人と同様に検査目的により適応を検討する。

　妊娠中に造影剤を使用したCT検査が必要な場合は，検査の必要性や行わなかった場合の不利益，起こりうるリスクについて，適切なインフォームド・コンセントを提供することが不可欠である。妊婦あるいは妊娠の可能性がある女性のCT検査，CT造影剤使用のおけるリスクについて，胎児と母体に分けて以下に述べる。

胎児にかかわるリスク

●CT検査での放射線被ばくによる催奇形性と発がんリスク

　胎児の催奇形性は被ばくした時期と線量により異なるが，通常成人で行われる腹部・骨盤部CT（単相撮像で10～40mGy程度）の被ばく線量による催奇形性の影響はなく，国際放射線防御委員会（International Commission on Radiological Protection：ICRP）の妊娠と医療放射線（Publication 94）では「100mGy以下の胎児線量は妊娠中絶の理由と考えるべきではない」としている[1]。

　子宮内被ばくによる小児がんの確率はきわめて小さい[1]。

　注意点として，造影CTの多相撮像では撮像相が増えるほど胎児被ばくが増えるため，撮像条件やプロトコールについては慎重に検討する必要がある。

臨床編―VI．CT用造影剤を投与時に注意が必要な病態

●母体のCT造影剤使用による胎児のリスク

　動物を対象とした研究で，妊娠中の造影剤使用による催奇形性などの影響がないことが示唆されている[2]が，人間における催奇形性の影響に関するエビデンスはなく，安全性は確立されていない。

　母体に投与されたヨード造影剤中の遊離ヨウ化物は，胎児/新生児の甲状腺機能を低下させる可能性がある[3]。妊婦に造影CTを行った場合は，児の出生後甲状腺機能を注意深くモニターすることが勧められるが，わが国では新生児マススクリーニングに先天性甲状腺機能低下症が含まれる。

母体にかかわるリスク

　妊婦における副作用は一般と同じであり，過敏症，甲状腺機能障害，腎症などである。妊婦に重度のアナフィラキシーが生じた場合は，妊婦だけでなく胎児への大きなリスクが生じる[4]。そのため，造影剤使用による副作用の既往や喘息などのリスクがある場合，検査の適応については通常よりもさらに慎重に検討する必要がある。

　造影剤使用による副作用が生じた際の対処は，妊婦以外の対応と変わりない[5]。血圧低下などの救急対応の際，左側臥位の姿勢は大きな子宮からの下大静脈圧迫を軽減する。

参考文献
1) 社団法人日本アイソトープ協会．妊娠と医療放射線．ICRP Publication 1999；84：33-5.
2) ACR Committee on Drugs and Contrast Media. ACR Manual on Contrast Media 2023：p.103-6. https://www.acr.org/-/media/ACR/Files/Clinical-Resources/Contrast_Media.pdf
3) VanWelie N, Portela M, Dreyer K, et al. Iodine contrast prior to or during pregnancy and neonatal thyroid function：A systematic review. Eur J Endocrinol 2021；184：189-98.
4) Simons FE, Schatz M. Anaphylaxis during pregnancy. J Allergy Clin Immunol 2012；130：597-606.
5) Sikka A, Bisla JK, Rajan PV, et al. How to manage allergic reactions to contrast agent in pregnant patients. AJR Am J Roentgenol 2016；206：247-52.

臨床編 — Ⅵ　CT用造影剤を投与時に注意が必要な病態

βブロッカー服用患者

齊藤英正，上田達夫，林　宏光

Key Point

・βブロッカー服用者に造影検査を実施する際は，アナフィラキシー反応の発現時にアドレナリンの効果が減弱されることを念頭におき，副作用の発現に備えグルカゴンを準備することが望ましい。

βブロッカーは，シナプス前および後膜のアドレナリン作動性β-受容体においてカテコールアミンと特異的に拮抗することにより，陰性変時作用および陰性変力作用を示す。このため，高血圧症や慢性心不全，狭心症，頻脈性不整脈の治療に用いられるが，治療以外にも心臓CT検査での心拍数のコントロールにも汎用されており，造影検査を実施する際にβブロッカーが使用されているケースは多い。欧州泌尿生殖器放射線医学会（European Society of Urogenital Radiology：ESUR）ガイドライン[1]において，造影剤と相互作用を起こす危険性のある薬剤の1つとしてβブロッカーが挙げられている。しかし，βブロッカー服用患者における造影剤による副作用発現に関する過去の文献では，アナフィラキシー反応の発現頻度が増加するという報告[2]もあれば，変わらないとする報告[3]もあり，一定のコンセンサスは得られておらず，ESURガイドラインにおいても，最終的にはβ遮断薬服用者は危険因子として扱われてはいない。また，わが国における造影剤の添付文書においては，βブロッカーは併用注意あるいは併用禁忌とされておらず，造影検査における副作用の危険因子として扱われていない。以上の理由により，βブロッカーを造影検査における副作用の危険因子とする確立したエビデンスは存在しないと考えられる。

一方，βブロッカーはアナフィラキシー反応が発生した際の治療の第1選択薬であるアドレナリンと拮抗し，その治療効果を減弱する可能性があるため，注意が必要である。『アナフィラキシーガイドライン2022』[4]では，βブロッカーによりアドレナリンに反応しない患者にはグルカゴンが有効な可能性があるとされている。同ガイドラインでは，「アドレナリンに反応しない患者にはグルカゴン1〜5mg（小児：20〜30μg/kg，最大1mg）をゆっくり5分以上時間をかけて静注する」ことが推奨されている。したがって，βブロッカー服用者に造影検査を実施する際は，アナフィラキシー反応の発現時にアドレナリンの効果が減弱されることを念頭におき，副作用の発現に備えグルカゴンを準備することが望ましい。

参考文献

1) European Society of Urogenital Radiology. ESUR Guidelines on Contrast Agents, Ver. 10.0：https://www.esur.org/esur-guidelines-on-contrast-agents/.

2) Lang DM, Alpern MB, Visintainer PF, et al. Increased risk for anaphylactoid reaction from contrast media in patients on β-adrenergic blockers or with asthma. Ann Intern Med 1991；115：270-6. DOI：10.7326/0003-4819-115-4-270.

3) Greenberger PA, Meyres SN, Kramer BL, et al. Effects of beta-adrenergic and calcium antagonists on the development of anaphylactoid reactions from radiographic contrast media during cardiac angiography. J Allergy Clin Immunol. 1987；80：698-702. DOI：10.1016/0091-6749(87)90290-9.

4) 日本アレルギー学会．アナフィラキシーガイドライン2022．https://www.jsaweb.jp/uploads/files/Web_AnaGL_2023_0301.pdf.

重症甲状腺機能亢進

白井清香，上田達夫，林　宏光

Key Point

①甲状腺機能がコントロールされていない重症甲状腺機能亢進症の患者や多結節性甲状腺腫の患者，なかでも高齢患者やヨウ素欠乏地域に住む患者はヨード造影剤の投与により甲状腺クリーゼを発症するリスクが高いと考えられており，ヨード造影剤の使用は避けるのが望ましい。

②甲状腺機能がコントロールされている甲状腺機能亢進症の患者に対してヨード造影剤を使用する場合には，可能な限り甲状腺疾患の治療終了後に造影検査を施行し，造影剤使用後数カ月間は内分泌科専門医による甲状腺ホルモン値のモニタリングを行う。

現在，わが国で販売されている非イオン性ヨード造影剤の添付文書には，重篤な甲状腺疾患のある患者への使用は「禁忌」と記載されているが，禁忌対象となるのは主に「甲状腺機能亢進症」と考えられる。甲状腺機能亢進症とは，甲状腺ホルモンが何らかの原因で過剰に分泌され，動機や息切れ，頻脈などの臨床症状を呈する病態である。甲状腺機能亢進をきたす代表的な疾患としてはバセドウ病が挙げられるが，無痛性甲状腺炎，亜急性甲状腺炎，機能性甲状腺炎（Plummer病），妊娠一過性甲状腺中毒症も同様の症状を呈する。ヨード造影剤には微量の遊離ヨウ化物が含まれており（Ⅰ　CTにおける造影　日本で使用されているCT用造影剤＜p.17＞参照），通常であれば血中ヨード濃度の上昇が起きた場合には一時的に甲状腺ホルモンの合成が抑制されるが，重篤な甲状腺機能亢進を呈する患者は自己調節機能の破綻によりヨードの代謝が困難となり，ヨード過剰状態から甲状腺クリーゼを引き起こす可能性があることが知られている[1]。

ヨード摂取の多いわが国においてヨード造影剤による甲状腺クリーゼの発症はまれであり，2004年から2023年までのヨード造影剤による副作用報告において甲状腺クリーゼの報告はみられていない[2]。しかし，甲状腺クリーゼ自体の致死率は10％以上と高いため[3]，甲状腺機能亢進症に対するヨード造影剤の使用に関しては慎重な判断を要する。程度に関する明確な基準は定められていないが，甲状腺機能がコントロールされていない重症甲状腺機能亢進症の患者や多結節性甲状腺腫の患者，なかでも高齢患者やヨウ素欠乏地域に住む患者はヨード造影剤の投与により甲状腺クリーゼを発症するリスクが高いと考えられており，ヨード造影剤の使用は避けるのが望ましい[4,5]。ESURガイドラインにおいても「ヨード造影剤を甲状腺機能亢進症患者に投与することは絶対禁忌」として記載されている[5]。de Bruinらは1987年から1990年の3年間で施行した24,600回の造影CTにて7名が入院を要する甲状腺機能亢進状態を呈したと報告している[4]。

一方，甲状腺機能がコントロールされている甲状腺機能亢進症の患者に対してヨード造影剤を使用する場合には，可能な限り甲状腺疾患の治療終了後に造影検査を施行し，造影剤使用後，数カ月間は内分泌科専門医による甲状腺ホルモン値のモニタリングを要することが望ましい[5]。

重症甲状腺機能亢進

参考文献

1) van der Molen AJ, Thomsen HS, Morcos SK, et al. Effect of iodinated contrast media on thyroid function in adults. Eur Radiol 2004 ; 14 : 902-7. DOI : 10.1007/s00330-004-2238-z.

2) 独立行政法人医薬品医療機器総合機構：JADER（Japanese Adverse Drug Event Report database）のデータベース．

3) 日本甲状腺学会・日本内分泌学会，編．甲状腺クリーゼ診療ガイドライン2017．東京：南江堂．2017．p.17, 24.

4) de Bruin TWA. Iodide-induced hyperthyroidism with computed tomography contrast fluids. Lancet 1994 ; 343 : 1160-1. DOI : 10.1016/s0140-6736（94）90265-8.

5) European Society of Urogenital Radiology. ESUR Guidelines on Contrast Media version 10.0. http://www.esur.org/esur-guidelines/.

重症筋無力症

藤綱隆太朗，上田達夫，林　宏光

Key Point

・重症筋無力症患者への造影剤投与については、リスクとベネフィットを十分に検討し，造影CT検査への正当な適応があると判断された場合は，症状増悪に十分に注意し，慎重に検査を行う。

　重症筋無力症は神経筋接合部を標的とする自己免疫性疾患である。日内変動や易疲労性を伴う眼瞼下垂，四肢筋力低下などが主症状であり，呼吸不全を伴う最重症の状態をクリーゼという。クリーゼ発症にかかわる因子としては，上気道感染，誤嚥，敗血症，手術などがあるが，ヨード造影剤も増悪因子としてクリーゼの原因となりうるとされている[1]。

　Somashekarらは，ヨード造影剤使用により重症筋無力症患者の呼吸器症状の増悪が起こりうると報告した[2]。この報告では重症筋無力症の患者267例（造影CT群112例，単純CT群155例）において，投与後1日での症状増悪は造影CT群で有意に多く，発現した症状は呼吸器症状の増悪あるいは新規の呼吸器症状であった。またRathらは，造影CT検査を受けた重症筋無力症の患者125例（造影CT群73例，単純CT群52例）において，造影剤投与後30日以内の症状増悪は造影CT群で有意に多いことを報告した[3]。しかし，造影CT群は背景に急性期病変を合併していた患者が多く含まれていたため，症状増悪の原因をヨード造影剤とは断定できないとしている。

　一方，Mehriziらは重症筋無力症患者の画像検査354件において，造影CT群，単純CT群，造影MRI群，非造影MRI群のいずれにおいても重症筋無力症を悪化させなかったと報告している[4]。このように重症筋無力症に対するヨード造影剤の影響については，相反する結果が報告されており，一定の見解は得られていない。

　以上の報告を踏まえ，日本医学放射線学会では，「重症筋無力症患者に非イオン性ヨード造影剤を投与してCT検査を行う場合は，呼吸器症状が増悪する可能性があることも念頭におき慎重に施行することが望ましい。」としている[5]。また，米国放射線学会の『ACR manual on contrast media 2023』では，「非イオン性ヨード造影剤は重症筋無力症患者に相対的禁忌であることが示唆される報告が存在するが，議論は多くさらなる研究が必要である」としており[6]，ガイドラインにおいても明確な指針が示されていない。したがって，リスクとベネフィットを十分に検討し，造影CT検査への正当な適応があると判断された場合は，症状増悪に十分に注意し，慎重に検査を行うという対応が妥当と考えられる。また，重症筋無力症患者の造影剤による副作用は通常の副作用と異なり，造影剤による直接的な副作用ではなく，重症筋無力症の症状増悪をきたすため，造影剤投与後に呼吸不全をきたした場合，背景に未治療の重症筋無力症が隠れている可能性があることにも注意する必要がある。

重症筋無力症

参考文献

1）日本神経学会. 重症筋無力症/ランバート・イートン筋無力症候群診療ガイドライン2022. https://www.neurology-jp.org/guidelinem/mg_2022.html.

2）Somasheker DK et al. Effect of intravenous low—osmolality iodinated contrast media on patients with myasthenia gravis. Radiology 267：727-734, 203. PMID：23360741, DOI：10.1148/radiol.12121508.

3）Rath J, Mauritz M, Zulehner G, et al. Iodinated contrast agents in patients with myasthenia gravis：a retrospective cohort study. J Neurol 264：1209-1217, 2017. PMID：28550477, PMCID：PMC5486553, DOI：10.1007/s00415-017-8518-8.

4）Mehrizi M, Pascuzzi RM. Complications of radiologic contrast in patients with myasthenia gravis. Muscle & Nerve 2014；5：443-444, 2014. PMID：24677227, DOI：10.1002/mus.24254.

5）日本医学放射線学会造影剤安全性委員会. 重症筋無力 症患者に対するヨード造影剤の使用について. https://www.radiology.jp/content/files/20150721.pdf.

6）ACR Committee on Drugs and Contrast Media. The ACR Manual on Contrast Media 2023. https://www.acr.org/-/media/ACR/Files/Clinical-Resources/Contrast_Media.pdf.

VI

臨床編 — **VI** CT用造影剤を投与時に注意が必要な病態

多発性骨髄腫

松本大河，上田達夫，林　宏光

Key Point

・多発性骨髄腫患者への造影剤投与に関しては，臨床上の必要性がありかつ腎機能が許容できる
　状況であれば，十分な水分補給や補液により脱水状態を回避したうえで造影検査を施行する。

　多発性骨髄腫（multiple myeloma）は，形質細胞の単クローン性増殖とその産物である単クローン性
免疫グロブリン（M蛋白）の血清・尿中増加により特徴付けられる疾患である[1]。日本では人口10万
人あたり約5人の発症率があり，全悪性腫瘍の約1％，全造血器腫瘍の約10％を占めており，発症
率・死亡率ともに年々増加傾向にある[2]。多発性骨髄腫は腫瘍の浸潤により腎不全をきたしうるが，
その主な原因は多発性骨髄腫に由来するlight chainや免疫グロブリンL鎖（Bence-Jones蛋白），また
はアミロイドが糸球体や尿細管に障害を引き起こすこととされる。

　多発性骨髄腫患者に対してイオン性造影剤投与により急性腎不全を引き起こした症例が過去に報告
されたことから[3]，現在の非イオン性造影剤の添付文書においても「多発性骨髄腫の患者は診断上や
むを得ないと判断される場合を除き，投与しないこと。特に脱水症状のある場合，腎不全（無尿等）
を起こすおそれがある」と記載されている。しかし，イオン性造影剤は，Bence-Jones蛋白と結合し
尿細管を障害することで腎不全を引き起こすと考えられていたが，その後の研究で非イオン性造影剤
を含めたいずれの造影剤もBence-Jones蛋白とはほとんど結合しないことが報告されている[4]。ま
た，造影剤検査による急性腎不全発症率は一般集団で0.15％であるのに対して，多発性骨髄腫患者で
は0.6〜1.26％と報告されている[3]。

　多発性骨髄腫患者では一般集団と比較し腎不全発症率はやや高いものの，臨床上の必要性があれ
ば，造影剤の投与は考慮される。さらに，多発性骨髄腫の患者における造影剤の使用においては，多
発性骨髄腫そのものが危険な要素となるのではなく，脱水状態や腎機能障害の合併が重要となるとの
報告もあり[5]，造影剤投与の可否判断は，多発性骨髄腫における腎障害の程度が重要となる。以上の
理由により，多発性骨髄腫患者への造影剤投与に関しては，臨床上の必要性がありかつ腎機能が許容
できる状況であれば，十分な水分補給や補液により脱水状態を回避したうえで造影検査を施行するこ
とは容認される。

参考文献
1) Swerdlow SH, Campo, Harris NL, et al. eds. WHO Classification of Tumours of Haematopoietic and Lymphoid
　Tissues. WORLD HEALTH ORGANIZATION. 2017. p.241-53.
2) 日本血液学会，編．造血器腫瘍診療ガイドライン2023年度版．東京：金原出版．2023.
3) MeCarthy CS, Becker JA. Multiple myeloma and contrast media. Radiology 1992；183：519-21. DOI：10.1148/
　radiology.183.2.1561361.
4) Dawson P, Freedman DB, Howell MJ, et al. Contrast-medium-induced-acute renal failure and Tamm-Horsfall
　proteinuria. Br J Radiol 1984；57：577-9. DOI：10.1259/0007-1285-57-679-577.
5) 中田　肇，ほか．尿路造影剤と腎不全—放射線科の立場から—，臨床放射線 1983；28：349-53.

臨床編 — VI　CT用造影剤を投与時に注意が必要な病態

カテコラミン産生腫瘍（褐色細胞腫，傍神経節腫）

林　暢彦，上田達夫，林　宏光

Key Point

・カテコラミン産生腫瘍患者に対して造影剤を使用する場合には，血圧上昇，頻脈，不整脈などの副作用の可能性について説明し，高血圧クリーゼに備えて静脈確保のうえ，α受容体遮断薬であるフェントラミン（レギチーン®）をはじめとする各種薬剤を用意するなど，副作用に対処できるよう十分な準備を行ったうえで慎重に投与する。

　クロム親和性細胞から発生する腫瘍のうち，約90％が副腎髄質に発生する褐色細胞腫（pheochromocytoma：PCC），約10％が傍神経節に発生する傍神経節腫・パラガングリオーマ（paraganglioma：PGL）である[1]。病態生理上の違いはなく，両者を褐色細胞腫・パラガングリオーマ（pheochromocytoma/paraganglioma：PPGL）と総称し，副腎性と副腎外性に分類することが多い。

　PPGLのうち約90％がカテコラミン産生腫瘍であり，血中カテコラミン量は基準値の数倍〜数十倍に増加する。PPGLの患者では種々の要因（食事，排尿，手術侵襲，薬物など）によりカテコラミン産生が亢進し，臨床症状の増悪を認めることがあり（高血圧クリーゼ），ヨード造影剤も高血圧クリーゼの誘因の1つとされる。以前に使用されていたイオン性造影剤にて高血圧クリーゼが報告されたことから，非イオン性ヨード造影剤の添付文書には「褐色細胞腫の患者及びその疑いのある患者には診断上やむを得ない場合を除き，投与しないこと」と記載されている。しかし，近年使用されている非イオン性ヨード造影剤の使用後に，褐色細胞腫患者と対照群で血中カテコラミン濃度に有意差がなかったと報告されており[2]，海外のガイドラインでも「褐色細胞腫の患者にヨード造影剤の静脈内投与を行う際に特別な準備は必要ない」と記載されている[3,4]。しかし，PCCに対し非イオン性ヨード造影剤を投与したことで高血圧クリーゼを引き起こしたとの報告もある[5]。

　以上のように非イオン性造影剤による高血圧クリーゼのリスクは否定できないものの，褐色細胞腫の質的診断や治療のための術前検査としての造影CTの有用性は非常に高く，臨床的に必要と考えられる。したがって，造影剤を使用する場合には，血圧上昇，頻脈，不整脈などの副作用の可能性について説明し，高血圧クリーゼに備えて静脈確保のうえ，α受容体遮断薬であるフェントラミン（レギチーン®）をはじめとする各種薬剤を用意するなど，副作用に対処できるよう十分な準備を行ったうえで慎重に投与するのがよいと思われる。

参考文献

1) 日本内分泌学会，監．日本内分泌学会「悪性褐色細胞腫の実態調査と診療指針の作成」委員会，編．褐色細胞腫・パラガングリオーマ診療ガイドライン2018．東京：診断と治療社．2018．p.2, 22-23.
2) Bessell-Browne R, O'Malley ME. CT of Pheochromocytoma and Paraganglioma：Risk of Adverse Events with i.v. Administration of Nonionic Contrast Material. AJR Am J Roentgenol 2007；188：970-4. DOI：10.2214/AJR.06.0827.
3) European Society of Urogenital Radiology. ESUR Guidelines on Contrast Agents ver. 10.0. 2018.
4) ACR Committee on Drugs and Contrast Media. ACR Manual on Contrast Media ver. 2021.
5) Sachiko Nakano, Tsushima Y, Taketomi-Takahashi A, et al. Hypertensive crisis due to contrast-enhanced computed tomography in a patient with malignant pheochromocytoma. Jpn J Radiol 2011；29：449-51. DOI：10.1007/s11604-011-0573-y.

臨床編 —— VII CTにおける造影剤投与の実際

CTにおける造影剤投与の実際

尾田済太郎

Key Point

①造影CT検査を実施する際は副作用の回避に努める必要がある。

②各施設でCT検査運用マニュアルを策定することが望ましい。

③造影剤安全管理の体制構築においては放射線科医，診療放射線技師，看護師など多職種が連携して取り組むことが重要である。

はじめに

　造影CT検査では一定の頻度で造影剤による副作用を生じるため，造影剤を使用する際は患者に対して検査の必要性と副作用について十分に説明し，同意を得る必要がある。さらに，問診によって事前に検査の危険性が高い患者を把握し，副作用の回避に努めなければならない。

　近年，医療安全管理の重要性が増しており，造影剤の安全使用についても各施設で安全管理体制を構築することが求められている。造影CT検査の副作用についてのアップデートされた正しい知識を身につけ，施設毎に造影剤を安全に使用するためのルールと体制を構築する必要がある。その際，放射線科医，診療放射線技師，看護師など多職種が連携して取り組むことが大切である。また，放射線部，医療安全部，医療情報部，救急部，薬剤部といった造影剤安全に関連する多部署が連携し，病院機能として造影剤安全管理を行うことも重要である。

造影CT検査の流れ

　造影CT検査の流れを，筆者の施設（熊本大学病院）を例に示す（図1）。

①CT検査処置室で依頼医が取得した問診票に基づき，看護師が問診内容の再確認を行う（問診のダブルチェック）。

②CT検査処置室で看護師（もしくは技師）がヨード造影剤を投与するための静脈路の確保を行う。

③技師が患者をCT室へ誘導し，検査の説明とセッティングを行う。

④単純撮像後にインジェクタを用いて造影剤の注入を行う。造影剤の血管外漏出対策のため，看護師は造影剤注入中の静脈刺部の状況を目視で観察する。血管外漏出の際，即座に対応するため，右手をインジェクタの注入停止ボタンに添えている（赤矢印）。

⑤看護師が退室後に造影剤投与後の撮像を行う。

⑥撮像が終了した後，患者の状態を観察し，問題なければ処置室へ移動して静脈留置針を抜去する。検査後30分は病院内で過ごすよう指示する。また，飲水を促す。

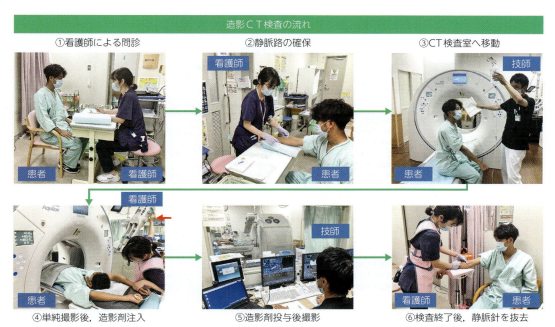

図1 造影CT検査の流れ（熊本大学病院の例）

問診と同意

　造影CT検査を行う際，依頼医は患者に対して造影剤の使用に関する問診を行い，造影剤副作用の発生リスクを評価し，造影の可否を判定しなければならない。また，依頼医は造影剤使用のリスクに関して患者へ説明し，検査実施の同意を得る必要がある。造影剤副作用に関する「説明文書」，「問診票」，「同意書」は各施設の環境に応じたものが準備される（図2）。問診によりハイリスク患者を把握し，副作用の回避や対策を検討する。また，問診票の内容を依頼医だけでなく，検査現場の担当者（看護師，診療放射線技師，放射線科医）によってダブルチェックすることも重要である。

　問診は，ヨード造影剤の添付文書における「禁忌」または「特定の背景を有する患者に関する注意」の項目に関連する内容を中心に行う。

ヨード造影剤の添付文書

　医療用医薬品添付文書の記載要領が1997年以来約20年ぶりに改正され，2019年4月1日より新記載要領が施行された。2024年3月31日までにすべての医薬品添付文書が新様式に移行した。新様式では，これまで使用されていた「原則禁忌」，「慎重投与」が廃止され，「特定の背景を有する患者に関する注意」が新設された。ヨード造影剤の添付文書における「禁忌」および「特定の背景を有する患者に関する注意」の項目について解説する。

臨床編—Ⅶ．CTにおける造影剤投与の実際

ＣＴ検査問診票

年　月　日　　　患者氏名　　　　　　（ＩＤ：　　　　　）

（ＣＴ検査予定日　　　年　　月　　日　）

ＣＴ検査にあたって以下の問診にお答え下さい。

1．アレルギーについて
①今まで、造影剤を使用したＣＴ検査を受けたことがありますか。　　　　　はい　・　いいえ
【①．で、はいと答えた方のみ】
造影剤を使用したときに気分が悪くなったり、何か異常がありましたか。　はい　・　いいえ
例えば、吐き気、めまい、頭痛、かゆみなど（その時の症状：　　　　　　）
②ヨード過敏症と言われたことがありますか。　　　　　　　　　　　　　はい　・　いいえ
③アレルギー体質と言われたことがありますか。　　　　　　　　　　　　はい　・　いいえ
【③．で、はいと答えられた方のみ】
原因（アレルゲン）は何でしたか。（　　　　　　　　　　　　　）
④食べ物で、じんま疹がでたことがありますか。　　　　　　　　　　　　はい　・　いいえ
⑤両親、兄弟などに気管支喘息やアレルギー体質の方がいますか。　　　　はい　・　いいえ

2．薬について
①今までに薬を飲んだり、注射をして気分が悪くなったり、
　発疹がでたことがありますか。　　　　　　　　　　　　　　　　　　　はい　・　いいえ
②現在、糖尿病薬を飲んでいますか。　　　　　　　　　　　　　　　　　はい　・　いいえ
　　　　　　　　　　　　　　　　　　　　　薬品名（　　　　　　　　　　　　　）
③現在、抗凝固剤（血液をサラサラにする薬）を飲んでいますか。　　　　はい　・　いいえ

3．病気について
①気管支喘息と言われたことがありますか。　　　　　　　　　　　　　　はい　・　いいえ
【①．で、はいと答えた方のみ】現在、喘息の治療を受けていますか。　　はい　・　いいえ
②心臓が悪いと言われたことがありますか。　　　　　　　　　　　　　　はい　・　いいえ
【②．で、はいと答えた方のみ】病名または症状を教えてください。（　　　　　　　　　）
③心臓ペースメーカー（または埋め込み型除細動器）を使用されていますか。　はい　・　いいえ
【③．で、はいと答えた方のみ】ペースメーカーの機種名を教えてください。
　　　　（機種名：　　　　　　　　　　　　　　　　）
④持続血糖測定器、またはインスリンポンプ機器の装着はありますか。　　はい　・　いいえ
⑤褐色細胞腫またはその疑いがあると言われたことがありますか。　　　　はい　・　いいえ
⑥甲状腺機能亢進症と言われたことがありますか。　　　　　　　　　　　はい　・　いいえ
⑦女性の方へ、現在妊娠している可能性がありますか。　　　　　　　　　はい　・　いいえ

診療科名　　　　　　　　　　　確認医師署名

図2　熊本大学病院における造影CT検査の問診票

●禁忌

「禁忌」の項目は旧様式から変更はなく，以下の2つであり，これに該当する患者に対してヨード造影剤を投与してはいけない。

①ヨード又はヨード造影剤に過敏症の既往歴のある患者

ヨード造影剤の「過敏症」であるかどうかの判断は実際には難しいが，過去にヨード造影剤を使用して，アナフィラキシー様反応を含めた重篤な副作用を生じた患者がこの項目に該当する。

②重篤な甲状腺疾患のある患者

ヨード造影剤には微量の遊離ヨードが含まれており，重篤な甲状腺疾患の患者ではヨード造影剤の投与によるヨード過剰に対する自己調節メカニズムが機能せず，甲状腺クリーゼをきたす恐れがあるが，その頻度は非常にまれである[1]。しかし，症状を伴う明らかな甲状腺機能亢進症（TSH＜0.1mIU/L）では造影剤の投与を避けるべきである[2]。

CTにおける造影剤投与の実際

表1 造影CTの際に注意を要する疾患・病態

疾患・病態など	コメント	本書の参照ページ
ビグアナイド系糖尿病薬投与患者	糖尿病患者の造影CT検査において，eGFRの確認とメトホルミン休薬の必要性について依頼医が認識できるシステムを構築することが望ましい。	p.231
気管支喘息	活動性もしくはコントロール不良の気管支喘息では，原則として造影を避ける。	p.238
急性膵炎	添付文書上は造影剤投与は「慎重投与」であるが，急性膵炎の診断および重症度判定においては造影剤の投与は不可欠である。	p.240
腎機能障害患者	高度腎機能低下を有する患者や集中治療室などの急性重症疾患の患者においては造影剤腎症に関する説明と適切な予防策を講じる必要あり。	p.213
褐色細胞腫	造影剤投与時には，血圧上昇，頻脈，不整脈などの副作用ついて説明し，高血圧クリーゼに備え各種薬剤を用意し慎重に対応する。	p.255
重症筋無力症	造影CT検査への正当な適応があると判断された場合は，症状増悪に十分に注意して慎重に造影を行う。	p.252
重症甲状腺機能亢進	甲状腺機能がコントロールされていない重症甲状腺機能亢進症や多結節性甲状腺腫の患者では，ヨード造影剤の使用は避ける。甲状腺機能がコントロールされている甲状腺機能亢進症の患者では，甲状腺疾患の治療終了後に造影検査を施行し，ヨード造影剤使用後数カ月間は甲状腺ホルモン値のモニタリングが望ましい。	p.250
多発性骨髄腫	造影剤投与は，腎機能が許容できる状況であれば十分な水分補給や補液により脱水状態を回避したうえで実施する。	p.254
βブロッカー服用患者	アナフィラキシー反応の発現時にアドレナリンの効果が減弱される可能性があるので，副作用の発現に備えグルカゴンを準備する。	p.249
マクログロブリン血症	非イオン性モノマーのヨード造影剤では特に対応は必要ない。ビリスコピン（経静脈性胆道造影剤）では注意が必要。	——
授乳婦	特段の理由のない限り，造影剤使用後の授乳制限は必要ない。	p.246
妊娠あるいは妊娠の可能性のある女性	検査の適応について慎重に検討する。	p.247

●特定の背景を有する患者に関する注意

特定の背景を有し注意を要する疾患や病態としては表1に挙げたような病態がある。

個々の疾患や病態の詳細については，「Ⅵ　CT用造影剤を投与時に注意が必要な病態」（p.231～）に記載されているのでそちらを参照されたい。

食事制限と水分制限について

造影剤注入後の嘔気・嘔吐の対策として，造影CT検査前に食事制限，水分制限が習慣的に行われている場合がある。近年では造影CT検査前の食事制限，水分制限は誤嚥性肺炎のリスクと嘔気・嘔吐の予防に寄与しないことが明らかとなった[18-20]。欧米の造影剤使用に関するガイドラインでも，造影前の絶食指示は推奨しないとしている[7, 16]。

ただし，検査対象が胆嚢や消化管で飲食による変化が診断に影響すると考えられる場合は，検査前1食の制限を検討する。脱水状態はヨード造影剤による急性副作用や造影剤関連急性腎障害のリスクでもあり，脱水予防の観点からも不適切な食事制限，水分制限はなされるべきでない。

臨床編—Ⅶ．CTにおける造影剤投与の実際

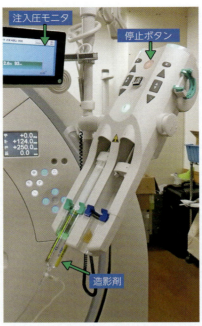

図3 インジェクタ（造影剤自動注入器）の外観

インジェクタ（造影剤自動注入器）の使用

　インジェクタ（造影剤自動注入器）は造影剤を自動で注入する機器である（図3）。インジェクタを使用することで必要量の造影剤を指定の注入速度，注入時間で安定的に投与することが可能になる。CT用のインジェクタは，造影剤だけ注入するシングルタイプと，造影剤と生理食塩水の後押しができるデュアルタイプがある。

　インジェクタを使用した造影剤注入の際は，血管外漏出のリスクがあるため注意が必要である。また，インジェクタへ造影剤シリンジや生理食塩水シリンジをセッティングし，チューブを接続する際は空気の混入や接続部に緩みがないかを十分に確認する必要がある。造影剤注入圧が高くなるため，耐圧性の高いチューブを使用する。通常の輸液用チューブでは，注入圧に耐えられず破損する可能性がある。三方活栓付きのチューブを使用する場合は投与ルートの開放について確認する必要がある。

　最近のインジェクタには，ICタグ（radio frequency identification：RFID）リーダーが付属しており，造影剤シリンジのICタグを読み取ることで，製剤名・濃度・容量・ロット番号・有効期限などの造影剤情報を記録することができ，病院部門システムへの自動転送も可能である（図4）。ICタグを使用することで業務効が率化し，転記ミスや入力漏れなどのヒューマンエラーの防止にも役立つ。

造影剤血管外漏出への対応

　ヨード造影剤はインジェクタを使用して高速注入するため，血管外漏出を生じるリスクがある。頻度は0.2～0.7％程度と報告されている[21,22]。大量の造影剤が血管外へ漏出した場合は組織内圧が急激

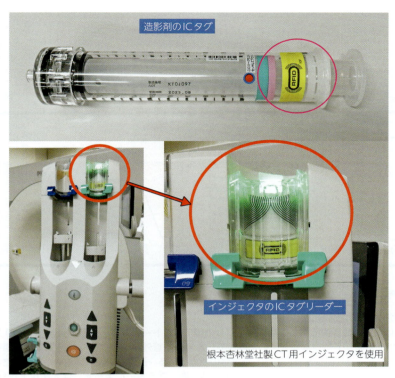

図4　造影剤とインジェクタのICタグシステム

に上昇することによってコンパートメント症候群を生じる場合があり注意が必要である。脆弱血管，高齢者，集中治療室患者，高粘稠度造影剤がリスク因子とされる。造影剤高速注入との関連性は示されていないものの，一般的に造影剤高速注入もリスク因子とみなされる。

　血管確保部位は，手背静脈よりも肘静脈のほうが造影剤漏出時におけるコンパートメント症候群を生じにくいとされ，肘静脈での血管確保が推奨される。脆弱な血管では適宜，細い留置針（24Gなど）に変更する必要がある。留置針が静脈内に適切に留置されているかを評価するため，造影剤投与前に点滴の滴下や点滴チューブ内の逆血を確認することが重要であり，必要に応じて生理食塩水でのテスト注入による確認を併用するとよい。造影剤を加温することで粘稠度を低下させたり，低粘稠度造影剤を使用することも血管外漏出の予防として有用な可能性がある。脆弱血管のため造影剤血管外漏出のリスクが高い患者においては，造影剤注入速度の低減や撮像プロトコールの調整を行うなど施設でのルールをあらかじめ策定しておくのが好ましい[23]。

　造影剤注入開始直後は患者の傍で静脈穿刺部を目視で注意深く観察しることが望ましい。造影剤注入操作を行う診療放射線技師は注入開始から終了時まで注入圧モニタを注意深く観察し，異常を発生した際はすぐに注入を停止できるよう準備しておく必要がある。正常の注入圧波形と血管外漏出を生じた患者の注入圧波形を図5に示す。

　「Ⅴ　CT用造影剤の副作用とその対策」の「造影剤の血管外漏出」（p.224）も参照されたい。

臨床編—Ⅶ．CTにおける造影剤投与の実際

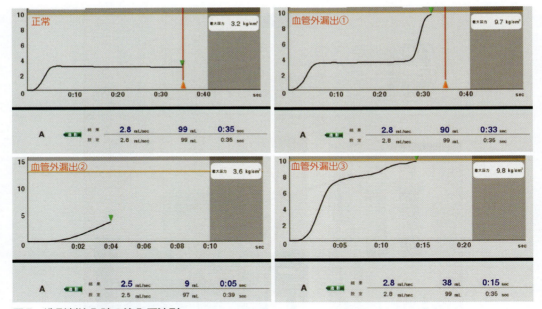

図5　造影剤注入時の注入圧波形
正常（左上）では造影剤注入直後の急速な立ち上がりの後にプラトーとなる。血管外漏出①（右上）ではプラトー相の終盤に漏出を示唆する急峻な注入圧の上昇がみられる。血管外漏出②（左下）は造影剤注入直後の急速な立ち上がりがみられず，注入直後からの漏出した場合の所見である。造影剤の注入は速やかに停止された。血管外漏出③（右下）は，造影剤注入直後の急速な立ち上がりの後，プラトーに至らず，注入圧が上がり続けている。注入途中の漏出を示唆する所見であり，途中で注入を停止した。

血管確保部位と静脈留置針

　造影剤血管外漏出の予防や造影タイミング遅延の観点から，血管確保に手背や足の静脈は使用せず，肘静脈から注入するのが望ましい。左肘静脈から造影剤を投与した場合，右側と比べて心腔に到達するまでの距離が長く，造影剤の到達時間の遅延，静脈内の造影剤停滞によるアーチファクト，末梢に到達する造影剤のボーラス性の低下といった問題が生じる可能性があるため，右肘静脈を血管確保部位として優先すべきである。

　静脈留置針ゲージ数の選択は造影プロトコール，患者の体格，血管脆弱性によって決定される。ダイナミック撮像やCT血管造影など造影剤高速注入が必要な造影プロトコールでは径の太い静脈留置針（20Gなど）を選択する。高体重患者では必要な造影剤使用量が多くなり，高速注入となるため径の大きい静脈留置針が望ましい。一方，小児や脆弱な血管においては，径の細い留置針を選択する。静脈留置針の太さに応じて造影剤注入速度の上限が規定される。図6に静脈留置針の太さと造影剤注入速度上限の目安について示す。

　中心静脈カテーテルやCVポートから造影剤を投与する場合は，造影剤の高圧注入に対応した製品かを確認する必要がある。また，対応の製品では，規定の注入速度や注入圧リミットの範囲内で造影剤を注入しなければならない。高圧注入対応のCVポートでは，専用の安全機構付ヒューバー針を必ず使用する。

留置針の太さ	ヨード濃度 (mgI)	推奨注入速度 (mL/s)	注入速度上限 (mL/s)
20ゲージ (G)	300	5.0以下	6.0
	370	4.0以下	5.0
22ゲージ (G)	300	3.0以下	4.0
	370	2.5以下	3.0
24ゲージ (G)	300	1.0以下	1.0
	370	—	

図6　静脈留置針の太さと造影剤注入速度上限の目安

生理食塩水の後押し

　造影剤投与に続く生理食塩水による後押しの主な効果は，上肢の静脈～上大静脈に停滞する造影剤を心臓へ送ることにより造影剤を有効に利用することである[24]。特にCT血管造影やダイナミック撮像における対象臓器の最大造影効果とその持続時間の向上に寄与するとされる[25, 26]。冠動脈CTにおいては，上大静脈～右心系に停滞する造影剤に起因するストリークアーチファクトによる診断への影響を低減させるため，生理食塩水の後押しは必須とされる[27]。

　生理食塩水による後押しの量は30～50mL程度で，造影剤と同等の注入速度で投与することが一般的である。

他の検査への影響

　造影CTが他の検査へ来す影響についての報告は限られている。一般に，ヨード造影剤を投与した直後はヨード造影剤の浸透圧により循環血液量が増加し，血液成分の希釈が起こりヘマトクリット，ヘモグロビン，赤血球，白血球，血小板などの値が低下する可能性が示唆されている。近年ではヨード造影剤がさまざまな血液検査の分析法に干渉することがわかってきており，血液検査結果に影響を与える懸念が生じている。ヨード造影剤による干渉が示唆される血液検査項目を図7に示す[28]。同日に血液検査を行う場合には，造影CT検査前に採血することが望ましい。

　MRI検査において，ヨード造影剤は濃度依存的にT1短縮効果およびT2短縮効果を示すことが*in vitro*試験で確認されている[29, 30]。造影CT検査後にMRI検査を行う場合は，可能な限り24時間以上経過してから検査を実施することが望ましい。一方，MRIのガドリニウム造影剤はX線を減弱させる性質があり，造影MRI後にCTを実施する際は解釈に注意が必要である（特に尿路系）。

　甲状腺シンチグラフィの検査前にヨード造影剤を投与すると，ヨード造影剤に含有される無機ヨードにより，ヨードの取り込み低下が起こると考えられている。甲状腺シンチグラフィと造影CTの実施は2カ月以上の期間を空ける必要があるとされる[1]。骨シンチグラフィにも影響を与えた報告もあり，造影CT直後に施行することは避けたほうがよいと思われる[31]。また，造影CT検査直後は骨密度測定（DEXA法）の測定値にも影響する可能性がある。甲状腺シンチグラフィや骨シンチグラフィ，骨密度計測の施行後に造影CT検査を行う順番が望ましいと考えられる。

臨床編―Ⅶ．CTにおける造影剤投与の実際

血液検査項目	干渉バイアス
ナトリウム	↓
カリウム	↑
クロール	↓
カルシウム	↑
亜鉛	↓
アルブミン	↑
LDH	↓
鉄	↑
マグネシウム	↓
トロポニンI	↑
Mタンパク	↑・↓
バイカーボネート	↓
アルドステロン	↓
コルチゾール	↑
インスリン	↓
C-ペプチド	↓
レニン活性	↓
卵巣刺激ホルモン	↓
黄体形成ホルモン	↓
甲状腺刺激ホルモン	↓
尿中赤血球	↑
尿中白血球	↑
尿比重	↑

図7 ヨード造影剤が分析法に干渉をきたす可能性がある血液検査項目（↑：ポジティブバイアス，↓：ネガティブバイアス）[28]。

放射線部における安全管理体制の構築

　近年，医療安全管理の重要性が増しており，造影剤の安全使用についても各施設で安全管理体制の確立が求められている。病院機能評価の機能種別版評価項目（3rdG：Ver.3.0）においても，造影剤安全管理について多くの評価項目が挙げられている。施設における造影剤安全管理体制を構築する際は放射線部門（放射線科医，診療放射線技師，放射線部看護師）が中心となって造影剤安全使用に関す知識の習得と啓発に関する活動を行うべきである。施設の環境に応じた急変対応マニュアルを作成し，部門内で定期的な副作用対応シミュレーション訓練を行うことも大切である。

　造影剤安全管理体制の構築にあたっては，放射線部門内での多職種（放射線科医，技師，看護師）が連携しチームとして取り組むことが重要である。また，院内における多部門（放射線部門，医療安全部門，救急部門，医療情報部門）の連携も不可欠である。

参考文献

1) van der Molen AJ, Thomsen HS, Morcos SK. Effect of iodinated contrast media on thyroid function in adults. European radiology 2004；14：902-7.

2) Bednarczuk T, Brix TH, Schima W, et al. 2021 European Thyroid Association Guidelines for the Management of Iodine-Based Contrast Media-Induced Thyroid Dysfunction. European thyroid journal 2021；10：269-84.

3) Katayama H, Yamaguchi K, Kozuka T, et al. Adverse reactions to ionic and nonionic contrast media. A report from the Japanese Committee on the Safety of Contrast Media. Radiology 1990；175：621-8.

4) McCarthy CS, Becker JA. Multiple myeloma and contrast media. Radiology 1992；183：519-21.

5) Gold RE, Wisinger BM, Geraci AR, et al. Hypertensive crisis as a result of adrenal venography in a patient with pheochromocytoma. Radiology 1972；102：579-80.

6) Raisanen J, Shapiro B, Glazer GM, et al. Plasma catecholamines in pheochromocytoma：effect of urographic contrast media. AJR American journal of roentgenology 1984；143：43-6.

7) Radiology ACo. ACR Manual on Contrast Media, https://www.acr.org/-/media/ACR/Files/Clinical-Resources/Contrast_Media.pdf.

8) Lenders JW, Duh QY, Eisenhofer G, et al. Pheochromocytoma and paraganglioma：an endocrine society clinical practice guideline. The Journal of clinical endocrinology and metabolism 2014；99：1915-42.

9) Frank JH, Cooper GW, Black WC, Phillips LH, 2nd. Iodinated contrast agents in myasthenia gravis. Neurology 1987；37：1400-2.

10) Eliashiv S, Wirguin I, Brenner T, et al. Aggravation of human and experimental myasthenia gravis by contrast media. Neurology 1990；40：1623-5.

11) Somashekar DK, Davenport MS, Cohan RH, et al. Effect of intravenous low-osmolality iodinated contrast media on patients with myasthenia gravis. Radiology 2013；267：727-34.

12) Mehrizi M, Pascuzzi RM. Complications of radiologic contrast in patients with myasthenia gravis. Muscle & nerve 2014；50：443-4.

13) 日本腎臓学会/日本医学放射線学会/日本循環器学会．腎障害患者におけるヨード造影剤使用に関するガイドライン 2018.

14) Aycock RD, Westafer LM, Boxen JL, et al. Acute Kidney Injury After Computed Tomography：A Meta-analysis. Annals of emergency medicine 2018；71：44-53.e4.

15) Parra D, Legreid AM, Beckey NP, et al. Metformin monitoring and change in serum creatinine levels in patients undergoing radiologic procedures involving administration of intravenous contrast media. Pharmacotherapy 2004；24：987-93.

16) Radiology ESoU. ESUR guidelines on contrast agents v10.0, https://adus-radiologie.ch/files/ESUR_Guidelines_10.0.pdf.

17) ビグアナイド薬の適正使用に関する委員会．メトホルミンの適正使用に関するRecommendation（2020年3月改訂）https://www.nittokyo.or.jp/uploads/files/recommendation_metformin_200318.pdf.

18) Neeman Z, Abu Ata M, Touma E, et al. Is fasting still necessary prior to contrast-enhanced computed tomography？ A randomized clinical study. European radiology 2021；31：1451-9.

19) Tsushima Y, Seki Y, Nakajima T, et al. The effect of abolishing instructions to fast prior to contrast-enhanced CT on the incidence of acute adverse reactions. Insights Imaging. 2020；11（1）：113.

20) Liu H, Liu Y, Zhao L, et al. Preprocedural fasting for contrast-enhanced CT：when experience meets evidence. Insights Imaging 2021；12：180.

21) Wang CL, Cohan RH, Ellis JH, et al. Frequency, management, and outcome of extravasation of nonionic iodinated contrast medium in 69,657 intravenous injections. Radiology 2007；243：80-7.

22) Hwang EJ, Shin CI, Choi YH, et al. Frequency, outcome, and risk factors of contrast media extravasation in 142,651 intravenous contrast-enhanced CT scans. Eur Radiol 2018；28：5368-75.

23) Shigematsu S, Oda S, Sakabe D, et al. Practical Preventive Strategies for Extravasation of Contrast Media During CT：What the Radiology Team Should Do. Acad Radiol 2022；29：1555-9.

24) Tatsugami F, Matsuki M, Inada Y, et al. Usefulness of saline pushing in reduction of contrast material dose in abdominal CT：evaluation of time-density curve for the aorta, portal vein and liver. Br J Radiol 2007；80：231-4.

25) Behrendt FF, Bruners P, Keil S, et al. Effect of different saline chaser volumes and flow rates on intravascular contrast enhancement in CT using a circulation phantom. Eur J Radiol 2010；73：688-93.

26) Takao H, Nojo T, Ohtomo K. Use of a saline chaser in abdominal computed tomography：a systematic review. Clin Imaging 2009；33：c261-6.

27) Cademartiri F, Luccichenti G, Marano R, Runza G, Midiri M. Use of saline chaser in the intravenous

臨床編—Ⅶ．CTにおける造影剤投与の実際

administration of contrast material in non-invasive coronary angiography with 16-row multislice Computed Tomography. Radiol Med 2004；107：497-505.

28) van der Molen AJ, Krabbe JG, Dekkers IA, et al. Analytical interference of intravascular contrast agents with clinical laboratory tests：a joint guideline by the ESUR Contrast Media Safety Committee and the Preanalytical Phase Working Group of the EFLM Science Committee. European radiology. 2023.

29) Jinkins JR, Robinson JW, Sisk L, et al. Proton relaxation enhancement associated with iodinated contrast agents in MR imaging of the CNS. AJNR Am J Neuroradiol 1992；13：19-27.

30) Hergan K, Doringer W, Längle M, et al. Effects of iodinated contrast agents in MR imaging. Eur J Radiol 1995；21：11-7.

31) Crawford JA, Gumerman LW. Alteration of body distribution of 99mTc-pyrophosphate by radiographic contrast material. Clin Nucl Med 1978；3：305-7.

臨床編 — Ⅷ CT用造影剤の今後

photon counting detector CTにおける造影剤投与と新たな造影剤開発の可能性

粟井和夫，中村優子

Key Point

①photon counting detector CT (PCD-CT) においては，撮像部位により程度が異なるが，従来のEID-CTよりも造影剤量を低減できる可能性がある。

②PCD-CTにおけるK-edge imagingとは，特定の元素のK-edgeを挟むような2つのX線エネルギー帯で対象物を撮像することであり，その元素の特定が可能である。

③K-edge imagingにおける造影剤候補としては種々の元素が検討されているが，臨床応用のためには造影剤としての性能の他，生物学的安全性，コストなどを検討する必要がある。

PCD-CTの概略

PCD-CTは，次世代のCTのプラットフォームと位置付けられる。PCD-CTでは，従来CTと比較して，空間分解能やコントラスト分解能の向上，撮像線量や造影剤量の低減，新たな造影剤を用いたイメージングなどが期待されている。

従来型CTにおけるX線検出器はエネルギー積分型検出器（energy integrating detector：EID）とよばれる。EIDのX線検出器はシンチレータからなり，シンチレータに入ってきたX線を可視光に変換して，さらにこれを光ダイオードで電気信号に変換する。これに対して，PCD-CTのX線検出器は半導体からなり，光子計数型検出器（photon counting detector：PCD）とよばれる。PCDでは，X線フォトンを直接電気信号に変換するためEID-CTよりもX線の線量効率が高い。さらに，PCDでは，半導体内に生じた電子の荷電雲を直流電圧でピクセル電極（pixel electrode）へ掃引するため検出器素子間の隔壁が不要であり幾何学的な線量効率も高い（図1）。このため，検査時のX線量が同じであれば，PCD-CTにおいてはEID-CTよりも画質を改善することができる。

EIDでは，一定時間内（数百マイクロ秒オーダー）に入ってくるX線フォトンから生じた電気信号を積分して出力する。これに対して，PCDでは，検出器に入ってくるX線フォトンの1つ1つについてエネルギーを高速で測定し（1/100マイクロ秒オーダー），電気信号として出力する。このため，PCD-CTでは，X線を2つ以上（2〜8）のエネルギー域（エネルギービン）に分けて信号を収集することが可能である。また，CTの電気回路のノイズ（電気ノイズ）はおおむね20keV未満のため，PCDにおいて計測するX線エネルギーの最低閾値を20keV付近に設定することにより電気ノイズを除去することができる[1]。この結果，PCD-CTでは画像全体のノイズを低減することができ，同じ線量であれば画像のコントラストノイズ比（contrast to noise ratio：CNR）を改善できる（ただし，X線フォトンのゆらぎによる量子ノイズは低減できない）。

一般に，CT画像における軟部組織やヨードのコントラストには，主に30〜70keV付近のエネル

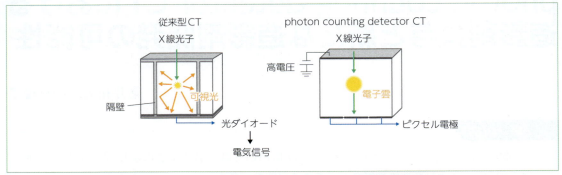

図1 従来型CTとPhoton counting detector CT（PCD-CT）のX線検出器を比較したシェーマ
従来型CTは，シンチレータでX線を可視光に変換した後に，さらに可視光を光ダイオードで電気信号に変換する間接変換方式である。これに対して，PCD-CTは，検出器の半導体に入射したX線を直接電気信号に変換する直接変換方式である。

ギーのX線フォトンが寄与している。このエネルギー帯では，EIDにおけるX線フォトンに対する応答性はX線フォトンのエネルギーに正比例することから30keV前後のX線フォトンに対してはEIDの応答性は必ずしもよくない。これに対して，30〜70keV付近のエネルギー帯ではPCDの応答性はX線フォトンのエネルギーに対してほぼ一定かつEIDよりも応答性が高い[2]。このこともPCD-CTにおいて従来CTよりも軟部組織やヨードのコントラストを改善するのに役立っている。

PCD-CTにおける造影剤量の低減

　ヨードにおいて，X線フォトンのエネルギーに対する質量減弱係数をプロットしたグラフをみると，ヨードの質量減弱係数はエネルギーが34〜40keV付近で最も大きくなる（すなわちCT値が高くなる）（図2）。上述したように，30〜70keVのエネルギーのX線フォトンに対しては，EID-CTよりもPCD-CTのほうが検出器の応答性がよく，このためEID-CTよりもPCD-CTのほうがヨードのコントラストは良好となる。Sawallらは，ヨードファントムをPCD-CTで撮像したファントム実験[3]において，1ビンモード（通常のシングルエネルギーCTと同じ撮像モード）でもCNRD（X線量で正規化したコントラストノイズ比）はEID-CTと比較して最大30％改善したと報告している。さらに，彼らは，PCD-CTにおいて2ビンでデータを収集しそれぞれのビンについて最適な重み付けを行った場合，CNRDは最大37％改善したと報告している[3]。このファントム研究の結果からは，PCD-CTではEID-CTよりも30％以上の造影剤量が減量できる可能性が示唆される。また，PCD-CTにおいて，物質弁別の手法を用いてCNRが最適な実効エネルギーの仮想単色光画像（virtual monochromatic image：VMI）を作成すれば，さらに造影剤を減量できる可能性がある[4]。
　現時点（2024年6月）の段階では，PCD-CTによる造影剤量の減量に関する報告は比較的限られているもののいくつか報告されている。
　Saeedらは，PCD-CTを使用した肺動脈CT angiographyで造影剤をどの程度減量できるか検討している[5]。彼らはPCD-CT（1ビンモード）の撮像において造影剤投与量（ヨード含量300mgI/mL）を60mL，45mL，35mLの3群に分けて投与したところ，肺動脈幹の平均CT値は3群で差がなく，35mL

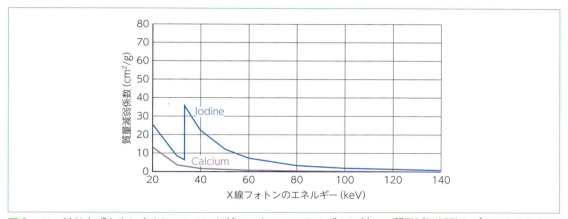

図2 ヨードおよびカルシウムについて，X線フォトンのエネルギーに対して質量減弱係数をプロットしたもの
ヨードのK吸収端は33.2keVであり，ヨードの質量減弱係数は34〜40keV付近で最も高くなる。またヨードの質量減弱係数は，33.2keV以上のX線フォトンのエネルギーでは単調に減少する。これに対して，カルシウムのK吸収端は4.0keVであり，CTで使用されるX線フォトンのエネルギーの範囲（20〜140keV）で単調に減少する。
（PHYSICAL MEASUREMENT LABORATORY https://physics.nist.gov/PhysRefData/XrayMassCoef/tab3.htmlのデータより作成）。

の造影剤量でもほとんどすべての区域肺動脈は適切に評価できたと報告している。これに対して，Pannenbeckerらは，肺動脈CT angiographyにおいて，PCD-CTおよびEID-CTから作成したVMI（いずれも実効エネルギーは60keV）を比較した[6]。造影剤量および被ばく量（CTDIvol）は，PCD-CTで25mLおよび2.5mGy-cm，EID-CTでは50mL，5.1mGy-cmであった。PCD-CTでは造影剤量および被ばく線量のいずれもEID-CTよりも低値であったにもかかわらず，主観的画質評価，客観的画質パラメータのいずれにおいてもPCD-CTが優れていたと報告している。

HigashigaitoらはH，胸腹部大動脈CT angiographyにおいて，EID-CTと比較してPCD-CTのVMI画像（50keV）では造影剤量を25％減少させてもEID-CTと遜色ない画像が得られたと報告をしている[7]。

冠動脈CT angiographyにおいては，PCD-CTのVMI画像（40keV）においては，EID-CTよりも造影剤濃度を半分にしても診断に十分なCNRが得られるとしたファントム実験[8]がある。また，患者を対象とした臨床研究では，高ヘリカルピッチによる撮像において50keVのVMIを使うことにより従来の半分の造影剤量で検査が可能であったという報告[9]や45keVのVMIを使用することにより従来の64％の造影剤で十分な画像が得られたという報告がある[10]。

以上のように，血管系ではPCD-CTにおいて造影剤量を減らせられる可能性が高いが，現時点（2024年6月）では肝臓などの実質臓器における造影剤減量の報告はなく，今後の検討が待たれるところである。

K-吸収端とPCD-CTにおける新たな造影剤開発

ある原子にX線が照射されたとき，原子に入射するX線のエネルギーが内殻電子の結合エネルギーと等しいと内殻電子が外側の軌道に叩き出されX線の吸収係数が大きく上昇する。その時のX線エネルギーを吸収端とよび，単位はeVで表す。叩き出される電子がK殻に存在する場合は，K吸収端

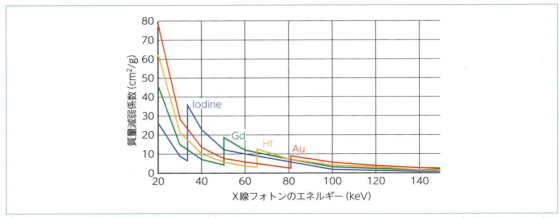

図3 ヨード(Iodine)，ガドリニウム(Gd)，ハフニウム(Hf)，金(Au)について，X線フォトンのエネルギーに対して質量減弱係数をプロットしたもの
ヨード，Gd，Hf，AuのK吸収端は，それぞれ33.2，50.2，65.4，80.7keVである。
(PHYSICAL MEASUREMENT LABORATORY https://physics.nist.gov/PhysRefData/XrayMassCoef/tab3.html のデータより作成)。

表1 K-edge imagingによる物質弁別のイメージ

	Bin1	Bin2	Bin3	Bin4
Iodine	30	↓10	↓7	↓5
Gadolinium	7	↑15	↓7	↓6
Hafnium	23	↓8	↑10	↓5
Gold	20	↓8	↑10	↓9

表において，Bin1は31〜50keV，Bin2は51〜70keV，Bin3は71〜90keV，Bin3は91〜110keVを想定している。表の数値は，そのビンにおける質量減弱係数の平均値を示す。数字の左の↑は1段階下位のエネルギービンより平均質量減弱係数が増加，↓は1段階下位のエネルギービンより平均質量減弱係数が減少することを示す。各エネルギービンの質量減弱係数の増減のパターンにより，その物質が何であるか特定することが可能である。

(K-edge)とよばれる。K吸収端は元素により異なり，例えば，ヨード，ガドリニウム，ハフニウム，金のK吸収端は，それぞれ33.2，50.2，65.4，80.7keVである(図3)。

　ある元素に対してそのK吸収端を挟むように2つのエネルギーでCTを撮像することをK-edge imagingとよぶ。2以上のエネルギービンで撮像する場合，各ビンの質量減弱係数を比較することにより目的とする元素を特定することが可能である(表1)。K-edge imagingは，dual-energy CTが登場した時にもすでに提唱されていたが，dual-energy CTでは2つのエネルギービンの範囲(上限，下限)を自由に設定することはできないため，dual-energy CTではK-edge imagingは事実上不可能であった。

　X線管球の各電圧においては，X線フォトンのエネルギーに対する相対的なX線フォトン数は図4のような曲線を描く。例えば，管電圧が140kV(kV)の場合，十分なX線フォトン数をするためにはK吸収端を挟む2つのエネルギービンを40〜70keV付近に設定することが有利である。前述したようにヨードK吸収端は33.2keVであり，33.2keVの前後のエネルギー帯には十分なX線フォトン数を確保できるエネルギービンを設定することが難しいため，ヨード造影剤によりK-edge imagingを行うのは困難である。また，臨床においてはヨードとカルシウムの弁別が問題となることがあるが，33.2keV以上のX線エネルギーの領域ではヨードとカルシウムの質量減弱係数はいずれも単調に減少

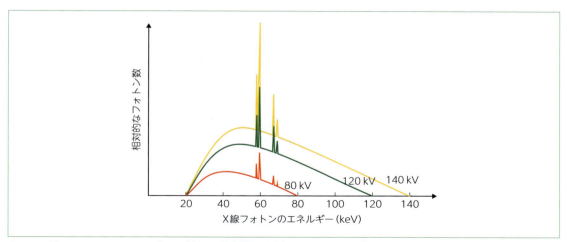

図4 X線フォトンのエネルギーに対する相対的なX線フォトン数をプロットしたグラフ
例えば管電圧140kVの場合，十分なX線フォトン数をするためにはK吸収端を挟む2つのエネルギービンを40〜70keV付近に設定することが必要である。

するため（図2），質量減弱係数のみでは両者の弁別は困難である．これに対して，K-edge imagingが可能な物質を主成分とする造影剤ではカルシウムとの鑑別が可能である．このため，現在，K-edge imagingが可能な造影剤に関心が寄せられている．

現在までにPCD-CTにおけるK-edge imagingの造影剤候補としては，表1に挙げられているような元素が研究されている．

表1 K-edge imagingにおける造影剤候補となる物質

元素	原子番号	K吸収端 (keV)	文献
ガドリニウム	64	50.2	11-19)
イッテルビウム	70	61.3	11, 16, 20)
ハフニウム	72	65.4	21-26)
タンタル	73	67.4	11, 27)
タングステン	74	69.5	11, 16, 28)
金	79	80.7	11, 29-32)
ビスマス	83	90.5	11, 12, 16, 33, 34)

このうち，イッテルビウム，ハフニウム，タンタル，タングステン，金，ビスマスは，造影剤としてはナノ粒子の形状で用いることが検討されている．PCD-CTにおいて，X線フォトン数が多いエネルギー領域にK吸収端を有しK-edge imagingに適していると考えられるものは，ガドリニウム，イッテルビウム，ハフニウム，タンタル，タングステンである．またこれらの元素で，すでに薬物としてヒトに投与されている実績があるものは，ガドリニウム（MRI用造影剤），ハフニウム，ビスマスである．

ガドリニウムはPCD-CTで用いる場合は，MRIで使用されている量の2〜10倍量の投与が必要とされている[12,18]．現在，ガドリニウムは脳や骨などの生体内の沈着することが報告されており[35-39]，MRIで認可されている以上の容量を投与した場合の安全性については不明である．ハフニウムは放

臨床編―Ⅷ．CT用造影剤の今後

射線治療の増感剤[40]，ビスマスは次硝酸ビスマスとして消化管薬に用いられているが，これらのそれ
ぞれの用量に近い量で造影剤として使用できるかについては現時点では不明である。

　造影剤が実際にK-edge imagingにおいて使用できるかについては，K-edge imagingの造影剤とし
ての性能のほか，親水性・溶解性が高い，物理的・生物学的な安定性が高い，粘度が低い，浸透圧が
低い（血漿浸透圧と同程度），蛋白結合性が低い，腎臓より迅速かつ完全に排泄されるなどの，生物
学的な安全性が担保される必要に加え，臨床現場に妥当な値段で供給可能であるかという観点も必要
である。これらの点を考えると，K-edge imaging用の造影剤の登場は現時点（2024年6月）よりもだ
いぶ先のことになりそうである。

参考文献

1) Nakamura Y, Higaki T, Kondo S, et al. An introduction to photon-counting detector CT (PCD CT) for radiologists. Jpn J Radiol 2023；41：266-82. DOI：10.1007/s11604-022-01350-6.

2) Flohr T, Petersilka M, Henning A, et al. Photon-counting CT review. Phys Med 2020；79：126-36. DOI：10.1016/j.ejmp.2020.10.030.

3) Sawall S, Klein L, Amato C, et al. Iodine contrast-to-noise ratio improvement at unit dose and contrast media volume reduction in whole-body photon-counting CT. Eur J Radiol 2020；126：108909. DOI：10.1016/j.ejrad.2020.108909.

4) 粟井和夫，編．Dual-energy CT：原理を理解して臨床で活用する．東京：メジカルビュー社．2019.

5) Saeed S, Niehoff JH, Boriesosdick J, et al. Minimizing Contrast Media Dose in CT Pulmonary Angiography with Clinical Photon Counting Using High Pitch Technique. Acad Radiol 2023；31：686-92. DOI：10.1016/j.acra.2023.05.018.

6) Pannenbecker P, Huflage H, Grunz JP, et al. Photon-counting CT for diagnosis of acute pulmonary embolism：potential for contrast medium and radiation dose reduction. Eur Radiol 2023；33：7830-9. DOI：10.1007/s00330-023-09777-9.

7) Higashigaito K, Euler A, Eberhard M, et al. Contrast-Enhanced Abdominal CT with Clinical Photon-Counting Detector CT：Assessment of Image Quality and Comparison with Energy-Integrating Detector CT. Acad Radiol 2022；29：689-97. DOI：10.1016/j.acra.2021.06.018.

8) Emrich T, O'Doherty J, Schoepf UJ, et al. Reduced Iodinated Contrast Media Administration in Coronary CT Angiography on a Clinical Photon-Counting Detector CT System：A Phantom Study Using a Dynamic Circulation Model. Invest Radiol 2023；58：148-155. DOI：10.1097/RLI.0000000000000911.

9) Rajiah PS, Dunning CAS, Rajendran K, et al. High-Pitch Multienergy Coronary CT Angiography in Dual-Source Photon-Counting Detector CT Scanner at Low Iodinated Contrast Dose. Invest Radiol 2023；58：681-90. DOI：10.1097/RLI.0000000000000961.

10) Cundari G, Deilmann P, Mergen V, et al. Saving Contrast Media in Coronary CT Angiography with Photon-Counting Detector CT. Acad Radiol 2024；31：212-20. DOI：10.1016/j.acra.2023.06.025.

11) Kim J, Bar-Ness D, Si-Mohamed S, et al. Assessment of candidate elements for development of spectral photon-counting CT specific contrast agents. Sci Rep 2018；8：12119. DOI：10.1038/s41598-018-30570-y.

12) Symons R, Krauss B, Sahbaee P, et al. Photon-counting CT for simultaneous imaging of multiple contrast agents in the abdomen：An in vivo study. Med Phys 2017；44：5120-7. DOI：10.1002/mp.12301.

13) Si-Mohamed S, Thivolet A, Bonnot PE, et al. Improved Peritoneal Cavity and Abdominal Organ Imaging Using a Biphasic Contrast Agent Protocol and Spectral Photon Counting Computed Tomography K-Edge Imaging. Invest Radiol 2018；53：629-39. DOI：10.1097/RLI.0000000000000483.

14) Thivolet A, Si-Mohamed S, Bonnot PE, et al. Spectral photon-counting CT imaging of colorectal peritoneal metastases：initial experience in rats. Sci Rep 2020；10：13394. DOI：10.1038/s41598-020-70282-w.

15) Si-Mohamed S, Tatard-Leitman V, Laugerette A, et al. Spectral Photon-Counting Computed Tomography (SPCCT)：in-vivo single-acquisition multi-phase liver imaging with a dual contrast agent protocol. Sci Rep 2019；9：8458. doi：10.1038/s41598-019-44821-z.

16) Amato C, Klein L, Wehrse E, et al. Potential of contrast agents based on high-Z elements for contrast-enhanced photon-counting computed tomography. Med Phys 2020；47：6179-90. DOI：10.1002/mp.14519.

17) Muenzel D, Daerr H, Proksa R, et al. Simultaneous dual-contrast multi-phase liver imaging using spectral

photon-counting computed tomography : a proof-of-concept study. Eur Radiol Exp 2017 ; 1 : 25. DOI : 10.1186/s41747-017-0030-5.

18) Ren L, Huber N, Rajendran K, et al. Dual-Contrast Biphasic Liver Imaging With Iodine and Gadolinium Using Photon-Counting Detector Computed Tomography : An Exploratory Animal Study. Invest Radiol 2022 ; 57 : 122-9. DOI : 10.1097/RLI.0000000000000815.

19) Symons R, Cork TE, Lakshmanan MN, et al. Dual-contrast agent photon-counting computed tomography of the heart : initial experience. Int J Cardiovasc Imaging 2017 ; 33 : 1253-61. DOI : 10.1007/s10554-017-1104-4.

20) Dong YC, Kumar A, Rosario-Berrios DN, et al. Ytterbium Nanoparticle Contrast Agents for Conventional and Spectral Photon-Counting CT and Their Applications for Hydrogel Imaging. ACS Appl Mater Interfaces 2022 ; 14 : 39274-84. DOI : 10.1021/acsami.2c12354.

21) Ostadhossein F, Moitra P, Gunaseelan N, et al. Hitchhiking probiotic vectors to deliver ultra-small hafnia nanoparticles for 'Color' gastrointestinal tract photon counting X-ray imaging. Nanoscale Horiz 2022 ; 7 : 533-42. DOI : 10.1039/d1nh00626f.

22) Nowak T, Hupfer M, Brauweiler R, et al. Potential of high-Z contrast agents in clinical contrast-enhanced computed tomography. Med Phys 2011 ; 38 : 6469-82. DOI : 10.1118/1.3658738.

23) Liu S, Heshmat A, Andrew J, et al. Dual imaging agent for magnetic particle imaging and computed tomography. Nanoscale Adv 2023 ; 5 : 3018-32. DOI : 10.1039/d3na00105a.

24) Berger M, Bauser M, Frenzel T, et al. Hafnium-Based Contrast Agents for X-ray Computed Tomography. Inorg Chem 2017 ; 56 : 5757-61. DOI : 10.1021/acs.inorgchem.7b00359.

25) Frenzel T, Bauser M, Berger M, et al. Characterization of a Novel Hafnium-Based X-ray Contrast Agent. Invest Radiol 2016 ; 51 : 776-85. DOI : 10.1097/RLI.0000000000000291.

26) Roessler AC, Hupfer M, Kolditz D, et al. High Atomic Number Contrast Media Offer Potential for Radiation Dose Reduction in Contrast-Enhanced Computed Tomography. Invest Radiol 2016 ; 51 : 249-54. DOI : 10.1097/RLI.0000000000000232.

27) Lambert JW, Sun Y, Stillson C, et al. An Intravascular Tantalum Oxide-based CT Contrast Agent : Preclinical Evaluation Emulating Overweight and Obese Patient Size. Radiology 2018 ; 289 : 103-10. DOI : 10.1148/radiol.2018172381.

28) Sartoretti T, Eberhard M, Ruschoff JH, et al. Photon-counting CT with tungsten as contrast medium : Experimental evidence of vessel lumen and plaque visualization. Atherosclerosis 2020 ; 310 : 11-6. DOI : 10.1016/j.atherosclerosis.2020.07.023.

29) Cormode DP, Si-Mohamed S, Bar-Ness D, et al. Multicolor spectral photon-counting computed tomography : in vivo dual contrast imaging with a high count rate scanner. Sci Rep 2017 ; 7 : 4784. DOI : 10.1038/s41598-017-04659-9.

30) Si-Mohamed S, Cormode DP, Bar-Ness D, et al. Evaluation of spectral photon counting computed tomography K-edge imaging for determination of gold nanoparticle biodistribution in vivo. Nanoscale 2017 ; 9 : 18246-57. DOI : 10.1039/c7nr01153a.

31) Moghiseh M, Lowe C, Lewis JG, et al. Spectral Photon-Counting Molecular Imaging for Quantification of Monoclonal Antibody-Conjugated Gold Nanoparticles Targeted to Lymphoma and Breast Cancer : An In Vitro Study. Contrast Media Mol Imaging 2018 ; 2018 : 2136840. DOI : 10.1155/2018/2136840.

32) Mullner M, Schlattl H, Hoeschen C, et al. Feasibility of spectral CT imaging for the detection of liver lesions with gold-based contrast agents-A simulation study. Phys Med 2015 ; 31 : 875-81. DOI : 10.1016/j.ejmp.2015.06.004.

33) Pan D, Roessl E, Schlomka JP, et al. Computed tomography in color : NanoK-enhanced spectral CT molecular imaging. Angew Chem Int Ed Engl 2010 ; 49 : 9635-9. DOI : 10.1002/anie.201005657.

34) Ren L, Rajendran K, Fletcher JG, et al. Simultaneous Dual-Contrast Imaging of Small Bowel With Iodine and Bismuth Using Photon-Counting-Detector Computed Tomography : A Feasibility Animal Study. Invest Radiol 2020 ; 55 : 688-94. DOI : 10.1097/RLI.0000000000000687.

35) Kanda T, Ishii K, Kawaguchi H, et al. High signal intensity in the dentate nucleus and globus pallidus on unenhanced T1-weighted MR images : relationship with increasing cumulative dose of a gadolinium-based contrast material. Radiology 2014 ; 270 : 834-41. DOI : 10.1148/radiol.13131669.

36) Kanda T, Nakai Y, Aoki S, et al. Contribution of metals to brain MR signal intensity : review articles. Jpn J Radiol 2016 ; 34 : 258-66. DOI : 10.1007/s11604-016-0532-8.

37) Kanda T, Oba H, Toyoda K, et al. Recent Advances in Understanding Gadolinium Retention in the Brain. AJNR Am J Neuroradiol 2016 ; 37 : E1-2. DOI : 10.3174/ajnr.A4586.

38) Khairinisa MA, Amano I, Miyazaki W, et al. Gadolinium-based contrast agents toxicity in animal studies. Magn

臨床編—Ⅷ．CT用造影剤の今後

Reson Imaging 2019；62：57-58. DOI：10.1016/j.mri.2019.05.027.

39）McDonald RJ, McDonald JS, Kallmes DF, et al. Intracranial Gadolinium Deposition after Contrast-enhanced MR Imaging. Radiology 2015；275：772-82. DOI：10.1148/radiol.15150025.

40）Scher N, Bonvalot S, CL Tourneau, et al. Review of clinical applications of radiation-enhancing nanoparticles. Biotechnol Rep（Amst）2020；28：e00548. DOI：10.1016/j.btre.2020.e00548.

臨床編 —— VIII CT用造影剤の今後

造影剤投与における人工知能の応用

中浦　猛

Key Point

①人体において造影をシミュレーションするためには種々な因子を考慮した複雑なシミュレーションが必要であり，また，未知の因子がある可能性もある。

②機械学習は未知の因子や複雑な相互作用をも考慮に入れることができるため，シミュレーションより精度の高い予測ができる可能性がある。

③機械学習では，学習した条件（別のCT機種や造影プロトコールなど）と異なる状況に適応する場合は，新たに学習を行わなければならない。

④機械学習，人工知能を造影効果の予測に用いた論文は現時点では少ないが，これらの有用性に期待できる予備的な結果が得られている。

はじめに

　造影剤の適切な投与は，診断画像の質を大きく左右する。CT検査においては，患者の体重などの体格に応じた造影剤の調整が広く行われているが，造影効果には心機能や身長，年齢，性別など体重以外にも様々な因子が影響しており，体重による造影剤投与量の調整のみでは不十分な事も知られている。近年では体重以外に体表面積や除脂肪体重で造影剤量を調整する方法や心拍出量などのデータを含めたシミュレーションを行う方法が報告されており一定の効果があることが報告されている。

　本項ではこれらの課題に対して，機械学習（machine learning：ML）や人工知能（artificial intelligence：AI）の活用について述べる。

造影効果に影響を与える因子について

　「Ⅲ　CT用造影剤の体内動態　造影効果に対する造影剤因子，患者因子，撮像因子」（p.@@）で説明されているように，造影効果に影響を与える因子として年齢，性別，身長，体重などが報告されている。広く行われている体重で造影剤投与量を調整する方法は標準的な体格では有用な適正化手法であるが，体重の割に低身長で脂肪が多い症例の場合は造影効果が高くなることの欠点が報告されている。

　一方で心機能は造影効果と一般的に反比例することも報告されており，これらの影響をすべて考慮に入れた場合は心機能を含めた複雑なシミュレーションが必要となる。また，これらの適正化ではこれらの因子が造影効果にあたえる影響のモデル化に基づいているが，モデル化できていない未知の影響がある可能性もある。

臨床編—Ⅷ．CT用造影剤の今後

機械学習と人工知能について

　機械学習と人工知能は，近年，医療分野において急速に注目を集めている技術である。人工知能とは，人間の知的作業を模倣するコンピュータシステムのことであり，特に医療画像解析や診断支援においてその応用が進んでいる。人工知能のなかでも，機械学習はデータからパターンを学び，そのパターンをもとに予測や分類を行う手法であり，さまざまな分野で利用されている。機械学習は，大量のデータを用いてアルゴリズムを訓練し，未知のデータに対する予測精度を高めることができる。

　従来のシミュレーション手法と比べた場合，シミュレーションは，既知の因子やパラメータに基づいて予測を行うが，機会学習はデータから自動的に学習するため，事前に知られていない因子や複雑な相互作用をも考慮に入れることができるメリットがある。これにより，十分な学習データが得られれば，シミュレーションより精度の高い予測が可能となる可能性が高い。一方でシミュレーションと違って，ある一定の条件下での関係を予測しているに過ぎないため別の条件（プロトコールやCT機種が違う場合など）では新たにトレーニングを行わなければならないという欠点がある。

　また，人工知能の一種であるディープラーニング（deep learning：DL）は，特に医療画像解析において強力なツールである。ディープラーニングは，多層のニューラルネットワークを用いることで，画像データから特徴量を自動的に抽出し，分類や予測を行う。これにより，従来の手法では困難だった複雑なパターンの検出や，新たな知見の発見が可能となることが報告されており，CTスカウト像から体格が予測できることはすでに報告されていた[1]。

機械学習，人工知能のCT造影効果予測への応用

　このような機械学習，人工知能を造影効果の予測に用いた論文は現時点では少ないが，筆者らは下記のような3つの検討を行っており，機械学習，人工知能の有用性に期待できる結果が得られている。

"Can Machine Learning Identify the Intravenous Contrast Dose and Injection Rate Needed for Optimal Enhancement on Dynamic Liver Computed Tomography？"[2]

　この研究では，機械学習を用いて肝動態CTにおける最適な造影剤投与量と注入速度を予測した。体重に基づくプロトコールと比較して，機械学習により得られたプロトコールは腹部大動脈および肝実質のCT値において同等の効果を示し，造影剤プロトコールの個別な最適化によって平均造影剤投与量と注入速度を低下させることができることが判明した。

"Prediction of Aortic Contrast Enhancement on Dynamic Hepatic Computed Tomography"[3]

　この研究では，動的肝臓CTにおける大動脈の造影剤強調効果を予測するために，アンサンブル機械学習とシミュレーションソフトウェアを比較した。機械学習モデルは，シミュレーションソフトウェアと同様に心拍出量や体重，身長などの患者因子から予測したものの，シミュレーションよりも高い予測精度を示し，おそらくはシミュレーションモデルに含まれていない複雑な関係性をとらえている可能性があることが示唆される。

造影剤投与における人工知能の応用

"The Feasibility of Using a Deep Learning-Based Model to Determine Cardiac Computed Tomographic Contrast Dose"[4]

　この研究では，ディープラーニングモデルを用いて，CTローカライザー画像から心臓CTの造影剤投与量を予測する方法を評価した。ディープラーニングモデルは，従来の体重や体表面積，除脂肪体重に基づく方法と同等以上の精度で造影剤容量あたりの造影効果を予測できることを示した。この手法は正確な造影効果を予測できる点だけでなく，患者体格の計測や入力などの手間を省くことができる可能性も示唆している。

　現時点ではまだまだエビデンスが不足しているもののこれらの研究成果は機械学習やディープラーニングを用いることで，CT造影効果の予測精度をシミュレーション以上に向上させる可能性を示しており，将来的には体重測定などが不要になる可能性もある。しかし，現時点では他の施設でこれらの結果を裏付けるデータは少なく，さらなる検討が必要と思われる。

結論

　本項では，造影剤投与における機械学習および人工知能の活用について述べた。CT検査における造影効果は，体重以外にも多くの因子に依存しており，従来の方法ではそれらすべてを考慮することが難しい。しかし，機械学習や人工知能の技術を用いることで，これらの複雑な因子間の関係性をより精緻にモデル化し，予測精度を向上させうる可能性がある。しかし，現時点では多施設でのエビデンスが不足しており，さらなる研究が必要である。

参考文献

1) Ichikawa S, Hamada M, Sugimori H. A deep-learning method using computed tomography scout images for estimating patient body weight. Sci Rep2021；11：15627. https://doi.org/10.1038/s41598-021-95170-9
2) Masuda T, Nakaura T, Funama Y, et al. Can Machine Learning Identify the Intravenous Contrast Dose and Injection Rate Needed for Optimal Enhancement on Dynamic Liver Computed Tomography？ J Comput Assist Tomogr 2023；47：530-538. https://doi.org/10.1097/RCT.0000000000001468
3) Masuda T, Nakaura T, Higaki T, et al. Prediction of Aortic Contrast Enhancement on Dynamic Hepatic Computed Tomography—Performance Comparison of Machine Learning Methods and Simulation Software. Journal of Computer Assisted Tomography 2022；46：183. https://doi.org/10.1097/RCT.0000000000001273
4) Kobayashi N, Masuda T, Nakaura T, et al. The Feasibility of Using a Deep Learning-Based Model to Determine Cardiac Computed Tomographic Contrast Dose. J Comput Assist Tomogr 2024；48：85-91. https://doi.org/10.1097/RCT.0000000000001532

臨床編 —— Ⅷ CT用造影剤の今後

造影剤の安全管理システム（CEエビデンスシステム）

西丸英治

Key Point

①CEエビデンスシステムは，患者情報を取り込み，検査前にアレルギー歴のある造影剤との照合，指示薬との照合，腎機能を視覚的に明示することで操作者に注意喚起するシステムである。
②CEエビデンスシステムはHIS，RISとの連携により，造影CT検査の安全性を向上させることができる。
③CEエビデンスシステムを正しく機能させるためには，検査前の問診による患者情報と検査後の症状を正確に記録することが重要である。

はじめに

　ヨード造影剤（以下造影剤）を使用したCT検査は，画像診断に有用な情報を提供するが，まれに副作用を引き起こす場合がある。副作用は，嘔気・気分不良などの軽度の症状からアナフィラキシーショック様症状などの重篤な症状までさまざまである。通常，造影剤を使用する検査の前には副作用の発生リスクを増加させる危険因子を把握するため，気管支喘息や糖尿病の既往歴，腎機能や過去の造影剤使用歴（検査後の症状）の確認は必要不可欠となる。

　造影剤の安全管理は，検査オーダーを行う主治医が担うのが通常であるが，主治医の問診をすり抜ける可能性も考えられる。最近では，造影剤注入器に装備する造影剤使用に関する安全管理システムが開発され，広く診療現場で使用されている。本項では，造影剤注入器による造影剤の安全管理システム（以下CEエビデンスシステム）を紹介し，また使用経験について述べる。

CEエビデンスシステムの概要

　CEエビデンスシステムの概要（情報の連携）を図1に示す。CEエビデンスシステムは，造影検査前に患者情報を造影剤注入器に取り込んで造影検査を実施することで，自動的に造影検査実施情報を保存していくシステムである。患者情報を取り込む際に，造影剤シリンジに付属されているICタグにより，事前にアレルギー歴のある造影剤との照合，指示薬との照合，被検者の腎機能を視覚的に明示することにより，操作者に注意喚起するシステムであるともいえる。また実施情報を会計システムと連携させることも可能である。

●CEエビデンスシステムの機能

　CEエビデンスシステムにより以下の対応が可能となる。

造影剤の安全管理システム（CEエビデンスシステム）

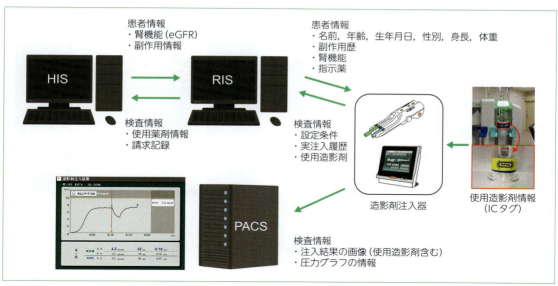

図1　エビデンスシステムの概要（情報の連携）

①指示薬情報の表示機能（図2a）→使用造影剤の誤選択の防止，耐圧設定の上限確認
②副作用情報表示機能（図2b）→過去の副作用歴のある造影剤表示による同様の造影剤使用の抑制
③腎機能表示機能（図2b）→被検者の腎機能低下が低下していた場合のアラート，推算糸球体濾過量（estimated glomerular filtration rate：eGFR）の表示

　図3に副作用歴のグレードとその商品名の表示例，また表1に当院で使用している造影剤副作用評価によるグレード分類を示す（図3a：グレード1，図3b：グレード2，図3c：グレード3＜work in progress：WIP＞）。当院では，副作用歴のある患者の対応として，グレード1：前投薬を服用後に造影剤の使用可（主治医の立ち合い必要），グレード2：原則ほかの代用検査を検討する，グレード3：造影剤の使用は禁忌としている（WIP）。しかし，過去にグレード2および3の副作用歴があった場合でも，患者の今後の治療方針に造影剤を使用したCT検査が必須で代替検査の施行が困難な場合には，万全の救命体制の下で造影剤を使用した検査を施行する。

●HIS，RISとCEエビデンスシステム（造影剤注入器）のシステム連携

　病院情報システム（hospital information system：HIS）からオーダーが発行されると放射線科情報システム（radiology information system：RIS）へ患者の基本情報（身長体重）に加えて腎機能（eGFR値）および過去に発生した造影剤の副作用情報（造影剤の種類，グレード）が送信される。RISからHISへは主に検査情報（使用した薬剤情報，請求記録）および安全情報（副作用歴の有無など）や検査情報（実施した撮像プロトコルなど）が送信される。HISから更新された患者情報はRISのモダリティワークリスト管理（modality worklist management：MWM）を介してCEエビデンスシステムへ送信される。内容は，患者の基本情報（名前，年齢，生年月日，性別，身長，体重），造影剤の副作用情報（造影剤の種類，グレード）および腎機能である。この情報により操作者は，患者情報の確認や腎機能の状態を確認する。なお，エビデンスシステムは，モダリティ実施済手続きステップ（modality performed

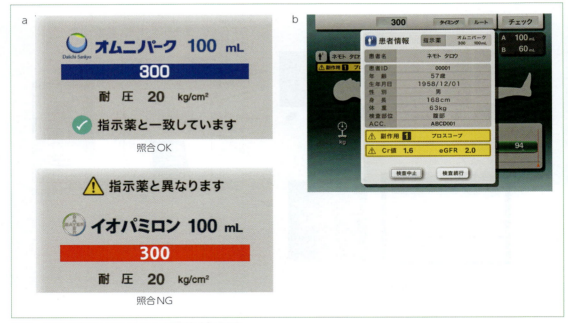

図2 CEエビデンスシステムの機能（表示例）
a：指示薬情報の表示機能
b：副作用情報表示機能，腎機能表示機能（eGFR）

表1 当院の過去の造影剤副作用評価によるグレード分類

軽度 グレード1	嘔吐，味覚異常，発汗，咳嗽，掻痒感，皮疹（局所性），蕁麻疹（局所性），鼻閉，頭痛，めまい
中等度 グレード2	皮疹（全身性），蕁麻疹（全身性），気管支痙攣，喘鳴，呼吸困難
高度 グレード3	ショック，アナフィラキシー様症状，皮膚粘膜眼症候群，腎不全，咽頭浮腫，意識障害，一過性麻痺，痙攣発作，肺水腫，重大な不整脈，冠動脈痙攣，心肺停止

procedure step：MPPS）を用いることで実際に使用した造影剤量，造影剤注入情報やICタグに含まれる造影剤の情報をRISに反映させる機能も有している[1]。

図4にHISから得られた副作用情報のRIS表示の一例を示す。図4aは造影剤注入直後に副作用症状が表れ，放射線診断医による副作用の診断において関連が乏しいとの判断された例（RISでは認定なしと記録されている）である。造影剤を体内に注入すると熱感を感じるが，個々によって熱感の感じ方はさまざまであるため，副作用なのかもしくはたまたまの症状なのかを診察により判断することが重要となる。図4aの副作用（黄色の箇所）をクリックするとHISに登録された詳細を確認することができる（図4b）。この患者では，症状が発現した検査以降，別の造影剤を使用しており特に気分不良などの症状は出ていない。当院では，造影剤による副作用という診断に至らなかった場合でも，何らかの症状が発症した場合には造影剤の種類を変更して検査を施行している。

造影剤の安全管理システム（CEエビデンスシステム）

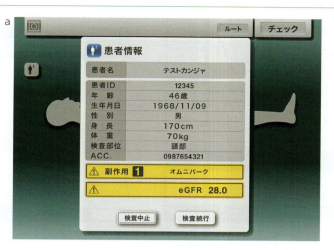

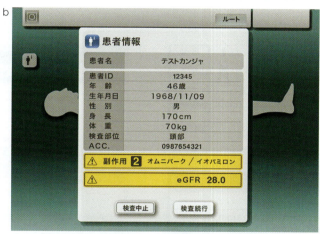

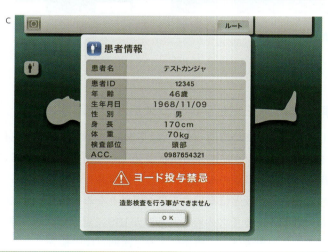

図3　CEエビデンスシステムの機能（副作用評価によるグレード分類の表示例）
a：副作用歴の造影剤および副作用のグレード表示（軽度：グレード1）
b：副作用歴の造影剤および副作用のグレード表示（中等度：グレード2）
c：副作用歴の造影剤および副作用のグレード表示（重度：グレード3＜WIP＞）

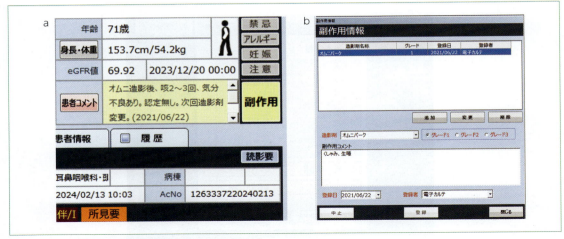

図4　HISから得られた副作用情報のRISの表示例

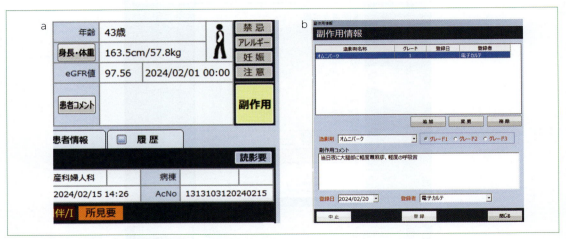

図5　帰宅後に発生した副作用情報

●HIS，RISとの連携およびCEエビデンスシステムの有用性

　造影剤注入直後もしくは待機している間（当院では造影剤注入後15分間は待合室で待機していただき看護師が身体状態を観察している）に副作用症状が発生した場合には，図4のようにRISに直接コメントを残すことが出来るため，ほかのモダリティ含め情報共有が可能である。しかし，帰宅後に副作用が発生した場合にはその症状などは把握する事が困難となる。図5は帰宅後に造影剤の副作用が発生し，診療科へ問い合わせがありその内容を主治医がHISに記録し，その連携によりRISで検査前に確認された内容である。この患者はこの情報により，次回以降の検査では前投薬を行い，造影剤の種類を変更して検査を行った。対応以降の検査では同様の副作用は確認されていない。

　このようにHIS，RIS，CEエビデンスシステムの連携により，安全に検査が施行可能となる。また，eGFR値の情報は撮像プロトコルの変更（生食後押しの追加や低管電圧の使用など）の判断に有用

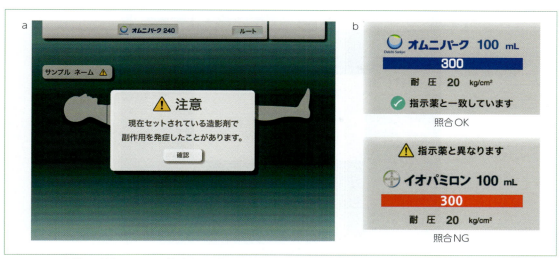

図6　RISの副作用情報とICタグ情報の照合の例

である．当院ではeGFR値（＜45）では検査に使用する造影剤量（総ヨード量）の上限を規定しているため，腎機能低下の注意喚起があると画像診断医に情報共有し，新たな撮像条件による検査を行うことで安全にまた画像診断に有用な画像を提供できる．

●過去に副作用歴のある造影剤との照合

　RISの副作用情報とICタグの造影剤情報の照合により，副作用歴のある造影剤が装着されていた場合に画面上で注意喚起を行う（図6a）．また，RISから指示薬情報を取得することで使用造影剤のICタグとの照合が可能となり注意喚起を行う（図6b）．

CTエビデンスシステムのそのほかの機能について

　CEエビデンスシステムは，造影剤に装着されているICタグ（使用造影剤情報）による造影剤情報との連携が取れており操作者へ注意喚起を行う．このICタグには品名，ヨード量，容量，ロットナンバー，使用期限，耐圧の情報も含まれており安全に検査を施行する情報が保存されている．また，一度使用した造影剤を再度装着もしくは使用しようとすると，図7のような注意喚起を行い，使用期限が切れている造影剤を装着すると図8に示す注意喚起がなされる．

　検査終了後には注入結果（造影剤の種類，圧力グラフ）を表示し，そのキャプチャ画像はDICOM形式で医療画像管理（picture archiving and communication system：PACS）へ転送が可能である．この画像は検査ごとに保存されているため前回の注入条件を確認することで再現性のある画像を提供する事が可能である（図9）．また，キャプチャ画像を検像時に確認することにより使用した造影剤とHISへの請求造影剤の確認や，使用造影剤のロット番号の確認も行える．

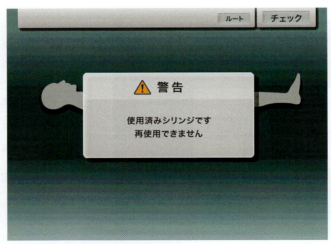

図7　使用済み造影剤の誤装着の例

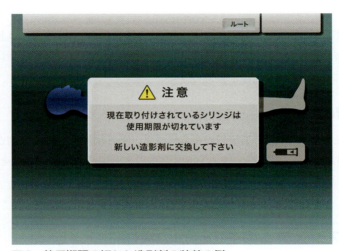

図8　使用期限の切れた造影剤の装着の例

CEエビデンスシステムの今後の展望

　CEエビデンスシステムの導入により，造影剤副作用歴のある造影剤の誤使用の防止，ならびに腎機能低下の被検者への造影剤量の過剰投与の防止など，安全な検査を施行するサポートを実現出来ている。しかし，造影剤投与条件に関しては操作者のマニュアルによる設定となっており，検査ごとに造影条件が異なる場合もある。今後CT装置の撮像条件との連携と注入条件のデータベース化があれば，過去に使用した造影剤および注入条件を検査に反映させることができるため，得られる画像の再現性に大きく寄与すると考える。
　また，このシステムは医療安全に大きく貢献するため，すべての造影剤注入器に標準機能として整備されればどの医療施設でも安全な検査を施行することが可能で医療安全の担保の一助となる。

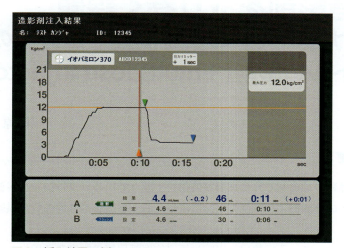

図9 挿入結果の例

おわりに

　CEエビデンスシステムは，造影剤を使用したCT検査において，より安全に検査を施行するためのシステムである。このシステムを使用する事により，造影剤の誤投与や過剰投与の防止に大きく寄与する。しかし，このCEエビデンスシステムを正しく機能させるためには，正しい情報の記録が大前提で，造影前の問診による副作用リスクの低減，造影後の被検者の状態確認といった基本的な実践が求められる。

　今後多くの医療施設と医療従事者がこのCEエビデンスシステムを導入し，被検者に安全で安心な造影剤を使用したCT検査が施行されるよう願う。

参考文献

1) 鈴木伸忠，伊藤肇，坂井上之，ほか．放射線情報管理システムを用いた造影剤投与管理システムの有用性．日本放射線技術学会雑誌 2020；76：474-82.

臨床編 — VIII CT用造影剤の今後

ヨード造影剤を取り巻く課題
産業におけるヨードの不足問題・造影剤の薬価・大容量ボトル造影剤（＋multidose injector）の開発

杉原　博，松村　学

Key Point

①原料のヨウ素は稀少な資源で昨今需要が供給を上回っている。プレフィルドシリンジ製剤を含めた製造コストの高騰および薬価の下落により，ヨード造影剤は現在安定供給のリスクを有している。

②今後の取り組みとして，不採算品再算定や基礎的医薬品等の制度を活用した薬価の維持，ヨウ素のリサイクルおよびプレフィルドシリンジ製剤に加えて，新たにマルチドーズ製剤の開発が挙げられる。

はじめに

　ヨード造影剤は私たちの日常診断に欠かせない存在の診断薬であるが，現在，製造コストの高騰や薬価の年々の下落により安定供給のリスクを有している。その現状と今後の取り組みについて述べる。

製造コストの高騰

　ヨード造影剤の主原料はヨウ素である（ヨードはヨウ素ともいい元素記号はIである。本項では原料として用いる場合はヨウ素，それ以外の場合はヨードという言葉を用いた）。

　ヨウ素の産地は南米のチリが6割強，日本が3割弱であり，両国で約9割を占めている（図1）。チリでは，地層水が地表近くまで上昇してさらに乾燥気候によって水分が蒸発し，ヨウ素が凝縮されたチリ硝石による鉱床から生産されている。日本では水溶性天然ガス鉱床を発掘する際に付随するかん水（数十万年前の地層に閉じ込められた太古の海水）から生産されている。また日本では80％が千葉県で生産されている[1]。

　ヨウ素はさまざまな用途に使用されるが，そのなかで最も多くを占めるのがヨード造影剤で，2〜3割を占めている。（図2）。ヨード造影剤の原薬はヨウ素を原料としており，汎用されるヨード造影剤1mLあたりの原薬量はヨウ素換算で300mgであり，典型的なCT造影での1回あたりの投与量（100mL）はヨウ素換算で30gにも及ぶ。一方，ヨウ素は貴重な天然資源のため生産は厳しく制限され（日本ではそのうえ，地盤沈下や地震などの自然災害の誘発の懸念も指摘されている），需要が供給を上回る状態が続いており，今後10年もさらなる需要と供給のギャップが懸念されている。

　ヨウ素の価格に加え，ヨード造影剤の製造（原薬合成から製品製造）にかかわるエネルギー・輸送コストも高騰しており，今後この傾向は継続するものと思われる。さらに，プレフィルドシリンジ

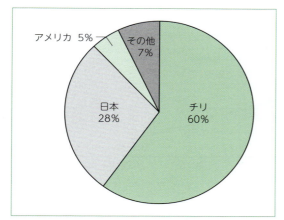

図1　全世界のヨウ素の年間生産量（33,720ton, 2003年）[1]

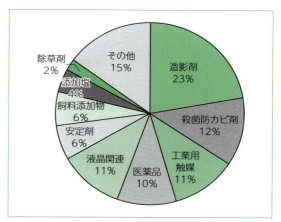

図2　ヨウ素の使途（ヨウ素工業推定値）

（pre-filled syringe：PFS）製剤はその利便性や衛生面の高さから日本においては主流になっているが，容器には日本薬局方の基準を満たし，かつ耐薬品性かつ高注入圧に耐えられる高品質のプラスチック樹脂を使用しており，それらを含め多くの具材費が値上がりしている。プレフィルドシリンジ製剤は欧米ではほとんど普及しておらず，日本のみのニーズなので原価を下げることはなかなか困難である。

薬価の下落

　上記のように原薬や製剤の製造原価が上昇している状況であるが，それに対してヨード造影剤の薬価はほかの医薬品と同じように発売時を最高値として下落している。一般的に薬価は医療機関が実際に購入する際の市場実勢価格（卸売販売業者と保険医療機関における医療用医薬品の取引価格）を反映して改訂（薬価引き下げ）される[2]。従来は2年に1回診療報酬改定時に実施されてきたが，2021年からは毎年改定されることになった。

　造影剤も医療用医薬品の一部であり2021年から毎年薬価改定されている。一例としてオムニパーク®300注シリンジ100mLの薬価推移を示す（図3）。発売当初オムニパーク®の薬価は23,730円であったが，2022年には3,384円と1/7まで下落した。大幅な下落により収益を圧迫し，安定供給へのリスクも取りざたされるようになってきた。

不採算品再算定への応募

　2022年9月，厚生労働省より臨時特例的に安定供給確保の必要性が高い品目で物価高騰や為替変動の影響などにより不採算となっている医薬品の状況について調査が実施され[3]，2023年度の薬価改定ではそれらの結果を踏まえて不採算品再算定が実施された。そのなかでオムニパーク®プレフィルドシリンジ製剤はその不採算品再算定に申請した結果それが認められ，薬価は3,384円から3,966円に引き上げられた。オムニパーク®300注シリンジ100mLをはじめとして75品目のヨード造影剤におい

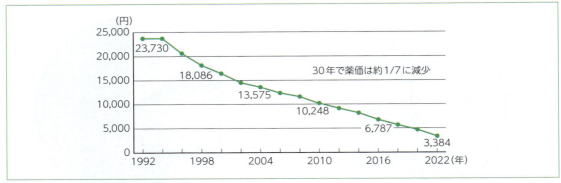

図3　オムニパーク®300注シリンジ100mLの薬価推移

て不採算品再算定が講じられた。

　このような度重なる薬価下落の中で一時的には是正されたが，一方で，毎年薬価改定がある以上は今後も薬価の下落にさらされるリスクは高いと考えられる。

ヨード造影剤の安定供給に向けての今後の取り組み

　上記の状況を踏まえ，今後取り組むべき点を3点挙げた。

　1つ目は不採算品再算定や基礎的医薬品といった薬価を上げたり維持したりする制度を活用しながら薬価の維持に努めることである。例えば，市場での売値平均値と薬価が一定基準より乖離していると不採算品再算定の制度の適用外となることから，製薬会社は病院側と卸売業者に対し，ヨード造影剤の現状について理解を促すことが必要である。

　2つ目は使い切れずに廃棄されてしまうヨード造影剤の残液を回収して，ヨウ素を取り出し再利用（リサイクル）することである。図2にある種々のヨウ素の用途においてヨウ素回収率は30％近くまでになってきている[4]。ヨード造影剤においても施設での残液を回収するリサイクルシステムは欧州を中心にすでに取り組みを開始しており，日本においても回収の実施を検討する必要がある。

　3つ目は，新たな容器形態の導入である。プレフィルドシリンジは1回の検査で1本使用のシングルユースだが，投与量は撮像部位や体重などによって異なる。一方，欧州では十数年前から，大容量ボトル製剤で，複数患者に対し連続的に無駄なく造影剤を使い切る「マルチドーズ」という投与方法が用いられており，欧米を中心に広がっている[5]。マルチドーズは，例えば500mLや1Lといった大容量の造影剤ボトルを複数患者に投与できるインジェクターに装着し，各患者の体重や検査部位・目的などに応じてヨード造影剤が順次投与されるというものである。現在日本の各施設において必ずしもすべてのプレフィルドシリンジが用意されているとは限らず，ある一定量の造影剤の残液は廃棄せざるを得ない状況が発生している。マルチドーズにおいても，装着可能な造影剤ボトルは1つないし2つと限られるが，ヨード造影剤の残液問題や，プラスチック廃棄物の削減に貢献できるものと思われる。日本ではマルチドーズに対応したインジェクターはすでに発売がされているが，これに対応した大容量ボトルのヨード造影剤は2024年現在まだ発売されていない。

　以上，ヨード造影剤の原料であるヨウ素は稀少な資源であり需要が供給を上回っていること，プレ

フィルドシリンジ製剤はほぼ日本でしか使用されてなくコストダウンが難しいこと，およびヨード造影剤の薬価は下がり続けていることから，ヨード造影剤は現在，安定供給のリスクを有していることについて述べた。

また，ヨード造影剤の今後の有効活用ということで，ヨウ素のリサイクルや新たな投与方法（マルチドーズ）についても述べた。今後，私たち医療関係者の間で将来にわたって安定的に造影CT検査が実施できるよう，より効率的，効果的な使用方法を模索していく必要がある。

参考文献

1) 海宝龍夫，佐藤匡臣．天然ガスとヨードの高度利用．日本海水学会誌 2006；60：105-9.
2) 厚生労働省．薬価算定の基準について（保険局長通知，保発0210第1号，平成28年2月10日）．https://www.mhlw. go.jp/file/06-Seisakujouhou-12400000-Hokenkyoku/0000112492.pdf
3) 厚生労働省．物価高騰等による影響の調査について（医政局医薬産業振興・医療情報企画課 事務連絡，令和4年9月8日）
4) 浅倉　聡．日本の地下に眠る天然資源ヨウ素．日本海水学会誌 2020；74：20-6．https://doi.org/10.11457/swsj.74.1_20
5) Robinson JD, Mitsumori LM, Linnau KF. Evaluating contrast agent waste and costs of weight-based CT contrast bolus protocols using single- or multiple-dose packaging. AJR Am J Roentgenol 2013；200：W617-20. DOI：10.2214/AJR.12.9479.

索引

和文索引

あ

圧力損失　22
後押し　24
アドレナリン　200, 249
アナフィラキシー　193, 200, 249
安全管理システム　278
安全管理体制の構築　264
イオパミドール　21, 29, 32, 46
イオパミロン®　21, 29, 32, 46
イオプロミド　21, 29, 32, 46
イオヘキソール　21, 29, 32, 46
イオベルソール　21, 32, 46
イオメプロール　21, 32, 46
イオメロン®　21, 32, 46
イオン性モノマー　19
医薬品として求められる造影剤の特性　18
インジェクタ　260
エピネフリン　200
炎症　161
エントリー　125
嘔吐　194
悪心　194
オプチレイ®　21, 32, 46
オムニパーク®　21, 29, 32, 46
温感　195

か

解析法　102
解離性　123
化学毒性　194, 201
拡散　83
仮性　123
仮想単色X線画像　76, 119, 145 , 179
仮想非造影CT　146, 155
仮想非造影画像　179
褐色細胞腫　255
活性化部分トロンボプラスチン時間　37
活性酸素種　43
カテコラミン産生腫瘍　255
過敏性・アレルギー様反応　193, 199
肝海綿状血管腫　5
眼窩上縁外耳孔線　101
冠血流予備量費　115
肝硬変　150
肝細胞癌　4
患者関数　88
患者特性　71
患者リスクの評価　216
肝腫瘍　4, 150

干渉性散乱　56
関心領域　150
肝臓ダイナミックCT　64
肝造影CTにおける標準造影プロトコール　150
管電圧　75
管電流　75
冠動脈CT　112
冠動脈疾患　112, 118
冠動脈バイパス後　112
偽造影効果　142
機械的循環ファントム　86
気管支喘息　238
偽腔　125
危険因子　197
　──の把握　197
希釈　83
急性過敏性反応　238
急性期脳梗塞　104
急性膵炎　240
急性胆嚢炎　161
急性尿細管壊死　44, 214
急性肺動脈血栓塞栓症　132
急性副作用　192
弓部～胸部下行大動脈瘤　122
胸腺腫瘍　142
胸腺静脈　142
胸部造影CT　184
胸部大動脈瘤　122
胸部における標準造影プロトコール　139
虚血性腸疾患　167
禁忌　258
くも膜下出血　94
　──後の遅発性脳虚血　105
クリーゼ　250, 252, 255
経動脈的造影剤投与　213
経カテーテル的大動脈弁植え込み術　116
経静脈性尿路造影　176
血液凝固系への影響　36
血液透析　217
血液脳関門　36, 221
血液量像　5, 103
血管外漏出　224, 261
　──検知装置　228
　──の機序　225
　──の頻度　224
血管確保・造影剤接続時のフローチャート　229
血管筋脂肪腫　174
血管緊張　37
血管系への影響　37

血管作動物質　38
血管収縮　42
血管内皮損傷　38
血管内皮への影響　37
血管迷走神経反応　40, 195
血行動態変化　40
血小板への影響　36
結石　161
血中消失速度　66
血流量像　5, 103
限局性の疼痛　195
検査室に備えておくべき備品・薬品　202
原発性肝腫瘍　151
抗凝固作用　37
高血圧緊急症　195
高血圧クリーゼ　255
高血圧切迫症　195
甲状腺クリーゼ　250
高浸透圧造影剤　18
光電吸収　56
高濃度造影剤　20, 117, 126
国内でCTの適応をもつ造影剤一覧　21, 32, 46
骨髄脂肪腫　178
固定法　77

さ

再発率　210
細胞レベル　64
撮像時間　188
撮像プロトコール　71
ジェネリック造影剤　28
時間濃度曲線　71, 100
自己免疫性膵炎　160
質的診断　4
質量減弱係数　56
遮光保存　22
重症筋無力症　252
重症甲状腺機能亢進　250
重症度分類　193
授乳婦　246
循環系への影響　39
消化管腫瘍　166
消化管造影CTにおける標準造影プロトコール　166
消化器症状　233
上行大動脈　122
小児CKD　242
小児の腎機能評価　243
小児の造影CTにおける標準造影プロトコール　183

小児の造影剤副作用　244
小児慢性腎臓病　242
上部尿路　176
静脈出力関数　100
静脈留置カニューラ　226
静脈留置針　187, 262
食事制限　259
食道癌　166
腎機能障害　213, 231
心筋CTP　115
心筋虚血　115
心筋梗塞　114
心筋遅延造影CT　114
真腔　125
神経内分泌腫瘍　159
腎血流・尿生成への影響　42
人工知能の応用　275
腎細胞癌　174
心室細動　41
腎実質相　175
侵襲的冠動脈造影検査　112
腎腫瘍　174
浸潤性膵管癌　158
親水性　34
真性　123
心臓CTにおける標準造影プロトコール　112
深層学習応用再構成法　75, 179
腎臓への影響　42
心電図同期　117
浸透圧　72
腎尿細管上皮に対する細胞毒性　43
心拍出量　74
深部静脈血栓症　132
膵炎　160
膵・胆道造影CTにおける標準造影プロトコール　158
膵腫瘍　158
水分制限　259
水溶性ヨード造影剤の種類　18
水溶性ヨード造影剤の生体組織への影響　36
水溶性ヨード造影剤の物理化学的性質　30
スキャンディレイ　77
ずり応力　32
ずり速度　32
製剤の特徴と取扱い上の注意　22
製造コストの高騰　286
生理食塩水による後押し　73, 117, 124, 263
生理食塩水の予防輸液　216
生理的反応　194, 201
析出　22
赤血球への影響　45
絶食　198
線減弱係数　61
線質効果現象　76

穿刺部位　226
腺腫　178
前縦隔腫瘍　141
全身性エリテマトーデス　208
前投薬　198
先発造影剤　28
造影CT検査の流れ　256
造影後急性腎障害　214, 240
造影剤開発の歴史　8
造影剤関連急性腎障害　213
造影剤急性腎障害　214
造影剤減量　217
造影剤腎症　43, 214
造影剤注入速度　226
造影剤投与　2, 71
造影剤の血管外漏出　224, 261
造影剤の水溶性　34
造影剤の粘稠度　226
造影剤脳症　221
造影剤の浸透圧　30
造影剤の注入速度　72
造影剤の粘度　32
造影剤の排泄　67
造影剤の分布と排泄　64
造影剤の変更　198
造影剤プロトコール　71
造影剤漏出　224
造影相　67
臓器や組織間のコントラスト　2
臓器レベル　64
側副血行路　153
疎水性　34

た

体格因子　74
胎児にかかわるリスク　247
体積倍加時間　141
大動脈解離　125, 127
大動脈が疑われる場合　122
大動脈径　123
大動脈における標準造影プロトコール　122
体内診断薬　17
体内動態のシミュレーション　86
大容量ボトル造影剤　286
多結節性甲状腺腫　250
多層撮像　185
多発性骨髄腫　254
短時間・低用量注入　84
短時間で繰り返す造影　217
単相撮像　184
胆道腫瘍　160
胆道良性疾患　161
タンパク結合率　46
淡明細胞型腎細胞癌　174
逐次近似再構成法　75, 179
遅発性副作用　208
――のリスクファクター　209

中心静脈カテーテル　187
中枢への影響　39
中性造影剤　169
注入圧力　22
注入速度　188
中濃度製剤　20
腸間膜虚血　167
腸管虚血　167
腸閉塞　167
低浸透圧造影剤　10, 18
低電圧撮像　118, 153, 162, 170, 179, 188
低濃度製剤　20
テストボーラストラッキング法　80
テストボーラス法　78, 114
転移性肝腫瘍　151
転移性脳腫瘍　110
　――の検索における標準造影プロトコール　110
等張　30
　――液　31
　――法　168
疼痛　44
糖尿病　231
頭部CT angiography　92
頭部CTPにおける標準造影プロトコール　100
頭部CT灌流画像　100
頭部における標準造影プロトコール　92
動脈入力関数　100
投与後の患者観察　199
投与時の注意　22
特殊大動脈瘤　123
トリヨードベンゼン体　17
トロトラスト　13
　――の障害　14
トロメタモール　23

な

内膜 tear　125
日本で使用されているCT用造影剤　17
乳酸アシドーシス　232
尿中排泄率　66
尿路上皮癌　176
妊娠　247
熱感　44, 195
粘稠度　32, 72
脳血液量　103
脳血流量　103
脳梗塞　95
脳出血　95
脳腫瘍　105
濃度　72
脳動脈瘤クリッピング評価　94

は

肺灌流血液量　134
肺腫瘍　140
肺水腫　41

排泄性尿路造影　8
排泄相　175
肺動脈血栓塞栓症　132
肺動脈造影CTにおける標準造影プロトコール　132
肺浮腫　42
肺への影響　41
八町ファントム　86
発生時の対処　199
発生頻度　195
発生予防　197
パラガングリオーマ　255
破裂脳動脈瘤　94
晩期皮膚反応　208
非イオン性ダイマー　19
非イオン性モノマー　19
ビームハードニング効果　142
皮髄相　174
非造影（単純）画像　179
ビデオ支援胸腔鏡手術　142
皮内テスト　198
泌尿器領域の造影CTにおける標準造影プロトコール　174
びまん性肝疾患　153
びまん性膵疾患　159
病院情報システム　279
評価法　104
標準造影プロトコール　92, 100, 110, 112, 122, 132 , 139, 150 , 158, 166, 174 , 183

病変の血行動態　2
フィルタ補正逆投影法　179
フェントラミン　255
副腎腫瘍　177
腹部造影CT　183
腹部大動脈瘤　123
物質内での相互作用　59
フラッシュ　24
プレフィルドシリンジ　20, 23
プロスコープ　21, 29, 32, 46
プロトロンビン時間　37
分配係数　34
平均通過時間画像　5, 103
片腎患者　218
膀胱　176
放射線科情報システム　24, 279
傍神経節腫　255
ボーラストラッキング法　78, 113
母体にかかわるリスク　248

ま

慢性肝炎　150
慢性血栓塞栓性肺高血圧症　134
慢性脳主幹動脈狭窄症・閉塞症　105
味覚異常　195
水に対する相互作用　57
未破裂脳動脈瘤　93
メトホルミン製剤の一覧　234
メトホルミン内服者の造影時対応　236

メトホルミン服用者　231
モダリティワークリスト管理　279
もやもや病　105
問診と同意　257

や

薬物動態　64
薬価の下落　287
有機ヨード造影剤　9
輸入細動脈　42
ヨード造影剤の造影効果　55
ヨード造影剤の体内動態　65
ヨードに対する相互作用　57
ヨード濃度　17
ヨードマップ　134, 146, 155
ヨード造影剤　2, 8
　――の体内分布　65
　――の添付文書　257
ヨード濃度による使い分け　21
ヨード濃度の設定根拠　21
予防策　216, 218

り・れ

リーナリズム　218
リエントリー　125
リピオドール®　12
レギチーン®　255

欧文索引

A～D

ACTS症候群　204
Adamkiewicz動脈　128
AIF　100
APTT　37
ATN　44
Baeの全身循環モデル　88
BBB　36, 221
BF　5, 103
BHC　76
BHE　76
blood brain barrier　36, 221
blood flow　5, 103
blood volume　5, 103
Brown変法　168
BV　5, 103
CA-AKI　214
CBF　103
CBV　103
central volume principle　103
CEエビデンスシステム　278
CI-AKI　214
CIN　44
CIN　214
CKD　44
CM　44
CO　40
Compton散乱　56
Crohn病　170
CT colonography　166, 168
CT enteroclysis　169
CT enterography　169
CT perfusion imaging　5, 100, 115
CT urogarphy　176
CT venography　132
CT-AEC　75
CTEPH　134
CTP　100, 115
CT灌流画像　5

CT自動露出機構　75
CT値　61
CTで使用される造影剤の先発品と後発
　品の対比表　29
CT用インジェクター　24
CT用造影剤の化学構造　20
CT用造影剤の種類　20
DBP　40
DIC-CT　162
DLR　75, 179
DNA損傷　49
　——の定量方法　49
DNA二本鎖切断　49
DNAに対する影響　49
drip-infusion-cholangiography　162
dual-energy CT　76, 119, 144, 153, 162,
　170 , 179, 189

F～N

FBP　179
FFR　115
GFR　44
Golytely法　168
HIS　279
HR　40
ICタグ　24
IR　75
Kounis症候群　194
MAP　40
mean transit time　5, 103
MTT　5, 103
MWM　279
NCCNガイドライン　158
NIST　57

P～T

PBV　134
PC-AKI　214
PCC　255
PCD-CT　267

PCL　255
PFS　20, 23
PFSの耐圧性　22
photon counting detector CT　267
PQ time　40
PT　37
QRS time　40
QT time　40
RBF　44
RIS　24
RIS　279
ROS　43
ROSによる酸化ストレス　43
SBP　40
Scr　44
skin test　198
SLE　208
SM line　101
SOM line　101
spectral curve　145
SUrea　44
SV　40
TAVI　116
TDC　71, 83, 100
tight junction　39
time density curve　83
TPR　40
transient spinal shock　204
triple rule out　118
TUE　179

V～X, その他

VATS　142
VMI　76, 179
VOF　100
VUE　179
washout　150
X線光子　55
X線造影剤　17
βブロッカー服用患者　249

293

エビデンスに基づくCT用造影剤の投与と安全対策

2024 年 9 月 10 日　第 1 版第 1 刷発行

■ 編　集	粟井和夫　あわい　かずお
■ 発行者	吉田富生
■ 発行所	株式会社メジカルビュー社
	〒162-0845　東京都新宿区市谷本村町 2-30
	電話　03（5228）2050（代表）
	ホームページ　https://www.medicalview.co.jp/
	営業部　FAX 03（5228）2059
	E-mail eigyo @ medicalview.co.jp
	編集部　FAX 03（5228）2062
	E-mail ed @ medicalview.co.jp
■ 印刷所	株式会社真興社

ISBN 978-4-7583-2120-4 C3047

©MEDICAL VIEW, 2024. Printed in Japan

・本書に掲載された著作物の複写・複製・転載・翻訳・データベースへの取り込みおよび送信（送信可能化権を含む）・上映・譲渡に関する許諾権は，（株）メジカルビュー社が保有しています．
・ JCOPY 〈出版者著作権管理機構 委託出版物〉
本書の無断複製は著作権法上での例外を除き禁じられています．複製される場合は，そのつど事前に，出版者著作権管理機構（電話 03-5244-5088，FAX 03-5244-5089，e-mail：info@jcopy.or.jp）の許諾を得てください．

・本書をコピー，スキャン，デジタルデータ化するなどの複製を無許諾で行う行為は，著作権法上での限られた例外（「私的使用のための複製」など）を除き禁じられています．大学，病院，企業などにおいて，研究活動，診察を含み業務上使用する目的で上記の行為を行うことは私的使用には該当せず違法です．また私的使用のためであっても，代行業者等の第三者に依頼して上記の行為を行うことは違法となります．